専門医のための
眼科診療クオリファイ

◆シリーズ総編集◆
大鹿哲郎
筑波大学
大橋裕一
愛媛大学

視神経疾患のすべて

◆編集◆
中馬秀樹
宮崎大学

中山書店

シリーズ刊行にあたって

　21世紀はquality of life（生活の質）の時代といわれるが，生活の質を維持するためには，感覚器を健康に保つことが非常に重要である．なかでも，人間は外界の情報の80％を視覚から得ているとされるし，ゲーテは「視覚は最も高尚な感覚である」（ゲーテ格言集）との言葉を残している．視覚を通じての情報収集の重要性は，現代文明社会・情報社会においてますます大きくなっている．

　眼科学は最も早くに専門分化した医学領域の一つであるが，近年，そのなかでも専門領域がさらに細分化し，新しいサブスペシャリティを加えてより多様化している．一方で，この数年間でもメディカル・エンジニアリング（医用工学）や眼光学・眼生理学・眼生化学研究の発展に伴って，新しい診断・測定器機や手術装置が次々に開発されたり，種々のレーザー治療，再生医療，分子標的療法など最新の技術を生かした治療法が導入されたりしている．まさにさまざまな叡智が結集してこそ，いまの眼科診療が成り立つといえる．

　こういった背景を踏まえて，眼科診療を担うこれからの医師のために，新シリーズ『専門医のための眼科診療クオリファイ』を企画した．増え続ける眼科学の知識を効率よく整理し，実際の日常診療に役立ててもらうことを目的としている．眼科専門医が知っておくべき知識をベースとして解説し，さらに関連した日本眼科学会専門医認定試験の過去問題を"カコモン読解"で解説している．専門医を目指す諸君には学習ツールとして，専門医や指導医には知識の確認とブラッシュアップのために，活用いただきたい．

大鹿　哲郎
大橋　裕一

序

　神経眼科が扱う領域は大変広く，病態も多様性に富んでいる．解剖学的あるいは機能的な異常が含まれるうえに，頻度の比較的高いものからまれなものまである．それらが，患者背景を問わず，さまざまな臨床表現として現れる．神経眼科診療では，まず病変部位を把握することが大切であるが，その手掛かりがほかの眼科領域のように"見える"ものではなく，瞳孔，視野，眼球運動などの所見を総合的に解釈しなければ得られない．このことが，神経眼科診療を困難に，またとっつきにくいものにしている．

　神経眼科領域のなかでも，視神経疾患は比較的発症頻度が高く，眼科医の診療機会は多い．しかし，その病態は多様で，視神経に病変があることがわかっていても，正確に病態を把握し適切な管理・治療をすることは，じつは至難の業といえる．

　本書を企画するにあたり，われわれ神経眼科医が視神経疾患の患者さんを診るとき，なにが大切なのかを考えた．まず，総論として，その病態を診断するために，どのような特徴に注目したらよいのかを解説していただいた．実際，臨床上でよく問題となるのは，眼底に異常所見のみられない網膜疾患と球後視神経症との鑑別であり，また非器質性視覚障害を鑑別することも大切である．進歩してきた画像診断法は，これらの診断・病態の鑑別への有用性が増しているが，問題はどこに気をつけ，どこに注目すべきかである．本巻でエキスパートが答えてくれる．

　また，具体的な診断がついた後，どのような管理治療を行えばよいのかを疾患別にまとめていただいた．眼科領域で最も早くに行われ，眼科のみならず神経学的に高い評価を得た特発性視神経炎および非動脈炎性虚血性視神経症の多施設治療トライアルの結果も紹介している．これらの情報をもとに，エビデンスとして患者さんに説明できることが重要である．医療スタッフの説明があいまいだと，患者さんはその気配を察知して不安になり，心因性の視覚障害が発生する要因ともなりうる．また，神経眼科領域には，比較的まれな疾患も含まれるが，そのような疾患に出合ったときも，億劫がらずに全力で診療にあたるべきである．患者さんは，快適な視生活を得たい一心で眼科医を頼ってくるのである．

　本巻がいろいろな観点から，視神経疾患診療の一助になれば幸いである．

2011 年 7 月

宮崎大学医学部感覚運動医学講座眼科学分野／准教授
中馬　秀樹

専門医のための眼科診療クオリファイ
7 ■ 視神経疾患のすべて

目次

1 視神経疾患総論

視神経疾患の診断　カコモン読解 20 —般67 ……………………………… 柏井　聡　2
視神経疾患の視野の特徴 ………………………………………………… 宮本和明　11
視神経疾患の画像のオーダー法 ………………………………………… 橋本雅人　17
[CQ] 網膜疾患か，それとも視神経疾患か，
　　　見きわめるにはどうすればよいでしょうか ……………………… 亀井亜理　22
[CQ] 非器質性か器質性か，原因が特定できない視力不良の症例は，
　　　どのように診断を進めていけばよいでしょう？ ………………… 照屋健一　24

2 炎症性視神経疾患

典型的視神経炎の臨床的特徴 …………………………………………… 中馬秀樹　30
[EV] 典型的視神経炎の治療トライアル ………………………………… 中馬秀樹　36
抗アクアポリン4抗体陽性視神経炎 ………………………… 高木峰夫，植木智志　39
ADEMによる視神経炎 ……………………………………… 清水聡子，溝田　淳　42
小児の視神経炎 ……………………………………………… 溝田　淳，清水聡子　45
[CQ] ステロイド依存性視神経症とは何か教えてください ……………… 田口　朗　48
視神経網膜炎 ……………………………………………………………… 齋藤司朗　51
視神経乳頭炎 ………………………………………………… 江本博文，清澤源弘　54
視神経周囲炎 ……………………………………………………………… 中村　誠　57
結核による視神経炎 ……………………………………………………… 池脇淳子　61
梅毒性視神経障害 ………………………………………………………… 中馬秀樹　65

カコモン読解 過去の日本眼科学会専門医認定試験から，項目に関連した問題を抽出し解説する "カコモン読解" がついています．（凡例：21臨床30→第21回臨床実地問題30問，19一般73→第19回一般問題73問）
試験問題は，日本眼科学会の許諾を得て引用転載しています．本書に掲載された模範解答は，実際の認定試験において正解とされたものとは異なる場合があります．ご了承ください．

[CQ] "クリニカル・クエスチョン" は，診断や治療を進めていくうえでの疑問や悩みについて，解決や決断に至るまでの考え方，アドバイスを解説する項目です．

[EV] "エビデンスの扉" は，関連する大規模臨床試験について，これまでの経過や最新の結果報告を解説する項目です．

3 虚血性視神経疾患

非動脈炎性虚血性視神経症　カコモン読解 18一般53	中馬秀樹	72
EV　非動脈炎性虚血性視神経症の治療トライアル	中馬秀樹	79
動脈炎性虚血性視神経症	田口　朗	82
後部虚血性視神経症	酒井　勉	85
糖尿病乳頭症	吉冨健志	87

4 圧迫性視神経症

視神経鞘髄膜腫　カコモン読解 20臨床7　20臨床26	敷島敬悟	92
蝶形骨髄膜腫	敷島敬悟	98
視神経膠腫	柏木広哉	101
下垂体腫瘍	井上俊洋	104
頭蓋咽頭腫	井上俊洋	107
眼動脈瘤	原　直人，中川　忠，向野和雄	110
甲状腺眼症	三村　治	114
肥厚性硬膜炎	西元久晴	120
鼻性視神経症	大石明生	123

5 うっ血乳頭

偽性うっ血乳頭　カコモン読解 20臨床32	大石明生	128
脳静脈洞血栓症	中尾雄三	131
特発性頭蓋内圧亢進症	向野和雄，原　直人	134

6 先天性視神経疾患

視神経低形成　カコモン読解 21一般68	菅澤　淳	142
CQ　視神経の低形成と萎縮の違いについて教えてください	鈴木利根	147
朝顔症候群	河野尚子	151
視神経乳頭小窩　カコモン読解 18臨床29　19臨床27	直井信久	155

7 浸潤性視神経疾患

癌性視神経症	奥　英弘	162

真菌 .... 杉本貴子　166

8　遺伝性視神経疾患

Leber 遺伝性視神経症　カコモン読解　18 一般52　19 一般68　20 臨床34 .... 伊佐敷　靖　172
常染色体優性視神経萎縮 .... 尾﨑峯生　178

9　中毒性視神経疾患

タバコ・アルコール視神経症 .... 福島正大　184
シンナー中毒視神経症 .... 貝田智子　186
栄養欠乏性視神経症 .... 松井淑江　189
薬剤性視神経症　カコモン読解　21 一般69 .... 石川　均　192

10　外傷性視神経疾患

外傷性視神経症　カコモン読解　18 一般51　20 臨床6 .... 藤本尚也　200

11　放射線視神経疾患

放射線視神経症 .... 菊地雅史　206

12　全身疾患に合併する視神経疾患

サルコイドーシスと視神経 .... 村山耕一郎　210
全身性エリテマトーデスと視神経 .... 村山耕一郎　214
Behçet 病 .... 河野尚子　218
Wegener 肉芽腫症 .... 前久保知行　220
Sjögren 症候群 .... 毛塚剛司　223
POEMS 症候群 .... 前久保知行　226

13　自己免疫性視神経炎

自己免疫性視神経炎　カコモン読解　21 一般71 .... 山上明子　230

14 視神経変性疾患

緑内障性視神経症 ··· 相原 一 234
　CQ　緑内障以外に乳頭陥凹を来たす疾患を教えてください ················· 大久保真司 240

15 paraneoplastic optic neuropathy

paraneoplastic optic neuropathy ································ 大黒 浩, 大黒幾代 246

文献* 249
索引 265

* "文献"は，各項目でとりあげられる引用文献，参考文献の一覧です．

編集者と執筆者の紹介

シリーズ総編集	大鹿	哲郎	筑波大学大学院人間総合科学研究科（臨床医学系）疾患制御医学専攻眼科学分野
	大橋	裕一	愛媛大学大学院医学系研究科視機能外科学分野（眼科学講座）
編集	中馬	秀樹	宮崎大学医学部感覚運動医学講座眼科学分野
執筆者 (執筆順)	柏井	聡	愛知淑徳大学健康医療科学部視覚科学
	宮本	和明	京都大学大学院医学研究科眼科学
	橋本	雅人	札幌医科大学眼科学教室
	亀井	亜理	亜理眼科医院
	照屋	健一	出田眼科病院
	中馬	秀樹	宮崎大学医学部感覚運動医学講座眼科学分野
	高木	峰夫	新潟大学大学院医歯学総合研究科視覚病態学分野
	植木	智志	新潟大学大学院医歯学総合研究科視覚病態学分野
	清水	聡子	帝京大学医学部眼科学講座
	溝田	淳	帝京大学医学部眼科学講座
	田口	朗	大阪赤十字病院眼科
	齋藤	司朗	鹿児島大学医学部眼科学教室
	江本	博文	東京医科歯科大学大学院医歯学総合研究科眼科学
	清澤	源弘	東京医科歯科大学大学院医歯学総合研究科眼科学
	中村	誠	神戸大学大学院医学研究科外科系講座眼科学分野
	池脇	淳子	大分大学医学部眼科学教室
	酒井	勉	東京慈恵会医科大学眼科学講座
	吉冨	健志	秋田大学大学院医学系研究科医学専攻病態制御医学系眼科学講座
	敷島	敬悟	東京慈恵会医科大学眼科学講座
	柏木	広哉	県立静岡がんセンター眼科
	井上	俊洋	熊本大学大学院生命科学研究部視機能病態学講座
	原	直人	神奈川歯科大学附属横浜クリニック眼科
	中川	忠	社会医療法人三之町病院脳神経外科
	向野	和雄	神奈川歯科大学附属横浜クリニック眼科
	三村	治	兵庫医科大学眼科学教室
	西元	久晴	西元眼科医院
	大石	明生	神戸市立医療センター中央市民病院眼科
	中尾	雄三	近畿大学医学部堺病院眼科
	菅澤	淳	大阪医科大学眼科学教室
	鈴木	利根	獨協医科大学越谷病院眼科
	河野	尚子	宮崎大学医学部感覚運動医学講座眼科学分野
	直井	信久	宮崎大学医学部感覚運動医学講座眼科学分野
	奥	英弘	大阪医科大学眼科学教室
	杉本	貴子	宮崎大学医学部感覚運動医学講座眼科学分野
	伊佐敷	靖	愛知淑徳大学クリニック眼科
	尾﨑	峯生	医療法人尾﨑眼科
	福島	正大	福島眼科医院
	貝田	智子	宮田眼科病院眼科
	松井	淑江	京都桂病院眼科
	石川	均	北里大学医療衛生学部視覚機能療法学

藤本　尚也	井上記念病院眼科
菊地　雅史	菊地眼科
村山耕一郎	埼玉医科大学病院眼科
前久保知行	宮崎大学医学部感覚運動医学眼科学講座
毛塚　剛司	東京医科大学眼科
山上　明子	井上眼科病院
相原　　一	東京大学大学院医学系研究科眼科学
大久保真司	金沢大学大学院医薬保健研究域医学系視覚科学（眼科学）
大黒　　浩	札幌医科大学医学部眼科学教室
大黒　幾代	札幌医科大学医学部眼科学教室

1. 視神経疾患総論

視神経疾患の診断

視神経疾患は臨床診断

　みれば診断できる眼疾患とは異なり，視神経疾患の診断は，常に臨床的な可能性であって，病理組織学的診断がなければ確定しない．病歴から病因を推定し，神経眼科的所見から鑑別診断を考えて，診断のための検査を選択する．

病歴から病因の推定

　視神経疾患の病因は，症状の発現と経過の様式（**表1**）が手掛かりとなる．

視神経炎：視神経炎[*1]は臨床診断名で，疾患名としてはあいまいである．急性特発性脱髄性視神経症と考えられている．実地臨床上，症状の時間的経過から，典型的な"視神経炎"と非典型的なものに分けて取り扱うのがよい．

　典型的な視神経炎とは，年齢15〜45歳，単眼性に，急性の視力ないし視野障害で発症し，1〜2週の経過で進行性に症状が増悪し，やがて底を打って3週前後より回復傾向を示す．患側に眼痛を伴うことがあり，動かすと増悪する特徴がある．検眼鏡的に，乳頭が腫脹した前部視神経炎（乳頭炎），正常の後部（球後）視神経炎がある．他覚的に，単眼性では患側のRAPD[*2]，眼窩部脂肪抑制＋Gd（ガドリニウム）造影MRIの視神経病変の証明は視神経炎を支持する．

[*1] "視神経炎"は視神経の原発性髄鞘破壊性疾患に分類され，急性特発性脱髄性視神経症を意味する．しかし，視神経の圧迫や虚血，ビタミンB_{12}欠乏でも続発性の脱髄による視機能障害が生じ，症状からは明確に区別できない場合がある．

[*2] relative afferent pupillary defectの略語で，日本眼科学会用語集では，相対的入力瞳孔反射異常，相対的瞳孔求心路障害と訳されている．詳細は"瞳孔検査"の項（p.4）参照．

表1　発症の様式と病因

卒中型	虚血性視神経症
急性発症	炎症性視神経症
急性発症／自然改善	脱髄性視神経症
徐々に進行増悪	圧迫性，浸潤性視神経症
慢性・持続性	中毒性，遺伝性視神経症
再発性	多発性硬化症

非典型的視神経炎には，①年齢が15～50歳以外，②両眼同時発症，③視覚症状出現後2～3週経っても視機能障害が増悪，④検眼鏡的に黄斑部に星状斑を認める，⑤副腎皮質ホルモン投与に敏感に反応したり（ステロイド反応性），減量で増悪する（ステロイド依存性視神経症），などの特徴がある．いずれも十分な全身検査が必要である．

前部虚血性視神経症：前部虚血性視神経症（anterior ischemic optic neuropathy；AION）発症と同時（48時間以内）に視力障害が完成し，非可逆的・非進行性の視力障害が原則である．非動脈炎性前部虚血性視神経症（NAION）では，25～30％に発症後1～4週間で進行性に増悪したり，5～33％に自然改善し，視力経過では視神経炎と区別できない例がある．慢性高血圧，糖尿病，小さな乳頭（disc at risk, p.7参照）を背景に中年（45～65歳）に好発する．検眼鏡的な蒼白性腫脹が病徴，フルオレセイン蛍光造影（FA）の乳頭の充盈遅延（5秒）を認める．

動脈炎性AIONは，高齢者（70歳以上）に好発し50歳以下ではまれである．全身症状（今までにない頭痛，頭皮の過敏，咀嚼痛，多発性筋痛症など）を伴うことが原則で，血沈の異常亢進（＞80 mm/時）が診断的で，側頭動脈の生検で確定する．

圧迫性，浸潤性視神経症：下垂体腫瘍や視神経鞘髄膜腫のような腫瘍性病変は，いつからともなく徐々に進行する視力障害が特徴である．視交叉との位置関係で両眼性から片眼性の視力，視野障害となる．また，病変の視神経乳頭からの距離で乳頭腫脹を来たすものから正常のものまでみられ，また，長期例では視神経萎縮に病徴的な乳頭毛様静脈を認める．

遺伝性視神経症：原発性の先天視神経萎縮は，何らかの全身的な神経，代謝異常の部分症状のものを除くと，健常者で眼科医に視力障害で受診してくるのは，学童期の常染色体優性視神経萎縮（dominant optic atrophy；DOA）と，青年期のLeber遺伝性視神経症（Leber hereditary optic neuropathy；LHON）になる．

小・中学校の視力検査や，知らないうちに徐々に進行する両眼性の視力障害で受診，両眼性の中心～盲中心暗点が特徴のDOAは，家族歴から証明できることがある．一方，高校から大学生で，突然，片眼性の視力障害で発症し，そのうち，他眼の視力障害を併発する，両眼性の急性視力障害が特徴のLHONでは，家族歴のない孤発例がある．いずれも検眼鏡所見が診断的（下記"陥凹のない乳頭（2）視

神経萎縮"参照）で，外部業者による遺伝子診断も可能である．

神経眼科的所見から病巣診断

　神経眼科的所見をもとに超音波検査やFAなどの外来検査，CTやMRIといった画像検査を用いて鑑別を進める．

視力検査：片眼性視力障害は，視交叉前方，視神経から末梢の障害を意味する．中心視力は視野の分析で鑑別点となる（下記"視野検査"参照）．

瞳孔検査：光照射によって誘発される縮瞳量に左右差があれば，誘発する縮瞳量の少ないほうの眼を"RAPD陽性（＋）"という．対光反射は，その場で視覚が評価できる唯一の他覚的検査法である．外傷性視神経症は，受傷後急性期は検眼鏡的に視神経乳頭は正常で，RAPDが唯一の他覚的所見，診断根拠となる．

視野検査：視神経疾患の視野の特徴は，網膜神経線維束の走行に沿った欠損となる．両眼性か単眼性かと，視力低下の有無から**表2**のように分ける．

　両眼性の非半盲性の視野障害は，背景となる疾患に応じて異なる網膜神経節細胞の脆弱性を反映した特徴的な暗点や視野欠損を生じる．急性メチルアルコール中毒（急性シンナー中毒[*3]）やLHONではミトコンドリアの呼吸鎖が抑制され，ATP依存性の高いP細胞系が選択的に障害され，両眼に視力低下ととも対称的な盲中心暗点をつくる．一方，原発開放隅角緑内障や慢性うっ血乳頭のような長期間の圧負荷は，網膜神経線維束障害型視野欠損を生じ，視力は末期まで保存される．

　炎症（視神経炎など）や循環障害（AIONなど）は，通常，単眼性に起こり，視力低下を伴ったり，伴わなかったりとさまざまであるが，網膜神経線維束欠損（nerve fiber bundle defect；NFBD）型の視野欠損が特徴である．AIONでは鼻側水平線を守る下方水平半盲が起こりやすい．一方，圧迫性視神経症や外傷性視神経症は，原則として視力低下を伴う．したがって，外傷の既往がなく，急性視力障害のない患者に，視力低下にNFBD型の視野欠損を認めた場合は，圧迫性視神経症をまず除外する．なお，緑内障でも高度近視眼では早期から視力低下を伴う例もあるが，検眼鏡的所見が鑑別にあたって重要である（下記"眼底検査"参照）．

眼底検査：視神経に何らかの負荷や侵襲が加わると，急性期，視神経乳頭からの位置に応じて，乳頭は腫脹するか，検眼鏡的には変化

[*3] シンナーは液相ではトルエンが主成分だが，気相ではメチルアルコールとなる．

表2　視神経疾患の視野の特徴

両眼性視野障害	乳頭黄斑線維束障害型（盲中心暗点）	中毒性視神経症 遺伝性視神経症 異栄養性視神経症
	非乳頭黄斑線維束障害型 （網膜神経線維束障害〈NFBD〉型）	原発開放隅角緑内障 慢性うっ血乳頭
単眼性視野障害	混合型（乳頭黄斑線維束＋神経線維束欠損型）	視神経炎* 虚血性視神経症* 網膜中心動脈分枝閉塞症* 圧迫性視神経症 外傷性視神経症

*乳頭黄斑線維束を保存することもある．一方，圧迫性視神経症，外傷性視神経症は原則として中心視力の低下を伴う．

を来たさない．不可逆的な障害が起これば，一定の時間経過後視神経萎縮を認める．したがって検眼鏡的には，乳頭は腫脹して隆起するか，平坦であるか，萎縮しているか，三つのパターンに分かれる．各パターンについて，鑑別疾患は年齢によって異なり，成人と小児では対応の仕方がまったく異なる．視神経乳頭の異常は脳の異常を反映するため，患者の全身予後と直接関係し，眼科医の役割はきわめて重要である．以下に詳述する．

眼底検査（1）乳頭が隆起している場合（表3）

本当に視神経乳頭が腫れているのか，もともと視神経乳頭が隆起している先天的な形の異常なのか，区別する．乳頭が先天性に隆起している偽性うっ血乳頭は，共通した特徴的な検眼鏡所見（**表4**）を呈す．

乳頭に異形性がなく，後天的な乳頭腫脹が疑わしい場合，両眼性が原則のうっ血乳頭，片眼性の圧迫性視神経症，そして乳頭の局所疾患の三つを区別する．視力低下なく，盲点の拡大程度の初期うっ血乳頭，徐々に進行する視力低下が主訴で，NFBD型視野（＋中暗）の圧迫性視神経症は，画像診断や脳脊髄液（cerebrospinal fluid；CSF）検査が必要となる．まず，頭蓋内圧亢進によるうっ血乳頭を除外する．頭部画像検査を行い，CSF圧の測定で確定する．圧迫性視神経症は，眼窩部の冠状断を含めたCT検査あるいはGd造影MRI検査で確定する．

眼底検査（2）乳頭は隆起していない場合（flat disc）

強膜管の大きさで，中を通り抜ける視神経の混雑具合が変わる．

表3 隆起している視神経乳頭の鑑別

先天性乳頭隆起	偽性うっ血乳頭（pseudopapilledema）		
	乳頭ドルーゼン		
後天性乳頭隆起	うっ血乳頭（papilledema）		
	圧迫性視神経症		
	乳頭の局所的病因に基づくもの	炎症	a. 前部視神経炎 b. Leber星芒状黄斑症（網膜視神経炎）
		血管性	a. 前部虚血性視神経症 b. 網膜中心静脈閉塞症 c. 静脈うっ滞性網膜症（虚血性） d. 乳頭血管炎 e. 若年性糖尿病性乳頭症
		腫瘍性	a. 乳頭腫瘍：血管腫，転移性 b. 浸潤性：白血病，リンパ腫，多発性骨髄腫
	眼球内病変に伴うもの		a. ぶどう膜炎 b. 低眼圧 c. 硝子体牽引
	全身的病変に伴うもの		a. 悪性高血圧 b. 中毒性視神経症

表4 先天性と後天性視神経乳頭隆起

	偽性うっ血乳頭 （先天性乳頭隆起）	うっ血乳頭（初期） （後天性乳頭隆起）
色調	黄色	赤色
生理的陥凹	ない	保存
血管異常	大血管系 三分岐，ループ	小血管系 毛細血管拡張
神経線維層	透明	混濁
静脈自発拍動	ある	ない*
出血	まれ	神経線維層

*正常人でも20～30％に欠除．

　強膜管が大きい近視では陥凹（cup）が目立ち，小さい遠視眼ではなかには中央が盛り上がる例もある．

　乳頭が隆起していないflat discは，まず，異形成の有無について評価する（**表5**）．先天的な形成異常がなければ，色調に注意し視神経萎縮の有無をみる．

陥凹のない乳頭 (1) 先天形成異常：先天疾患は，大人と子どもで意味が異なる．

表5 隆起していない視神経乳頭（flat disc）の鑑別

乳頭に異形成（dysplasia）を認める場合	乳頭低形成（disc hypolasia）	完全型：double ring sign（二重輪） 不完全型：上部視神経低形成（母親が糖尿病，など）de Morsier 症候群
	乳頭欠損（optic disc coloboma）グループ	先天性乳頭小窩（optic disc pit） 朝顔形乳頭（morning glory disc）
	巨大乳頭（megapapilla）	
	tilted disc	
乳頭に異形成（dysplasia）を認めないならば，陥凹（cupping）を探す	陥凹があるとき，右の三つを鑑別する	緑内障性陥凹 非緑内障性陥凹 異形成性陥凹
	陥凹を認めない場合，視神経萎縮の鑑別	先天性　優性遺伝型 　　　　劣性遺伝型 　　　　Leber 遺伝性視神経症
		後天性

乳頭低形成（disc hypolasia）：典型的な double ring sign（二重輪）を認めれば診断は容易である．乳頭が小さく，軸索が少ないため蒼白化してみえる．光覚のないものから，視力は正常で視野欠損のみまでさまざまである．

　乳幼児と成人では対応がまったく異なる．発達途上の乳幼児では，乳頭低形成は現在進行形である．視交叉の構造異常（de Morsier 症候群[*4]）や腫瘍（頭蓋咽頭腫や視神経膠腫）で，シナプスが形成できないと乳頭低形成となるからである．4歳までは全例頭部 MRI 検査を行い，透明中隔欠損（無害性），異所性下垂体後葉（下垂体前葉ホルモン低下症），大脳半球性異常（神経機能発達不全）に注意する．de Morsier 症候群では，プロラクチンの上昇で生後3〜4歳までは正常の成長範囲内となることがあり，4歳以降の正常発育児の乳頭低形成例は，小学生高学年までは体重と身長の成長曲線を記録することを家族に指導する．小児乳頭低形成において，年齢にかかわらず，進行性の視力・視野障害や視神経萎縮を認めたときは，潜在性の悪性疾患を考え，直ちに，視交叉の画像検査を行う．

　一方，成人の乳頭低形成は，視野欠損に関して，視交叉病変などの後天性視野障害との鑑別で問題になる．小さな乳頭は成人では虚血性疾患と関連し危ない乳頭（disc at risk，表6）だが，合併症のない限り視野欠損が進行することはない．

傾斜乳頭（tilted disc）：先天的に乳頭周囲を構成する網脈絡膜色素上皮の一部が"欠落"すると，欠損方向に乳頭表面が傾き先天性傾

[*4] de Morsier 症候群（中隔-視神経異形成症）とは，視神経低形成に，透明中隔が欠損し側脳室前部が一つである先天異常を合併したもの．

表6 Burde の危険な乳頭 "disc at risk"

| 非動脈炎性前部虚血性視神経症（NAION） |
| 若年者の前部虚血性視神経症 |
| 若年性糖尿病性視神経症（Lubow 症候群） |
| Leber 遺伝性視神経症 |

NAION：non anterior ischemic optic neuropathy

表7 CHARGE association

| **C**oloboma |
| **H**eart disease（心疾患） |
| **A**tresia choanae（後鼻孔閉鎖） |
| **R**etarded growth and development（成長, 精神発育遅滞） |
| **G**enital hypoplasia（性器低形成） |
| **E**ar anomalies（耳介変形, 難聴） |

斜乳頭となる．先天性傾斜乳頭は，乳頭の部分的な低形成である．

一方，近視性耳側半月は乳頭陥凹と連続性を保ち陥凹底の一部を構成する．先天性傾斜乳頭は欠損方向に傾斜するが，陥凹を構成することはない．また，変性近視と異なり進行性はない．

傾斜乳頭は，通常，乳頭下方が後方に落ち込み，乳頭上方の辺縁部が前方に突出する下方傾斜乳頭が多い．乳頭を含めて眼球の下鼻側の後方への拡張（ectasia）を伴うことが多く，乳頭下方に透見される強膜（下方半月）や下方脈絡膜色素上皮層の菲薄化（Fuchs' inferior coloboma）を認める．臨床的に，下鼻側網膜の後方移動による屈折性暗点が両耳側半盲の鑑別に挙がる．

陥凹のない乳頭 (2) 視神経萎縮：網膜神経節細胞の軸索の消失が検眼鏡的に認められる状態を視神経萎縮（optic atrophy）という．既往歴から先行する視神経疾患（burned-out optic disc atrophy）が除外できれば，先天視神経萎縮，緑内障，圧迫性視神経症の鑑別となる．鑑別は，色調の違い（color contrast）だけでなく，陥凹（cup）との関係が決定的に重要である．ここでは，検眼鏡所見から診断する先天視神経萎縮についてまとめ，後二者は後述する"陥凹のある乳頭"でとりあげる．

常染色体優性視神経萎縮（DOA）：検眼鏡的に両眼乳頭耳側辺縁の楔形蒼白（rim pallor）が特徴である．*OPA1* 遺伝子の変異に基づく選択的な軸索の消失による．なかに緑内障のような陥凹（wedge-shaped excavation）を伴う例もある．視力低下が軽度な例では，成人してから眼科受診する場合があり，成人では正常眼圧緑内障（normal-tension glaucoma；NTG）の鑑別疾患ととらえる．

常染色体劣性視神経萎縮：発症年齢が低く 3～4 歳までで，視力障害はより重篤（<0.01）で眼振を伴い，視神経萎縮はびまん性で深い陥凹を認め，網膜血管の狭細化を認める．単独に認められること

はまれで，幼小児ではBehr症候群の部分症状として認められる．

Leber遺伝性視神経症（LHON）：急性期や前駆期に傍乳頭部に弓状神経線維束混濁（pseudo-edema），および微細血管拡張症を認めFAで造影剤の漏出欠如が確認できれば，診断は確定する．ただ，三徴を欠くものや萎縮期に入れば，検眼鏡的には診断できない．母親を介して男児で途切れる特徴的な家族歴を認めれば確定する．孤発例ではミトコンドリアDNAの遺伝子分析を行う．ミトコンドリアDNAの11778，3460，14484が代表的な点突然変異部位である．日本人では90％が11778変異で，女性患者の割合が多い．

陥凹のある乳頭（1）乳頭形成異常による陥凹：成人では，合併症（たとえばpit-macular syndrome）のない限り進行性はない．乳幼児では，脳や他臓器の異常と関連し小児科医との連携が重要となる場合がある．

視神経コロボーマ：コロボーマ（coloboma）は眼球組織の先天性欠損を意味する．視神経コロボーマは乳頭下方の辺縁部が欠損し，乳頭周囲組織の欠損の広がり具合と関連し，乳頭が大きくみえる．乳幼児のコロボーマは，全身検査を請求する（charge）徴候である（**表7**）．耳，指をみて，腎臓，泌尿器，脳の画像検査を要する．

朝顔形乳頭（morning glory disc）：乳頭の構造異常だけでなく，血管が乳頭から車軸状に多数伸びる．通常，片眼性，視力は光覚のないものから1.0まで種々．眼窩隔離症，口唇裂などの正中部の奇形を認める場合は，蝶形骨欠損からの頭蓋底部脳瘤や下垂体機能低下症などの正中部脳異常を伴うことがあり，頭部MRI/MRAが重要である．

先天性乳頭小窩（congenital optic disc pit）：乳頭の辺縁の小さな穴．小窩の位置に対応する弓状NFBD型視野障害を認めることがある．視力は，漿液性網膜剥離を合併しない限り低下しない．

陥凹のある乳頭（2）緑内障性陥凹：緑内障性視神経症は，三次元的に視神経乳頭および，その周囲に形成される組織学的な構造欠損にある．早期の網膜神経線維層欠損から視神経乳頭を構成するグリアを含めた組織が容積ごと消失していく侵食性陥凹を認めれば診断的である．この立体的な陥凹の進行が視神経乳頭の色調の蒼白化に先行する（central pallor）点が，生理的乳頭陥凹を無視して蒼白化が広がる圧迫性視神経症（rim pallor）との決定的な違いをなす．

陥凹のある乳頭（3）非緑内障性陥凹：DOAや動脈炎性AIONが時に緑内障様陥凹をつくるが，臨床的には圧迫性視神経症との鑑別が

全身予後と関連して大切である．緑内障では陥凹が蒼白部分（pallor）を越えて，辺縁部（rim）に食い込んでいくため，陥凹形成のほうが蒼白部分より先行していく傾向にある（cup≧pallor）．一方，圧迫性視神経症では，蒼白部の形成が生理的陥凹を無視して辺縁部に広がる．

最終診断

視神経疾患は，神経放射線学的検査や CSF 圧や性状についての検査，必要に応じて，抗アクアポリン 4 抗体検査（視神経脊髄炎）など，診断や治療にあたって他科との連携が必要な疾患が多い．日常からの連携が大切である．

カコモン読解 第 20 回 一般問題 67

乳頭腫脹と著しい視力低下が病初期からみられるのはどれか．2 つ選べ．
a 乳頭血管炎　　b うっ血乳頭　　c 前部虚血性視神経症
d Leber 遺伝性視神経症　　e Leber 星芒状視神経網膜炎

解説　視神経乳頭が腫脹するのは a, b, c, e, で，d は乳頭周囲の弓状網膜神経線維束が混濁するのが特徴で，時に，乳頭へ混濁が及べば腫脹することもある．"著しい視力低下が病初期からみられる"のは d であるが，必ずしも乳頭腫脹がみられるとは限らず，ここでは視力低下が起こることもある c, e を模範解答とする．

模範解答　c, e

（柏井　聡）

視神経疾患の視野の特徴

視神経疾患による視野障害

　視神経とは，臨床的に視神経乳頭から視交叉との接合部までを指し，この部分の障害が視神経疾患である．視神経疾患による視野障害は，基本的に片眼性であり，視神経乳頭に収束する網膜神経線維の走行に沿った異常を示す．網膜神経線維は，① 乳頭黄斑線維，② 弓状線維，③ 鼻側放射状線維の三つに大別され（**図1**），それぞれの部位に対応した視野障害が生じる．

乳頭黄斑線維：黄斑部から視神経乳頭の耳側半分をつなぐ線維で，この線維の障害は中心暗点を生じ，視神経の障害の程度に応じて盲点中心暗点を形成する．

弓状線維：黄斑部の耳側から黄斑部を迂回するように，弓のような形を形成して視神経乳頭に至る線維である．黄斑部の耳側では，耳側縫線と呼ばれる水平経線が上下の網膜神経線維の境界となっており，弓状線維の障害は，水平経線を境に上方または下方に偏在する鼻側弓状の視野欠損を生じる．

鼻側放射状線維：鼻側網膜から放射状に視神経乳頭に流入する線維

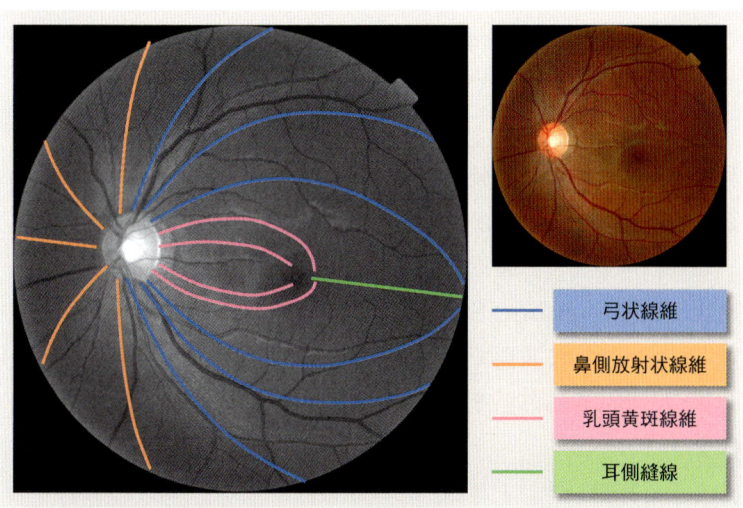

図1　網膜神経線維の配列

表1 網膜神経線維の障害型式と視野障害およびそれらがみられる疾患

網膜神経線維の障害型式	視野障害	関連する疾患
乳頭黄斑線維が限局して障害	中心視力は低下し、視野は中心暗点または盲点中心暗点を呈する.	中毒性視神経症，栄養障害性視神経症，遺伝性視神経症（Leber 遺伝性視神経症など），炎症性視神経症
乳頭黄斑線維以外の網膜神経線維の障害	中心視力は保たれ、視野は水平経線で境界された弓状暗点，鼻側階段，水平視野欠損などを呈する.	緑内障，先天視神経乳頭異常，慢性うっ血乳頭，虚血性視神経症，炎症性視神経症など
乳頭黄斑線維とそれ以外の網膜神経線維が同時に障害される混合型	中心視力の低下を伴い、さまざまな形の視野異常を呈する.	外傷性視神経症，圧迫性視神経症，虚血性視神経症，炎症性視神経症など

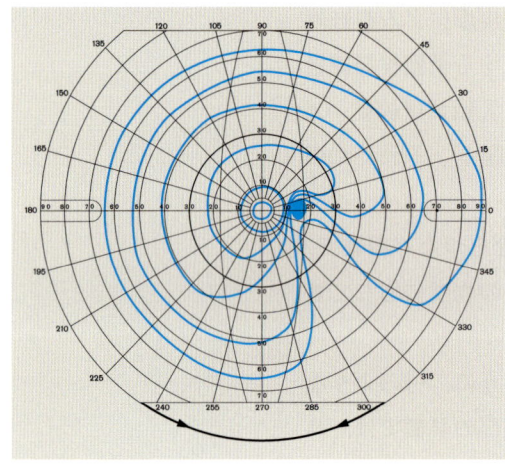

図2 上方視神経部分低形成の視野（右眼）

で，この線維の障害は，盲点を頂点とする楔状形の耳側視野欠損を生じる．

これらの網膜神経線維の障害が，単独で，または組み合わさることにより，視神経疾患の視野異常が形成される．その特徴は，乳頭黄斑線維の障害の有無よって分けると考えやすい．表1にまとめる．

先天視神経乳頭異常

視神経低形成：先天視神経乳頭異常のなかで最も頻度が高く，呈する視野異常は，盲点を頂点とする下方視野の一部が障害される程度の軽症例がほとんどである．これに関連して，最近，上方視神経部分低形成（superior segmental optic hypoplasia；SSOH）が注目されている．正常眼圧緑内障の鑑別疾患として重要で，盲点を頂点とする弓状または楔状の視野欠損が下方にみられ，その形状は扇形に外方へ広がる傾向をもつ（図2）．

傾斜乳頭症候群：盲点を頂点とする耳側（特に上耳側）に楔状に広がる鼻側放射状線維障害型の視野欠損を呈する（図3）．両眼にみら

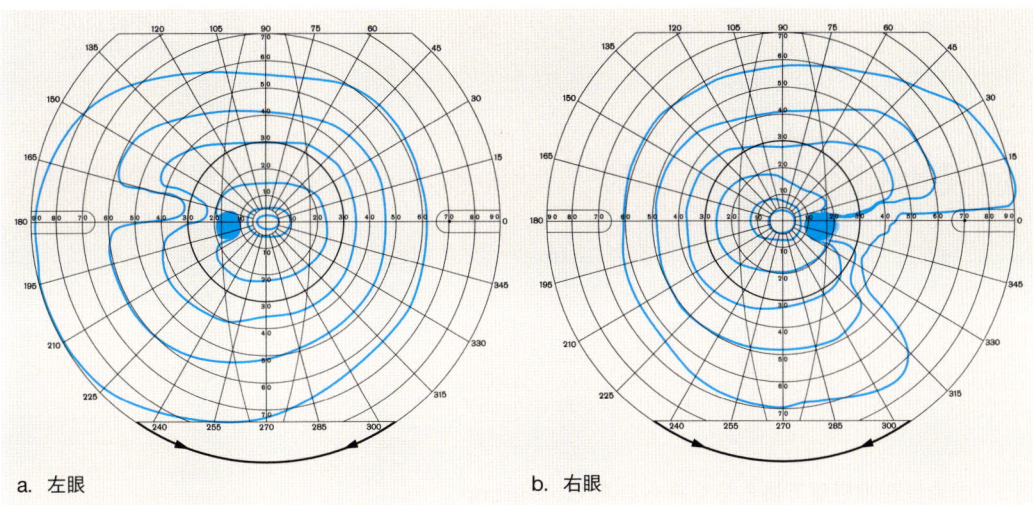

図3 傾斜乳頭症候群の視野（両眼）

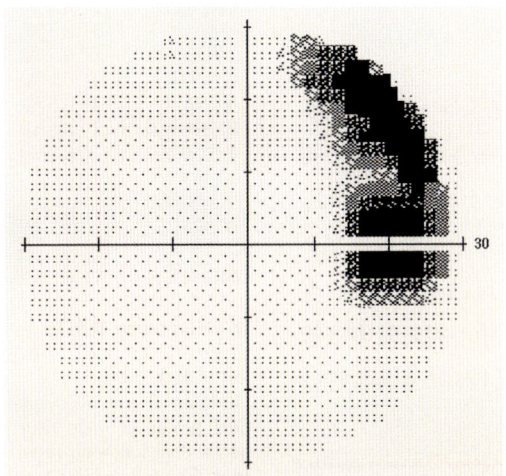

図4 視神経乳頭欠損の視野（右眼）

れる場合，両耳側半盲と間違えないことが重要である．

視神経乳頭欠損（乳頭コロボーマ）：視神経乳頭は拡大し，下方へ広がる網脈絡膜萎縮を伴うことが多い．それに対応して，盲点の拡大とそれに連なる上方の視野欠損を呈する（**図4**）．

視神経乳頭小窩（乳頭ピット）：通常は無症状だが，盲点の拡大，弓状暗点，傍中心暗点などの視野異常を呈する．

視神経炎

視神経炎は，広義にはさまざまな原因による視神経の炎症性病変をいうが，ここでは特発性視神経炎（脱髄性視神経炎）について述べる．

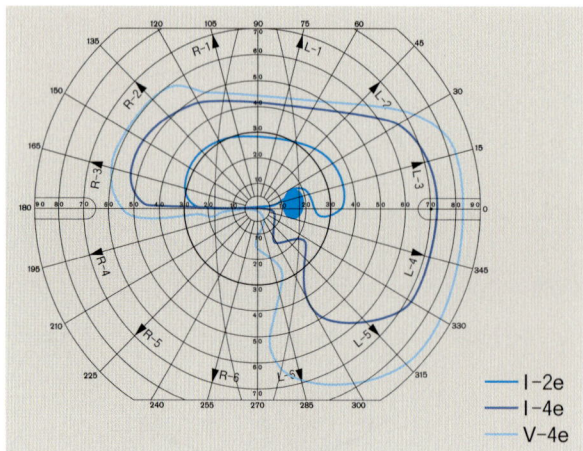

図5 虚血性視神経症で最も多くみられたGoldmann視野計による視野異常パターン
(Hayreh SS, et al：Visual field abnormalities in nonarteritic anterior ischemic optic neuropathy：their pattern and prevalence at initial examination. Arch Ophthalmol 2005；123：1554-1562.)

表2 視神経炎の視野異常の内訳

異常のパターン	症例数(%) ($n=423$)
正常	0(0%)
びまん性	280(66.2%)
視力消失	156(36.9%)
中心暗点	113(26.7%)
盲点中心暗点	9(2.1%)
広範囲沈下	2(0.5%)
局所的	142(33.6%)
弓状暗点	66(15.6%)
水平性欠損	34(8.0%)
部分的弓状暗点	21(5.0%)
盲点拡大	5(1.2%)
垂直階段	3(0.7%)
半盲	3(0.7%)
3象限欠損	3(0.7%)
傍中心暗点	2(0.5%)
多発暗点	2(0.5%)
部分的半盲	2(0.5%)
鼻側階段	1(0.2%)
アーチファクト	1(0.2%)
周辺縁欠損	1(0.2%)

注：Humphrey視野計（中心30-2プログラム）で測定された結果である．
(Keltner JL, et al：Visual field profile of optic neuritis：a final follow-up report from the optic neuritis treatment trial from baseline through 15 years. Arch Ophthalmol 2010；128：330-337.)

文献はp.249参照．

　1988年に開始された米国での視神経炎の多施設トライアル（Optic Neuritis Treatment Trial；ONTT）にエントリーされた症例の初診時の視野検査の結果を**表2**に示した[1]．この結果からわかるのは，まず全例において視野異常を来たし，さまざまな形の視野異常パターンを示すということである．そのなかでも，黄斑部を含む中心視野の感度低下を生じる症例が66.2%と最も多く，中心視野障害は特徴的といえる．さらに特徴的なのは，対側眼の74.7%にも初診時に視野異常を生じていることである．

虚血性視神経症

　網膜神経線維欠損型の視野異常を来たすことが特徴的とされるが，視神経炎と同様に，さまざまな形の視野異常パターンを示す．Goldmann動的視野計を用いた非動脈炎性前部虚血性視神経症（312眼）の視野異常で最も多くみられたのは，鼻下側の水平性視野欠損（**図5**）であったと報告されている[2]．この理由として，視神経前部を栄養する乳頭周囲脈絡膜血管の分水嶺帯が，乳頭の耳側またはその近傍に存在することが最も多いことが挙げられているが，異論もある．一方，Humphrey静的視野計を用いた検討（376眼）では，上方または下方のどちらか片方の視野に限局した視野異常は1%にも満たず，最も多くみられたのは，上下の弓状暗点と上下の弓状暗点＋中心暗点であり，それぞれ約14%ずつを占めていた[3]．

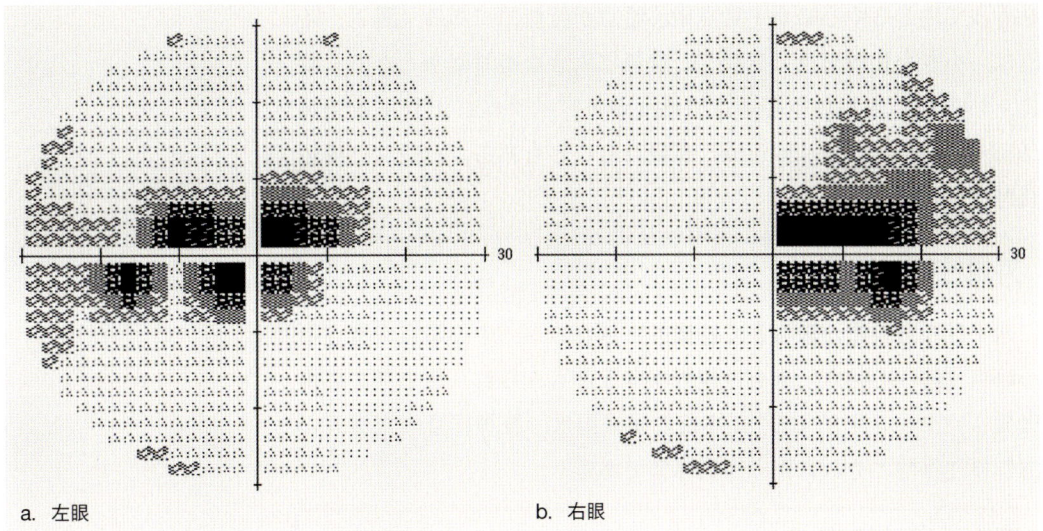

図6 栄養障害性視神経症の視野（両眼）

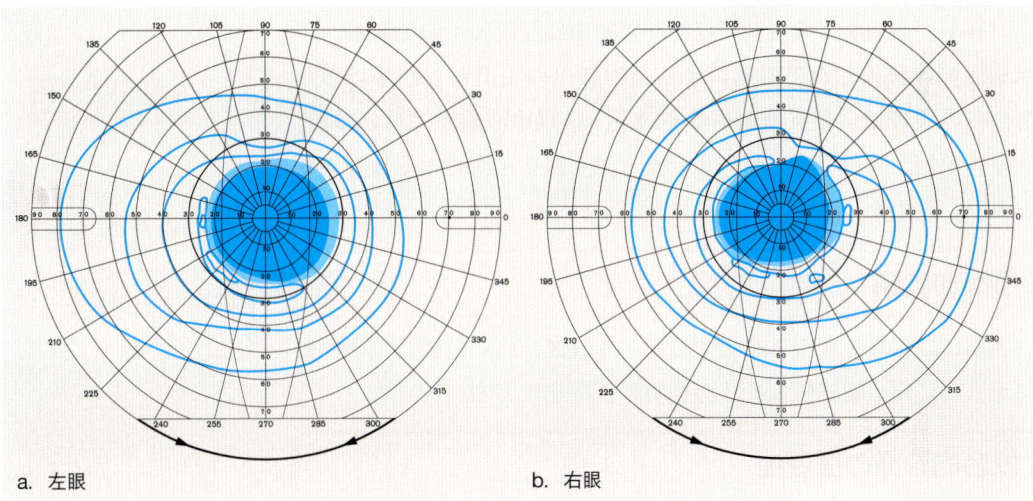

図7 Leber遺伝性視神経症の視野（両眼）

中毒性・栄養障害性視神経症

　中心暗点・盲点中心暗点が特徴的とされており，視野異常が両眼性にみられることがポイントである（図6）．臨床の場でよく遭遇するのはエタンブトールによる視神経症で，一般に中心暗点を生じるが，時に周辺視野障害や両耳側半盲様視野を呈することもある．

遺伝性視神経症

　代表はLeber遺伝性視神経症で，両眼に時間差（数週〜数か月）

をもって生じる中心暗点・盲点中心暗点が特徴的である（図7）．暗点は，小さな比較暗点で発症し，次第に大きな絶対暗点となる．時に，いったん生じた中心暗点に感度がモザイク状に上昇する領域（fenestrated central scotoma）が現れることもある．一般に，周辺視野は保たれる．

外傷性視神経症

水平性視野欠損が最も多く特徴的とされるが，中心暗点や盲点中心暗点，傍中心暗点，求心性視野狭窄などもみられ，さまざまな視野異常パターンを呈する[4]．本症の主病因は，視神経管内視神経の血管原性浮腫とそれに伴う循環障害である．

圧迫性視神経症

原因として，視神経膠腫や視神経鞘髄膜腫などの視神経腫瘍，リンパ腫や白血病などの視神経浸潤，鞍結節部髄膜腫や脳動脈瘤，甲状腺眼症の腫大した外眼筋による視神経への圧迫などが挙げられる．その視野は，盲点拡大や中心暗点，盲点中心暗点，弓状暗点，水平性欠損，耳側半盲，鼻側半盲などで，ありとあらゆる視野異常パターンを示す．

うっ血乳頭

初期には盲点拡大のみを呈するが，うっ血乳頭が持続して慢性期に至ると，周辺視野障害や求心性視野狭窄を生じる．

総合的診断の重要性

それぞれの視神経疾患に応じて特徴的な視野異常パターンはあるが，視野検査の結果のみから病因を特定することはできない．年齢や性別，発症様式などの臨床経過や患者背景（職業や基礎疾患，投薬内容など），眼底所見，CT・MRIによる画像所見などを組み合わせて総合的に診断を下すことが重要である．

〔宮本和明〕

視神経疾患の画像のオーダー法

検査オーダー前に責任病巣を推定する

視神経疾患を疑って画像検査をオーダーするとき，どのようにオーダーするのが最も適当だろうか？　視神経は，解剖学的に眼球後部から後頭葉最後端の視中枢に至る長い経路であるため，すべての部位をくまなく検査しようとすると，莫大な時間を要してしまい現実的には困難である．

視神経疾患の画像診断は，眼科的見地から責任病巣を推定し，局所的な画像撮影をしなければ病変をとらえがたい，という点に難しさがある．

CTの利点，MRIの利点

一般的に，MRI (magnetic resonance imaging；磁気共鳴画像法)はCT (computerized tomography；コンピュータ断層法) よりも解像度が優れているため，視神経画像検査には適している．一方CTは，骨病変を評価するのに有用な撮影法なので外傷時の視神経管骨折を疑った場合に，MRIよりも診断的価値が高い (図1)．また，CTはMRIに比べて撮像時間が短いため，MRIよりも比較的迅速に検査結果が得られることが多い．したがって，眼科的に視神経炎を疑ってもすぐにMRIが撮れない場合は，ステロイド治療を行う前に単純CT (眼窩部冠状断) だけは撮影しておくべきである．これは鼻性視神経症を除外するためで，特に真菌症 (アスペルギローマ) の場合は，全身のステロイド投与を行うと視力は極度に悪化する．

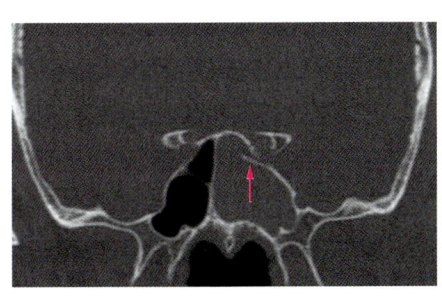

図1　眼窩部CT
75歳，男性．左視神経管骨折．骨条件の眼窩部CT冠状断において左視神経管内下壁を形成する蝶形骨の骨折 (矢印) を認める．

表1 視神経疾患のMRIプロトコール

		シークエンス	撮影断面	撮影範囲
prechiasmal visual pathway	一般的な場合	T2強調画像	水平断	脳全体
		T1強調画像またはSPGR法	冠状断	眼窩から視交叉
		STIR法	冠状断	眼窩から視交叉
	視神経炎を認めた場合	FLAIR法	水平断	脳全体
	眼窩先端部精査の場合	STIR法, SPGR法	視神経に垂直な冠状断	眼窩先端部
	造影が必要な場合	造影T1強調画像（脂肪抑制法併用）	冠状断	眼窩
retrochiasmal visual pathway	一般的な場合	T2強調画像	水平断	脳全体
		T1強調画像またはSPGR法	水平断	後頭葉中心
	占拠性病変がない場合	拡散強調画像	水平断	後頭葉中心
		FLAIR法	水平断	後頭葉中心

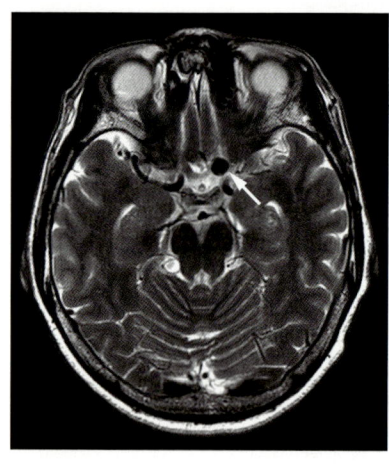

図2 頭部MRI
62歳, 女性. 左水平半盲があり後部虚血性視神経症を疑われたが, T2強調画像水平断にて, 視交叉左前部に低信号を示す円形の巨大内頸動脈瘤（矢印）を認める.

見逃さない視神経疾患MRIオーダーのコツ

　MRIには多種多様な撮影法があり, どの手法を用いても病変が確実に描出されれば問題はない. しかし, 限られた時間内で撮るためには能率のよい撮影法が要求される. **表1**に当院で用いている視神経疾患におけるMRI検査オーダーのプロトコールを示す. どんな場合でも, まず, おおまかに脳の全体像を把握するため, T2強調画像水平断を撮影する. 大きな病変であれば, この段階で異常所見が描出される（**図2**）. 次に, 眼科所見から推定される責任病巣が視交叉よりも末梢側か中枢側かによって撮影法が大きく分けられる. 視交叉よりも末梢側（prechiasmal visual pathway）の場合は冠状断撮影

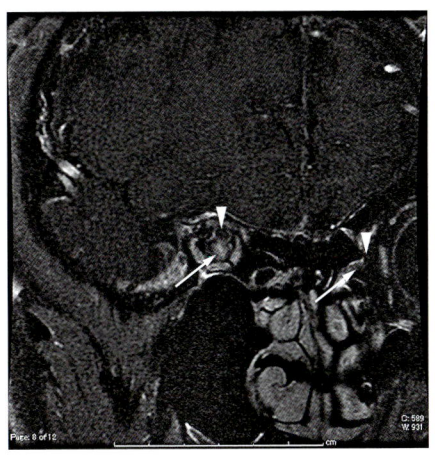

図3 眼窩先端部MRI
47歳，男性．右眼窩先端部海綿状血管腫．右視神経に垂直な造影T1強調画像冠状断（脂肪抑制法併用）において，視神経（矢頭）を上方に圧迫する豆粒大の腫瘍（矢印）を眼窩先端部に認める．

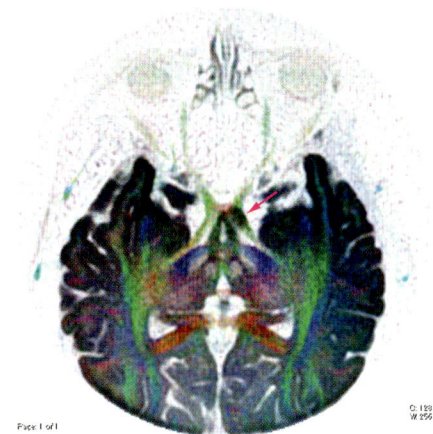

図4 視索病変の描出
40歳，女性．左視索炎（多発性硬化症）．視索に平行な水平断三次元神経線維画像（3-DAC法）において，左視索の神経線維の乱れが黒色部（矢印）として明瞭に描出される．

が見やすく，一方，視交叉よりも中枢側（retrochiasmal visual pathway）では水平断画像が評価しやすい[1]．腫瘍などの占拠性病変を見つけるためには，通常のT1強調画像やSPGR法[*1]が微細な形態的変化をとらえやすい．特にprechiasmal visual pathwayにおいて眼窩先端部を撮影する場合は，球後視神経に垂直な冠状断を撮ることで，より明確な画像が描出できる（図3）．また，retrochiasmal visual pathwayにおいて視索病変を疑う場合，水平断の角度を通常のReid's base lineから中枢側を20〜30°高く傾斜をつけると視索の走行に沿うため明確に描出できる（図4）．

MRIから得られる情報

MRIでは，視神経への圧迫病変を検出するだけではなく，視神経そのものの性状を評価することが可能である．STIR法[*2]では，浮腫や炎症などで水成分が増加したりグリオーシス（gliosis）による萎縮の場合に，正常より高信号を示す特徴がある．したがって，STIR法は視神経炎の診断には非常に有用な撮影法である（図5）[2]．また視神経炎と診断した場合は，多発性硬化症の精査のため脳全体のFLAIR法[*3]を撮り，脱髄斑（MS plaque）の有無を確認するとよい．視神経の性状を把握するもう一つの手法は，ガドリニウム（Gd）による造影T1強調画像である．視神経炎のほかに，視神経周囲（髄膜）の炎症（視神経周囲炎）や，髄液中に癌細胞が広がる癌性髄膜

文献はp.249参照．

[*1] SPGR法
spoiled gradient recalled acquisition in the steady state法の略．グラディエントエコー法の一種．空間分解能に優れ，動脈のような速い流れは高信号を示す特徴がある．MRアンギオグラフィの元画像としても利用されている．

[*2] STIR法
short T1 inversion recovery法の略．脂肪抑制法の一種で，T1緩和の差を利用して脂肪の信号を抑制する方法である．脳脊髄液のように速度の遅い水成分や炎症による浮腫は高信号を示す．

[*3] FLAIR法
fluid attenuated inversion recovery法の略．スピンエコー法を基本とするT2強調画像の一種．自由水の信号を抑制しているため脳脊髄液や陳旧性脳梗塞では低信号を示す．一方，急性期脳梗塞や脱髄斑は高信号を示す．

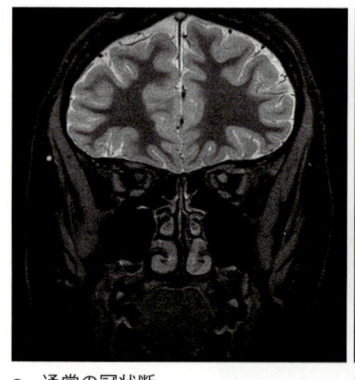 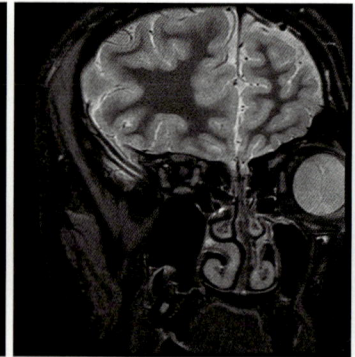 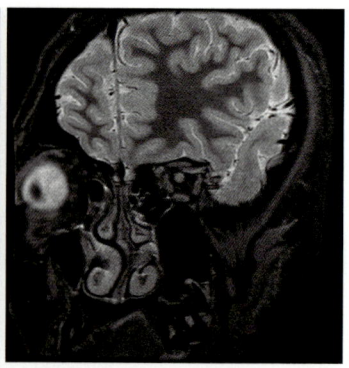

a. 通常の冠状断　　　　b. 右視神経に垂直な冠状断　　　　c. 左視神経に垂直な冠状断

図5　視神経炎のMRI
17歳，女性．抗アクアポリン4抗体陽性視神経炎．STIR法にて左視神経に高信号を認める．

表2　急性視神経疾患のMRIによる鑑別

	STIR法	造影T1強調画像
視神経炎	高信号	造影効果あり
虚血性視神経症	正常	造影効果なし
Leber遺伝性視神経症	正常	造影効果なし
視神経周囲炎	正常	輪状造影
癌性髄膜症	正常	輪状造影

症（leptomeningeal carcinomatosis）[3]，さらに視神経を包んでいる鞘（髄膜）から発生する視神経鞘髄膜腫の診断に有用である．なお眼窩脂肪はT1強調画像で高信号を示すため，造影T1強調画像を撮るときに脂肪抑制法（chemical shift selective technique）を併用すると眼窩内の病変がより明確になる[4]．retrochiasmal visual pathwayにおいて占拠性病変がない場合は，脱髄病変の有無を確認するために上述したFLAIR法や，超急性期脳梗塞を確認するため拡散強調画像を後頭葉に焦点を当てて撮影するとよい．

MRIによる急性視神経疾患の鑑別

　MRI所見から急性視神経疾患の鑑別を行うと，おおよそ表2のようになる．視神経炎ではその原因を問わず，STIR法で高信号および造影T1強調画像で造影効果を示す．一方，虚血性視神経症やLebel遺伝性視神経症ではSTIR法でほとんど高信号を示さない[5]．ただし慢性期では，萎縮性変化（グリオーシス）が起こるため高信号を示すが，その場合，視神経の直径は小さい．また，視神経周囲炎や癌

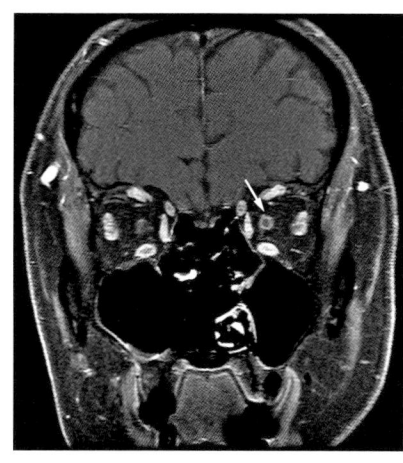

図6　造影眼窩部MRI
41歳，男性．癌性髄膜症（腹部悪性リンパ腫）．造影T1強調画像（脂肪抑制併用）にて左視神経周囲の輪状造影（矢印）を認める．

性髄膜症ではSTIR法で視神経周囲が高信号を示すが，正常者でも脳脊髄液によって視神経周囲は高信号を示すため，正常か異常かの区別がつかない．そのようなとき，造影T1強調画像に脂肪抑制法を併用すると，視神経周囲の髄膜が輪状造影（ring enhancement）を示す（**図6**）．視神経周囲炎や癌性髄膜症の鑑別は画像検査だけでは限界があり，髄液検査などの臨床所見で総合的に診断する．

〔橋本雅人〕

謝辞：項を終えるにあたり，貴重な画像資料を提供していただいた，札幌医科大学放射線部　原田邦明先生に深謝いたします．

クリニカル・クエスチョン

網膜疾患か，それとも視神経疾患か，見きわめるにはどうすればよいでしょうか

Answer 鑑別診断のツールには，網膜疾患を検出する全視野網膜電図(full-field electroretinogram〈ERG〉)と多局所網膜電図(multifocal ERG)，視神経疾患を検出するパターンVEP (pattern visual evoked potential)，加えて両疾患に有用なOCT (optical coherence tomography) があります．これらのツールで鑑別する症例は，対光反応に異常が認められず，しかも眼底に著変のない視力障害です．

全視野網膜電図（full-field ERG）

陰性型網膜電図 (negative ERG)[*1] を示す先天停在性夜盲[1]，錐体応答が障害される錐体ジストロフィ，網膜全層が障害を受けるためすべてのERGが消失する癌関連網膜症 (CAR; cancer-associated retinopathy)，on型双極細胞の機能障害を来たすMAR (melanoma-associated retinopathy) が鑑別される．この検査には，十分な散瞳と十分な暗順応が必要である[*2]．

多局所網膜電図（multifocal ERG）

網膜外層の障害で，視野欠損に一致した部位の応答密度の低下を来たすAZOOR (acute zonal occult outer retinopathy；急性帯状潜在性網膜外層症)[2]，黄斑に限局する振幅の低下をみるOMD (occult macular dystrophy) が挙げられる（図1）．特に，OMDはmultifocal ERGが唯一の診断方法である[3]．

multifocal ERGでは，固視が検査結果を左右するので注意が必要である．検査結果は，網膜病変が視野のように表示される．

パターンVEP

眼底に異常がない場合，球後の視路異常を見きわめるにはとても重要である．視神経疾患には，球後視神経症，圧迫性視神経症，視神経腫瘍，Leber病などがある．このような疾患で眼底が正常なのは急性期のみで，経過とともに視神経乳頭の蒼白化などが出現する．電気生理学的検査は，他覚的検査なので正常データは信頼できる．

[*1] 陰性型網膜電図
b波振幅がa波振幅よりも小さい．

[*2] ISCEV (International Society of Clinical Electrophysiology for Vision；国際臨床視覚電気生理学会) standard (アイセフ・スタンダード) に従い，測定しなければならない．

文献はp.249参照．

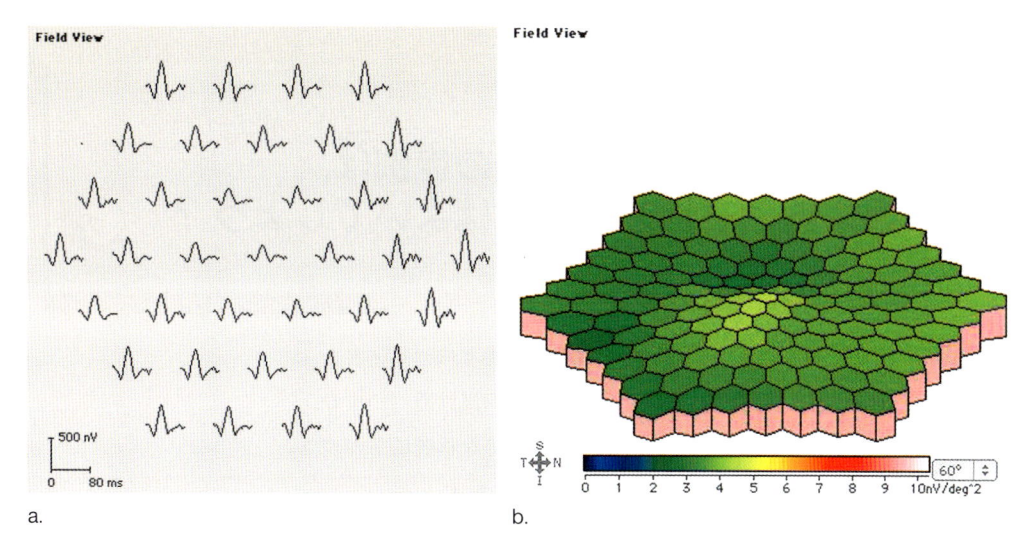

図1 OMD例の多局所網膜電図（57歳，男性）
中心7°での振幅の低下がみられる（a）．3Dトポグラフィでは，黄斑部ピークが消失している（b）．

異常データがでたら，本当に異常なのかどうか検討すべきである．

OCT

視細胞内節外節接合部（IS/OS；junction between photoreceptor inner and outer segment）が消失するのは，錐体ジストロフィの黄斑部である．不鮮明になるのは，AZOORの病変部，OMDの黄斑である．加えて，OMDでは中心窩の視細胞層の菲薄化が認められる．

〔亀井亜理〕

クリニカル・クエスチョン

非器質性か器質性か，原因が特定できない視力不良の症例は，どのように診断を進めていけばよいでしょう？

Answer　まず，視力低下の原因が，眼球自体にあるのか，それとも視神経〜中枢（いわゆる視路）に病巣があるのかの病巣診断（つまり器質性疾患の精査）を十分に行うことが重要です．十分な検査にもかかわらず，原因病巣がない場合，非器質性の可能性を考えます．

器質性疾患の検査を十分に進める

まず，網膜の病巣か視神経の病巣か，あるいは中枢性かを調べる必要がある．

視野検査は病巣診断に重要な情報となることがあり，原因不明の視力障害の症例では，視野検査は不可欠といえる．対光反応の確認，限界フリッカ値（critical flicker fusion frequency；CFF）の測定，網膜電図（electroretinogram；ERG），蛍光眼底造影検査などで精査を進めていく．

対光反応は，視細胞から視覚中枢に至るまでのいずれかの部位に障害があれば，遅鈍もしくは，不完全な反応を示し，器質性疾患であることを示す．ただし，錐体が広範囲に障害されるような黄斑疾患や，左右差のある中間透光体の強い混濁がある場合でもRAPD[*1]陽性となるので，対光反応のみで病巣が網膜か視神経かは鑑別はできない．また，両眼の入力障害が同程度の場合は，RAPDが陰性になることも知っておく必要がある．CFFは，視覚の時間的分解能をみる検査で，視神経疾患や黄斑疾患の診断に有用である[*2]．黄斑ジストロフィ関連疾患や，AZOOR（急性帯状潜在性網膜外層症；acute zonal occult outer retinopathy）などは検眼鏡所見がほとんどないか，あるいはあってもごく軽度であるため，電気生理検査が診断に必要となる．

網膜疾患が否定できて，視神経疾患あるいは中枢性疾患が考えられた場合は，眼窩〜頭蓋内精査のためにCTやMRI検査や，必要に応じて血液生化学検査や感染症の精査なども行う．

病巣が網膜か視神経かの診断の進め方の詳細については，前項の

[*1] **RAPD**
relative afferent pupillary defect（相対的瞳孔求心路障害）．swinging flashlight test（交互点滅対光反射試験）で，患眼にペンライトで左右交互にあてると，片眼照明で両眼とも散瞳し，他眼照明にて両眼縮瞳する状態は，片眼の求心路障害を示唆し，この状態をRAPD陽性という．

[*2] **CFFでの診断例**
視神経炎では，病初期にCFF値の低下を来たし，次いで視力低下を来たす．寛解期においては，視力が正常化した後に遅れてCFF値の改善していくという経過をとる．これは視力とCFF値の乖離現象といい，CFFは視神経炎の病初期の診断に有用である[1]．

文献はp.249参照．

"網膜疾患か,それとも視神経疾患か,見きわめるにはどうすればよいでしょうか"に委ねる.

非器質性疾患を考えた場合,どう診断を進めて,どう対処していくか

考えられる疾患：十分な精査を行ったにもかかわらず,視力障害を説明できる器質性疾患を認めない場合,非器質性疾患を考える.非器質性疾患には,心因性視覚障害と詐病(詐盲)が挙げられる.

心因性視覚障害[*3]は,心因により引き起こされる視覚障害の総称で,小児(学童期)と成人(学童以降)に発症するものがあり,その病因は多岐にわたる[2]が,視力低下の割に不自由を感じていないことが少なくない.

詐病(詐盲)は,疾病利得(ほとんどは保険金や賠償金など)が根底にあり,意図的に見えないように振る舞うものである[3].

まず,行動観察が重要である.診察室に入ってくる様子や,暗室での動きを注意深く観察することで,診断の助けになることがある.診察室を出た後の振る舞いなども参考になるので,必要に応じて,記録しておくことが望ましい.

検査法とその特徴：視力検査は,心因性視覚障害の患者は測定結果がばらついたり,反応が不良だったりする[2]ことも特徴のひとつであるため,その点に留意して検者は測定し,検査時の反応も記載しておくことも重要といえる.

非器質性疾患では,良好な矯正視力が得られれば,診断が確定するため,視力検査は通常の矯正を行った後,さまざまなトリック法での矯正を試みることは非常に重要といえる.トリック法の一覧を表1に示す.

中和法(レンズ打ち消し法)は完全矯正後,先に入れた矯正レンズを打ち消す度数のレンズを入れて中和させる方法である.雲霧法は,強めの凸レンズ($+2.0$～$+3.0$D)を両眼に入れて雲霧させ,凹レンズを入れて矯正していくことで,雲霧状態から中和されていくにつれて視力がでやすいという方法である.偏光フィルター法は,偏光フィルター眼鏡を両眼に装用させ,健眼ではフィルター軸を直行させることで,光が通過しない状態をつくって,被検者に悟られないように,患眼の視力を測定する方法で,片眼性の非器質性疾患では有効である[4].プリズム法は,10Δ以上のプリズムを左右の視線が交差するように入れて,健眼と患眼が逆になるようにして測定

[*3] **心因性視力(視覚)障害**
今日では小児の心因性視力(視覚)障害は,成長過程の屈折の変化に伴う視力の不安定さという眼科的要因に加えて,何らかの精神的要因が加わったものという考え方もされている[2].精神的要因もヒステリーとしての心的規制が明確なものから,明らかな心的規制が見あたらない心因性疾患まで,その病因論としては多様なものとされている[2].

表1　自覚的視力検査法（トリック法）

中和法（レンズ打ち消し法）	完全矯正後，その上からレンズで打ち消して矯正する方法.
例）	$Vd = (0.5 \times S + 1.0D)$ 　　　$(0.8 \times S + 1.0D = S - 1.0D) \cdots = (0.8 \times S \pm 0D)$ 　　　$(1.0 \times S + 1.5D = S - 1.5D) \cdots = (1.0 \times S \pm 0D)$
雲霧法	強めの凸レンズを両眼に入れて，焦点をずらしておく．その後，両眼開放下に矯正眼に凹レンズを入れて矯正していく方法.
例）	$Vd = 0.1$ (n.c.) →凸レンズ（+3.0D）装用して，10～15分の雲霧 $Vd = (0.5 \times S + 3.0D = S - 1.0D) = (0.5 \times S + 2.0D)$ 　　　$(0.8 \times S + 3.0D = S - 2.0D) = (0.8 \times S + 1.0D)$
偏光フィルター法	偏光フィルター眼鏡を両眼に装用させ，健眼ではフィルター軸を直行させることで，光が通過しない状態をつくり，被検者に悟られないように患眼の視力を測定する方法.
bilateral pinhole 法	健眼を凸レンズで不完全遮閉した状態で，両眼ピンホールを通して両眼開放下で測定する方法で，被検者に悟られないように患眼の視力を測定する方法.
例）	健眼視力矯正時に患眼を遮閉するときに眼前にピンホールを挿入しておく． 健眼の視力測定後，凸レンズ（+5.0D以上）を入れて不完全遮閉の状態をつくる．患者には，不完全遮閉後，健眼眼前にピンホールを提示して，近見させて"ピンホールは見やすくなる"との暗示をかける． 健眼にピンホールを入れる際に，（被検者に気づかれないよう）同時に患眼の遮閉板をはずして，いかにも健眼を測定するように思わせながら，患眼を測定する．
測定距離を変えて測定	
例）	$Vd = (0.3 \times S - 1.5D)$：測定距離5m 　　　$(0.8 \times S - 1.0D)$：測定距離3m $= \left(0.8 \times \dfrac{3}{5}\right) = (0.48)$：測定距離5mに相当
両眼視法	シノプトフォア®を用いて，左右別々に融像画像を見せて，融像が可能か否かを確認し，視機能との整合性を確認する．片眼の高度な視力障害の場合は，融像はできないはずである.

n. c.：non corrigent（矯正不能）
S：球面度数
Vd：右視力

する方法である．

　また，片眼性の非器質性疾患については，近年，bilateral pinhole法という新しいトリック法が報告されており[5]，筆者らもその方法の有効性を報告した[6]．健眼完全矯正のうえに凸レンズにて不完全遮閉状態にし，両眼ピンホール下での両眼開放下で，患者に悟られないように，患眼の視力を測定するという方法である．その他，距離を変えて測定したり，両眼視検査などもある．

　トリック法でも視力が出ない場合，他覚的視力検査法も有用である．他覚的検査法には，縦縞模様を回転させたときに生じる生理的

な視運動性眼振（optokinetic nystagmus；OKN）を利用した OKN 法や，OKN 抑制現象（OKN 抑制）を利用した OKN-I 法などがある[7]．

視野検査は，心因性視覚障害では求心性狭窄，らせん状視野，管状視野，花冠状視野などの特徴的なものが多く，診断に有用である[2,8]．詐病に関しては，求心性狭窄から半盲（hemianopia）までさまざまだが，視野視標の大きさと明るさを変化させて測定すると，ばらつく結果となる[3]．詐病では，動的視野と自動視野などの二種類以上の視野検査を行ったり，同一検査を複数回行うことで，矛盾やばらつきを見いだせることが多い．

非器質性疾患患者の検査時の留意点

心因性視覚障害では，患者（児）に緊張感を与えないように配慮しながら検査を進めていくことが重要である．暗示を与えたり，患者（児）とのよい治療関係を築くことが，診断または治療の点からも重要といえる．詐病は，検査に協力しないケースも少なくない[3]ため，検査の主旨は明らかにせず検査に協力させるテクニックも必要といえる．両者とも共通しているのが，自覚検査は結果が不安定になりやすく，また，他覚検査結果も完璧に定量的とはいえず，種々の検査を反復して評価する必要があり，診断は総合的にかつ，除外診断として判断せざるをえない．その一方で，器質性疾患が隠れている可能性を常に考える必要があり，それらを踏まえて，われわれは検査を進めていく必要がある．

（照屋健一）

2. 炎症性視神経疾患

典型的視神経炎の臨床的特徴

典型的視神経炎とは

　視神経炎は，視神経の炎症性病変に用いる用語である[1]．乳頭浮腫を合併しているときは前部視神経炎と呼ばれる（図1）．乳頭に浮腫がみられなければ球後視神経炎（図2）と呼ばれる．発症時に多発性硬化症（multiple sclerosis；MS）やほかの全身疾患がなければ，特発性視神経炎と呼ばれる．特発性視神経炎のうち，ある特定の臨床的特徴をもつものを，典型的視神経炎と呼ぶ[2]．これは，発症時には全身疾患を合併していなくても，後に多発性硬化症へ移行する可能性があるため，区別することが重要である．

文献は p.250 参照.

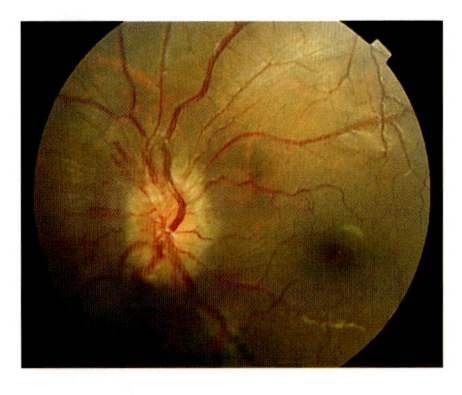

図1　前部視神経炎の眼底写真
乳頭の腫脹を認める.

表1　典型的視神経炎の臨床像

15～45歳
75%が女性
急性の片眼性の視力低下で発症
9割に眼球運動痛がみられる
病眼にRAPD（relative afferent pupillary defect；相対的入力瞳孔反射異常）陽性
単眼性の視野異常（視野欠損の型はさまざま，図3）

a.　　　　　　　　　　　b.

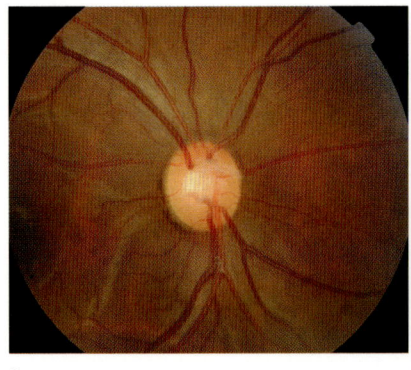

図2　球後視神経炎の眼底写真
乳頭の腫脹を認めない.

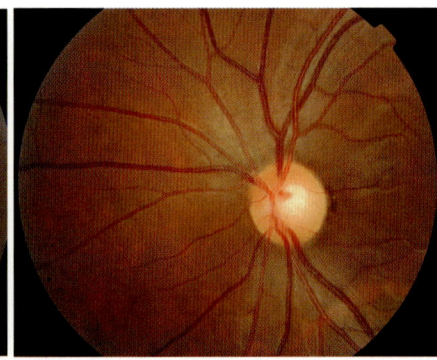

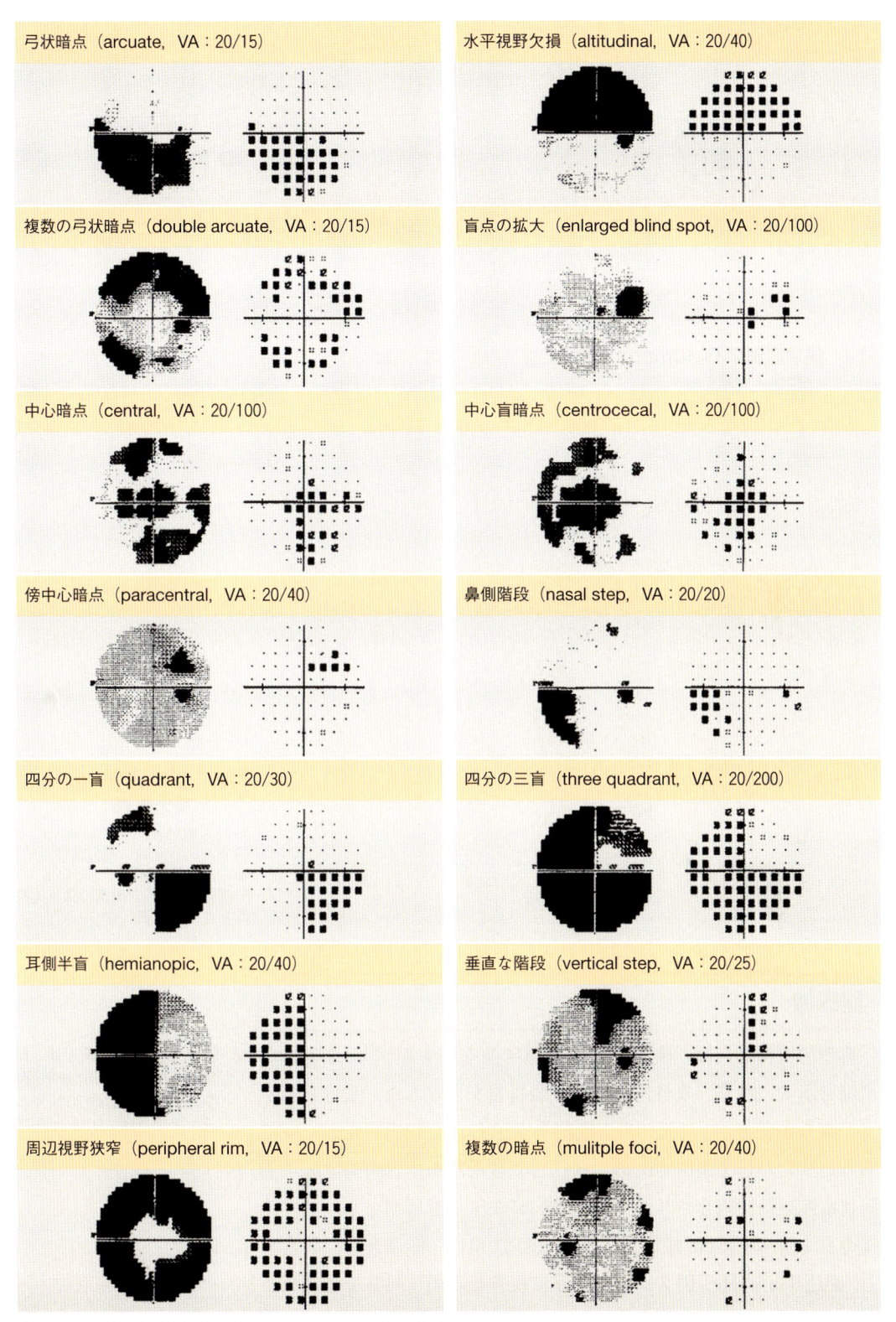

弓状暗点 (arcuate, VA：20/15)	水平視野欠損 (altitudinal, VA：20/40)
複数の弓状暗点 (double arcuate, VA：20/15)	盲点の拡大 (enlarged blind spot, VA：20/100)
中心暗点 (central, VA：20/100)	中心盲暗点 (centrocecal, VA：20/100)
傍中心暗点 (paracentral, VA：20/40)	鼻側階段 (nasal step, VA：20/20)
四分の一盲 (quadrant, VA：20/30)	四分の三盲 (three quadrant, VA：20/200)
耳側半盲 (hemianopic, VA：20/40)	垂直な階段 (vertical step, VA：20/25)
周辺視野狭窄 (peripheral rim, VA：20/15)	複数の暗点 (mulitple foci, VA：20/40)

図3　典型的視神経炎の報告されている視野障害
多彩な視野変化がみられる．

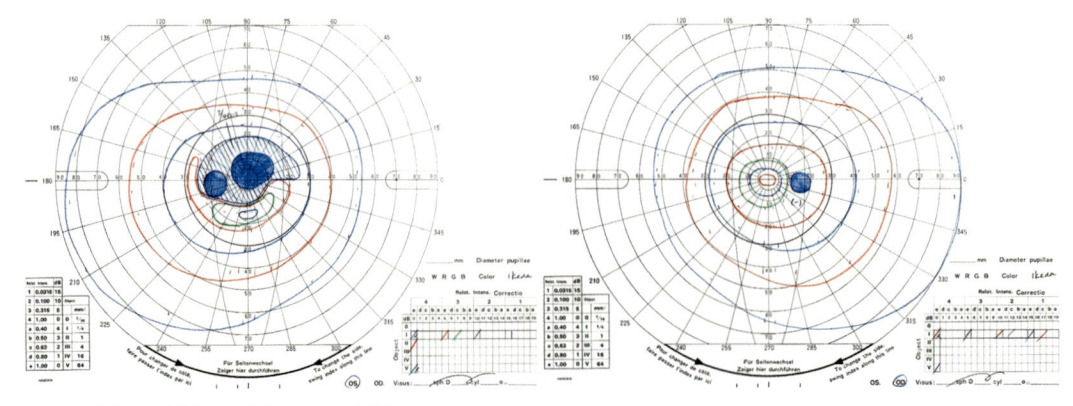

図4 提示症例のGoldmann視野（左図：左眼，右図：右眼）
左眼に中心盲暗点がみられる．

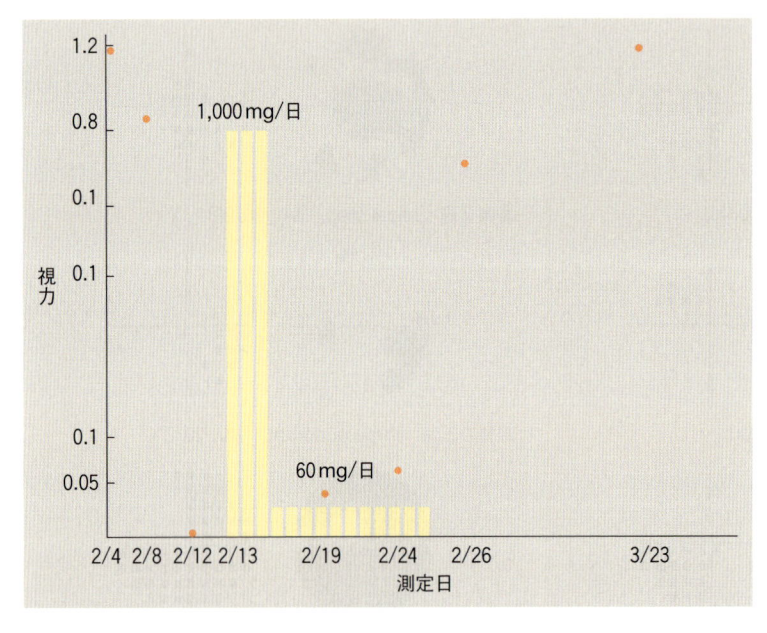

図5 提示症例の治療後の視力経過
パルス療法後，すぐには（2，3日でという意味）視力回復せず，ゆっくりと改善してきている．この症例は，パルス療法により比較的早く視力回復した．

臨床像

　典型的視神経炎は，**表1**のような臨床像を呈する[2)*1]．以下に典型例を示す．27歳，女性．急性の左眼霧視を自覚した．眼球を動かすと痛みがある．3日後，近医眼科を受診し，左眼矯正視力0.9であった．しかし1週間で次第に悪化してきたため，宮崎大学医学部附属病院眼科に紹介された．既往歴に高血圧，糖尿病なし．初診時視力右1.2，左15cm手動弁．左眼RAPD陽性．眼球運動に異常なし．眼圧11mmHg．**図2**に示すように視神経乳頭に異常を認めなかった．視野検査結果を**図4**に示す．1週間後の視力を最低視力として，メチルプレドニゾロンパルス療法にすぐには反応せず，ゆっく

[*1] 臨床的な印象では，日常みる視神経炎のなかで，典型的視神経炎は約20％である．米国では，80％が典型的視神経炎であった．

2. 炎症性視神経疾患   33

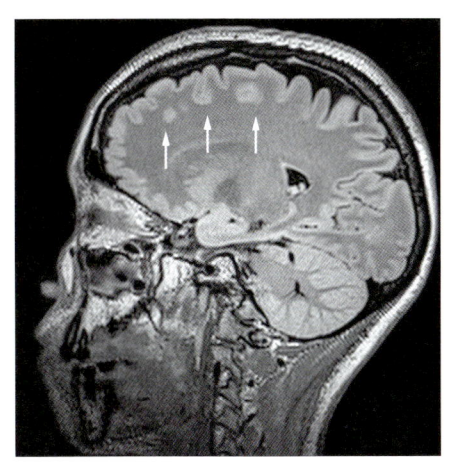

a. 矢状断

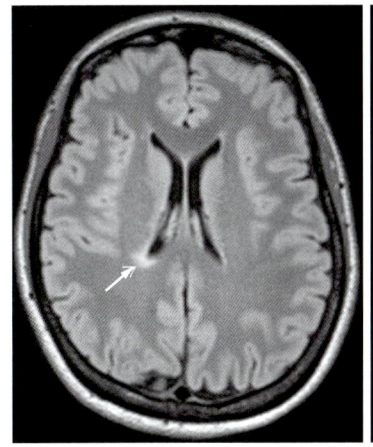

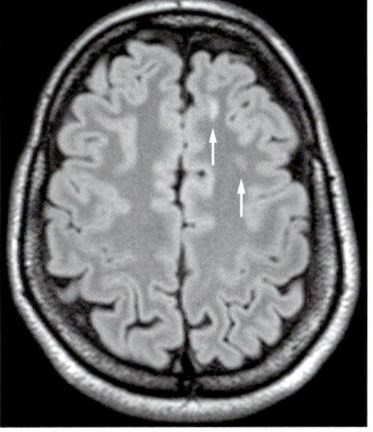

b. 軸位断　　c. 軸位断

図6　提示症例のFLAIR法により撮影された頭部MRI画像
側脳室周囲や白質に脱髄病変（矢印）を認める.

りと約1.5か月で視力1.2まで改善した（図5）.

必要な検査と注目点

　必要な検査は，一般眼科的検査に加えて，頭部MRIを撮る[3]．ほかの検査（髄液検査など）は，上記の典型的視神経に特徴的な臨床像と合わないときのみ行う．中心フリッカや色覚検査は異常を示すが，必須の検査ではない．

　頭部MRIを撮影することは非常に重要である[*2]．上記の臨床的特徴を備えていれば，視神経の炎症を確認するよりも頭部の脱髄病変の有無を調べるほうが，多発性硬化症への移行を予測するという意味でより優先される．頭部MRIでは，側脳室周囲の白質にFLAIR（fluid attenuated inversion recovery）法で脱髄病変，つまり高信号

[*2] わが国では，抗アクアポリン抗体陽性の視神経炎が多い．頸髄，胸髄に脱髄を来たす．そのため，視神経炎の患者には，頭部以外に頸髄，胸髄のMRIをとる必要もある．

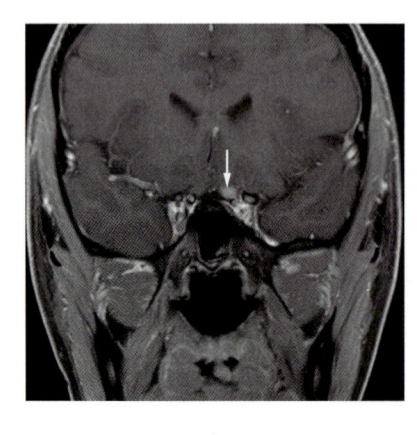

図7 提示症例のT1強調，ガドリニウムエンハンスされた頭部MRI画像前額断
左眼視神経後部（矢印）が造影されている．

（白色）の病変を探し出すことが大切である（図6）．T2強調画像でも脱髄病変は検出されるが，FLAIR法のほうが髄液が低信号（黒色）に写るため，よりわかりやすい．

脱髄性視神経炎は若い女性に発症頻度が高く，心因性視覚障害との鑑別を要する[*3]ことがある．そのような場合には眼窩部MRIで，視神経の炎症の有無を調べることも必要となる．その際，必ずガドリウムでエンハンスさせ，脂肪抑制し，前額断で左右の視神経を比較することが大切である（図7）．

自然経過

典型的視神経炎は，治療しなかった場合，発症から約1週間程度で視機能が最も悪くなり，2週間以内に85％が改善し始め，30日以内にはよい視力へと改善し，1.0以上が70％，0.5以上には93％回復する．しかし，なかには回復が遅く，完全回復に1年かかる症例もある[4]．

予後と治療

典型的視神経炎に関しては，1992年に最初のOptic Neuritis Treatment Trial（ONTT）の報告以来，多くの治療に関する知見，予後，多発性硬化症（multiple sclerosis；MS）との関連が明らかにされた[4]．

典型的視神経炎の患者は，初発から10年後，視力良好眼は88％で視力1.0を維持する．視力回復は6か月以内に完成する．再発は約30％に起こり，罹患眼，非罹患眼の割合は50：50である．再発したとしても将来的な視力予後には影響がない（表2）．

10年間でMSに移行するのは，全体では38％である．最初の視神経炎発症時に撮影した頭部MRIで脱髄がみられなければ22％，一方，MRIで一つでも脱髄病変がみられた場合は56％がMSへ移行

[*3] 心因性視覚障害との鑑別は，RAPDが陽性か，陰性かによる．若年者の場合，対光反射にhippus（生理的瞳孔動揺）を伴う（安定しない）ため，RAPDが陽性ととられることがある．再現性をよくみることがコツである．

表2　典型的視神経炎の予後

視力良好眼は88％で，少なくとも片眼は視力1.0を維持する

初診時視力が不良な眼は，良好な視力回復の可能性が減弱する

6か月以内に視力回復は完成する

30％再発（15％同じ眼，15％他眼）

一般的に，再発により最終視力の低下は来たさない

表3　典型的視神経炎の多発性硬化症への移行

全体＝38％

正常MRI＝22％（女性25％，男性10％）

異常MRI＝56％

正常MRI＋乳頭腫脹＝0％

表4　典型的視神経炎初発の多発性硬化症における身体障害の程度

MSに移行する症例の75％が，最初の5年のうちに発症

65％が軽度の身体障害か，または障害なし

ベースラインMRIでの病変の有無は，将来的な身体障害の程度と相関しない

表5　典型的視神経炎の治療効果

コルチコステロイド
1. 視力回復を早めるが，最終視力には関係ない
2. 副作用はほとんどない

免疫調節薬
1. MS移行へのペースを30％遅くする
2. 将来的な身体障害の程度には利益なし
3. 副作用がありうる

する．MRIで脱髄がみられず，かつ強い乳頭腫脹があればMSへの移行は0％である（表3）[5]．

　MSへ移行する症例の75％は，5年以内に発症する．幸い，将来的な全身神経学的な身体障害の程度は，10年後で65％がまったくみられないか，軽度であり，良好である．最初に撮った頭部MRIの脱髄の程度と，将来的な身体障害の程度は相関しない（表4）[6]．

　ステロイドパルス療法は，視力回復の期間を短縮させるが，最終視力は，無治療群と同程度である．副作用はほとんどなし．インターフェロンなどの免疫調節薬は，MSへ移行するペースを30％減弱させるが，将来的な身体障害の程度には影響を与えない（表5）．

　治療に関しては，上記のONTTの結果（詳細は"典型的視神経炎の治療トライアル"参照）を患者に説明し，自然経過を踏まえて患者とよく相談し，経過観察とするか治療するか決定する．

　治療する場合，ステロイドパルス療法として，メチルプレドニゾロン1,000 mgを3日間点滴後，プレドニゾロン1 mg/kg/日を11日間内服が基本である．MRIで脱髄病変が一つでもあれば，免疫調節薬（インターフェロン）投与を患者と話し合う．MRIで病変がなかった場合，6か月ごとにMRIを再施行し，新しい病変を認めた場合も免疫調節薬投与を患者と話し合う．視神経炎再発例には原則としてパルス療法を行っている．

（中馬秀樹）

エビデンスの扉

典型的視神経炎の治療トライアル

Optic Neuritis Treatment Trial（ONTT）の概要

　Optic Neuritis Treatment Trial（ONTT）では，"典型的視神経炎の臨床的特徴"の項で述べたような治療，視力経過，予後など，多くの情報が得られた．ここでは，このトライアルの内容に絞って解説する．

　ONTTは，多施設コントロール臨床試験で行われた[1]．当初の主な目的は，コルチコステロイドの視神経炎に対する有用性を評価することであった．対象患者は455人の急性片眼性視神経炎である．患者はランダムに，表1の三つのうちの一つのグループに分けられた．

　評価項目は，視力，色覚，コントラスト感度，Humphrey静的視野計による視野検査，全身神経学的検査である．頭部MRIは，初診時と，初回に異常がなかったすべての患者に，10年後に施行した．

文献はp.250参照．

表1　ONTTの患者グループ

1	ステロイド（1mg/kg/日）14日間経口投与群
2	メチルプレドニゾロン1g静注3日間後，ステロイド（1mg/kg/日）11日間経口投与群
3	経口プラセボ14日間投与群

年齢，性別，人種に対する結果

　年齢は15～40歳，平均32±7歳であった．77％が女性であった．

症状に関する結果

　自覚症状は中心視力の低下[2]と眼周囲痛であった．92％に眼周囲痛，87％に眼球運動痛を自覚した[2]．30％に陽性視覚症状がみられた[2]．

視力，視野，検眼鏡的変化

　初診時視力は，20/20以上が11％，20/25～20/40が25％，20/50～20/190が29％，20/200～20/800が20％，指数弁4％，手動弁6％，光覚3％，光覚なし3％であった[2]．

　視野は局所的感度低下が52％，全体的感度低下が48％であった．局所的感度低下のなかで，神経線維束欠損型が20％，中心暗点が8％．そのほか，さまざまなパターンがあり，同名半盲が5％であった[3]．

　35％に乳頭腫脹がみられた[2]．視神経乳頭または傍乳頭出血は6％であった[2]．

血液学的,髄液検査,頭部 MRI 検査の結果

すべての患者に抗核抗体,梅毒(FTA-ABS[*1]),胸部 X 線検査を,必要な患者には髄液検査を行った[2].結果を以下にまとめる.

1. 抗核抗体陽性で,320 倍未満が 13%,320 倍以上が 3% であった.一人だけ 2 年間で膠原病を発症した.視機能,神経学的予後に差はなかった.
2. FTA-ABS 陽性が 6 人(1.3%)であった.しかし,活動期はいなかった.
3. 胸部 X 線検査で,サルコイドーシスや結核が判明した例はなかった[4].
4. 髄液検査を行った 131 人のなかで,一人も新しい情報は得られなかった[5].

455 人のなかで,2 人(0.4%)に視神経の圧迫病変がみられた.一人は動脈瘤,一人は下垂体腺腫であった[2].また,詳細は後述するが,頭部 MRI 検査は最も有用な MS(多発性硬化症;multiple sclerosis)への移行の予測因子であった[2,6].

治療に関する結果

多くの患者は良好な視力改善がみられた[1,4].6 か月後の中間視力はそれぞれの群で 20/16 で,20/50 以下は 10% 未満であった.1 年後,平均視力,視野,コントラスト感度,色覚に群間で差はみられなかった[7].パルス療法は視力回復の期間を短縮させた[4].これらの差は発症後 15 日で最も効果が高く,それ以降は減弱した.

内服療法は治療効果を早めず,高めず,再発率,僚眼発症率をほかの群と比べ 2 倍にした[3].

パルス療法は,2 年間は MS への移行を少なくした[4].これは,視神経炎発症時,明らかに MRI で脱髄病変があった群に対してであった.その効果は年数とともに減弱し,3 年以降は他群との差はみられなかった.

また,パルス療法による副作用はほとんどなかった[4].

視力予後に関する結果

視神経炎の自然経過は,発症後数日から 2 週間で視力が最低になり,3 週間以内に改善が始まり(79%),5 週間以内に 93% で改善が始まった.30 日以内に 70% が視力 20/20 まで改善,93% が 20/40

[*1] **FTA-ABS 試験**
梅毒トレポネーマ蛍光抗体吸収法.梅毒の病原体である梅毒トレポネーマを用いた蛍光抗体法による梅毒血清診断法.特異度が高く鋭敏なうえ,手技が簡単で迅速に結果が得られるなど利点が多い.

まで改善した．1年以降は，視力回復はみられなかった[7]．

12か月後の視力は，20/20以上が69％，20/40以上が93％，20/200以下が3％であった．

視力回復は，視力低下の程度に相関しなかった．20/200より視力が悪かった167眼のうち，10眼（6％）のみが6か月後同じレベルか，それ以下であった[4]．初診時視力が光覚弁以下であった28例のうち，18例（64％）が20/40以上に改善した[4]．

10年後，69％の患者がどちらかの眼が20/20以上で，1％のみが両眼20/200以下であった[8]．5年後では，MSの患者のほうがMSでない患者より視機能は悪かった．

視神経炎の再発はすべての患者のなかの35％に起こり，MSと診断された群がそうでない群より，2倍再発率が高かった．

Uhthoff徴候[*2]は，発症後6か月の時点で10％にみられた[9]．

神経学的予後に関する結果

家族歴，神経学的異常の既往，僚眼の視神経炎の既往がMSの危険因子であった．しかし，一つの側脳室の病変がMRIで確認されれば，最も大きな危険因子であった[2,6]．

10年間のMS発症[*3]の頻度は38％であり，5年間での発症は30％であった[10]．視神経炎発症時のMRIで，一つ以上の病変がMRIでみられれば56％，みられなければ22％の頻度でMSへ移行した．MS発症の頻度は，一つ以上であれば，病変数の多さには依存しなかった[10]．

また，MRIで病変がみられても，44％は10年間でMSに移行しなかった．反対に，初診時MRIで病変がみられなくても22％は10年間でMSに移行した[10]．

視神経炎の再発とMS発症との間に強い相関はなかった[10]．

発症時の年齢は，MS発症と関連がなかった．

MRIで病変が確認されなかった場合，女性が男性に比べて3倍MS移行率が高い．また，乳頭腫脹がある群は，ない群に比べてMS移行率が低かった[10]．女性で，乳頭腫脹があればMS移行が半分になった．男性で，乳頭腫脹のある24人中1人が，MSに移行した．MRIで病変が確認されなかった群で，光覚なし，重症な乳頭腫脹，傍乳頭出血，滲出，眼球運動痛なしのいずれか一つがあれば，MS移行はゼロであった．

（中馬秀樹）

[*2] **Uhthoff徴候**
入浴，運動，感情的なストレス後などに視力低下，複視，眼振などを来たす現象をいう．体温上昇による軸索の障害と考えられている．

[*3] MSの発症とは，新しく生じた神経症状が，脱髄に寄与しており，一つ以上の中枢神経病変がMRIでみられ，視神経炎後少なくとも4週間たっており，症状が24時間続き神経学的検査で異常がみられたときに診断した．

抗アクアポリン4抗体陽性視神経炎

抗アクアポリン4抗体陽性視神経炎とは

　視神経炎の発生機序に関しては，長らく漠然と"脱髄"とされているだけで，病因論は停滞していた．一方，近縁疾患である多発性硬化症には古典型多発性硬化症（classical multiple sclerosis；c-MS）と視神経脊髄炎（neuromyelitis optica；NMO）[*1]の二つがあるが，抗アクアポリン4抗体（抗AQP4抗体）の発見[1]により，最近，この二つのタイプは発症機序が違うことが示唆されつつある．アクアポリン（AQP）は細胞膜水チャネルで，その異常が腎疾患など種々の疾患の発症にかかわることが知られているが，中枢ではAQP4が主要な水チャネルであり，アストロサイトの足突起，上衣細胞，毛細血管内皮細胞などに分布して中枢の水代謝にかかわっている．Lennonらは血清中の抗AQP4抗体がNMOにおいて特異的に出現し，疾患の特異マーカーとして有用であることを明らかにした[1]．病理学的にも，c-MSでは髄鞘を主な標的とした細胞性免疫が主体で，発症後に強いグリオーシスが起こるのに対し，NMOではAQP4を標的とした液性免疫が主体で，髄鞘は比較的温存され，小血管周囲に強い炎症が起こり，マクロファージと免疫グロブリンおよび補体の沈着が認められる．

　最近は，抗AQP4抗体陽性がNMOの診断基準（**表1**）にも盛り込まれている[2]．これまでもNMOに伴う視神経炎は特に重症化することが知られていたが，眼科医にとって重要なことは，視神経炎のみの発症で脊髄炎が未発症の不全型NMOが特発性視神経炎のなかに含まれており，急性期に採血を行って血清中の抗AQP4抗体[*2]が陽性であることから診断することが可能なことである．

　これまで特発性視神経炎は，自然回復傾向が強い比較的予後良好な疾患ととらえられていたが，抗AQP4抗体陽性のものは視機能予後が不良であり，治療方法が異なる，脊髄炎合併の危険性があるなど，視神経炎のなかでも独立した一群として扱う必要があり，最近は，わが国では抗アクアポリン4抗体陽性視神経炎という名称が用

[*1] アジアで命名されていた視神経脊髄型多発性硬化症や，主に単相性のDevic病は，NMOと同じと考えられている．

文献はp.250参照．

表1　Wingerchukらの改定NMO診断基準（2006年）

1. 視神経炎
2. 急性脊髄炎
3. 以下の3項目のうち二つを満たす
   a. 3脊椎体以上の長さを有する脊髄MRI病巣
   b. 発症時に脳MRI病巣がMS基準を満たさない
   c. 抗AQP4抗体が末梢血で陽性

（Takagi M, et al：Anti-aquaporin 4 antibody-positive optic neuritis. Acta Ophthalmologica 2009；87：562-566.）

[*2] 2011年の時点で，研究機関では，東北大学，九州大学，新潟大学，金沢医科大学の各神経内科，検査会社ではコスミックコーポレーション社が測定を行っている．

いられつつある[2]．

臨床像

わが国の多施設共同研究[3]によれば，特発性視神経炎のなかで抗AQP4抗体陽性を示すのは約1割（623例中68例）で，初発年齢は8〜82歳まで幅広いが，中央値は52歳でやや高齢側に分布していた．女性が93%，最低視力中央値手動弁，最終視力0.1と視機能障害が強く，再発性が高く，約半数が両眼発症していた．眼球運動時痛・乳頭腫脹は約半数に認めた．視野障害は典型的視神経炎に比べて半盲性変化がやや多かった．80%は何らかの自己抗体が陽性[*3]であった．またSjögren症候群，Basedow病，重症筋無力症などに伴って発症したケースもあり，強い自己免疫異常の背景があることが推定される．これらの結果は，中尾ら[4]の報告とほぼ一致する．

抗AQP4抗体は髄液より血清で濃度が高く，末梢で抗体産生されている可能性が高い．何らかの血液脳関門（blood-brain barrier；BBB）の破壊によって抗AQP4抗体と中枢のAQP4が接触すると，強い抗原抗体反応が起こると考えられる．動物では視交叉にAQP4抗体の分布濃度が高いことから，視交叉近傍の炎症により両眼発症しやすく，狭い視神経管で血管性浮腫が強く起こり視神経障害が強くなるという説もあり，詳細な画像学的研究が待たれる．

これら抗AQP4抗体陽性の視神経炎の病像は，典型的視神経炎（いわゆる脱髄性視神経炎）と大きく異なり，確定的NMO（脊髄炎と視神経炎の両者を発症したもの）の際の視神経炎の臨床像とよく類似する[3]ことから，抗AQP4抗体陽性視神経炎では将来の脊髄炎の発症を危惧する必要がある．脊髄炎は3椎体以上の病変を起こすため，日常生活に大きな支障を来たす危険がある．視神経炎から脊髄炎の発作間隔は最長25年の報告もあり，長く視神経炎のみで推移しても油断はできない．また視神経炎再発率は高く，発作間隔は6か月をピークとして2年以内に多い．

治療

典型的視神経炎と異なり，炎症による組織壊死を食い止めるため早期に積極的な消炎治療が必要となる．『多発性硬化症治療ガイドライン2010』[5]では，視神経炎単独でも抗AQP4抗体が陽性であれば，NMOに準じて治療するよう奨めている．すなわち，強い抗原抗体反応により壊死性病変が形成されるため，急性期には速やかなステ

[*3] 抗核抗体は約2/3，抗SS-A抗体・抗サイログロブリン抗体・抗甲状腺ペルオキシダーゼ抗体は約1/3に陽性．ほかに抗SS-B抗体，抗リン脂質抗体などが陽性のこともある．

ロイドパルス療法[*4]により早急な消炎を図り,これで十分な効果が得られない場合は血漿交換療法が推奨されている.抗AQP4抗体陽性視神経炎において血漿交換療法が有効とする症例報告が散見されるようになったが,現時点では血漿交換療法の高いコストや副作用リスクの半面で,ランダム化比較試験はなくエビデンスは十分でない.そのため全例一律に用いる必要はなく,その適応に関しては今後慎重な臨床研究が必要である.

　本症は上述のように再発率が高く,再発を繰り返すと視力予後がきわめて不良のため,再発防止のため年余にわたる少量のステロイドの持続投与や免疫抑制薬の併用などを考慮する必要がある.また,投薬期間が長期化するため,副作用の慎重なモニターが不可欠である.なお,c-MSと異なりインターフェロンβは再発予防に無効とされる.

　これら強力な治療を行うには,患者に十分なインフォームド・コンセントが必要だが,一方で再発による失明や脊髄炎発症による日常生活困難に陥る過度の恐怖を与えない配慮も必要であり,本症についてさらに信頼度の高い知見が増えることが期待される.

〔高木峰夫,植木智志〕

[*4] 血漿交換療法には単純血漿交換療法,二重濾過血漿交換療法,免疫吸着療法の三つがあり,順に効果が強いがリスクも高く,どれがよいかまだ一定の見解がない.

ADEMによる視神経炎

疾患概念

急性散在性脳脊髄炎（acute disseminated encephalomyelitis；ADEM）とは，脳脊髄神経系に起こる脱髄疾患で，急性・散在性の多彩な神経症状を示す．典型的にはウイルス感染やワクチン接種後に数日から数週間の間をおいて小児や若年者に発症する．単相性とされるが，再発例も報告されており[1]，小児期に発症した多発性硬化症（multiple sclerosis；MS）との鑑別が困難である．病理学的には血管炎を伴わない炎症性の脱髄がみられる．ウイルス感染や予防接種によって生じた神経髄鞘に対する遅延型アレルギー，または自己免疫によって炎症性脱髄が起こると考えられている．

1998〜2003年にかけて，福岡県全域でTorisuら[2]によって行われたADEM，MS，acute transverse myelitisの疫学調査によると，この間に福岡県でADEMは26例発症した．これは15歳以下10万人に対し0.64人が1年間に発症することに値する．発症年齢は平均5.7歳（0〜15歳），1か月以内に先行感染症（胃腸炎，かぜ，手足口病，インフルエンザなど，さまざま）か，ワクチン接種（日本脳炎，風疹，HB〈B型肝炎〉，ポリオ）があったものは，それぞれ19例，4例であった．

ADEMの臨床症状

Torisuら[2]の報告に挙げられている臨床症状を**表1**に示す．

眼科的な症状としては視神経炎に伴う視力障害と視野障害がある．視覚障害はADEMの10〜30％にみられるとされる．しかし，小児の視神経炎のなかでADEMの占める割合がどのくらいか統計をとった報告はなく，不明である．発熱，頭痛，悪心などの初発症状から数週間後に視力障害が発症する典型的な症例のほかに，視覚障害以外に神経症状を伴わない症例も存在する．

ADEMによる視神経炎は急性発症で重篤な視機能障害を示し，ステロイドに良好に反応する．視神経炎は乳頭の発赤・腫脹が観察で

文献はp.251参照．

表1 福岡県で行われた疫学調査にみられたADEMの臨床症状
（ADEM 26症例中，％）

全身症状	
発熱	73
頭痛	38
嘔吐	31
神経学的症状	
歩行障害	54
意識障害	50
けいれん	31
視力障害	12
膀胱障害	19
脳神経症状	31
小脳症状	19

（Torisu H, et al：Clinical study of childhood acute disseminated encephalomyelitis, multiple sclerosis, and acute transverse myelitis in Fukuoka Prefecture, Japan. Brain Dev 2010；32：454-462.）

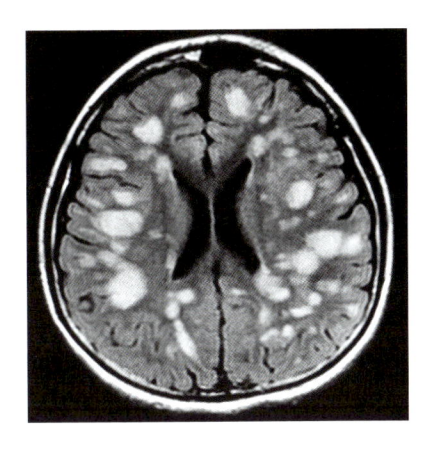

図1 ADEM患者の頭部 MRI
（FLAIR法*1）
10歳，男児．白質にADEMの病巣が多数散在している．

*1 **FLAIR法**
fluid attenuated inversion recovery．水を低信号として描出する撮像法であり，脳室や脳槽の脳脊髄液は無信号になる．T2強調画像で脳室や脳溝に接したADEMの病巣が観察しやすくなる．

きる視神経乳頭炎の形であることもあれば，眼底に異常が観察できない球後視神経炎であることもある．両側性，片眼性，両方の症例が存在する．発症するのが小児であるため，重篤な視機能障害に至らないと発見されにくいとも考えられ，軽症例がADEMの視神経炎に存在するのかも不明である．

診断

ADEMは病歴，臨床症状，生化学的検査などで診断をつけることは難しく，画像検査が必須である[3,4]．近年，ADEMが注目され，いくつかの報告がなされてきている背景にはMRIが広く普及したことがあると考えられる．ADEMでは，MRIで脳白質内の炎症脱髄病変がT1強調画像で低信号，T2強調画像で高信号に単発，もしくは散在性に描出される（図1）．

International Pediatric MS Study Groupが推奨した診断基準[5]によると，10歳未満のADEMの定義には次の六つを挙げている．

1. 急性に発症し，脳障害を含む多発した中枢神経症状があること．
2. 症状が改善すること．
3. 脱髄病巣を起こしうる，その他の疾患の既往がないこと．
4. 症状を起こしうるような，その他の疾患が否定できること．
5. 画像診断で陳旧性の病変がなく，単発，もしくは多発性の病巣があること．
6. 3か月以内に生じた症状は一連の急性症状とみなす．

初発のMSとの鑑別：このような基準が挙げられていても決して完全ではなく，ADEMと初発のMSとの鑑別診断は困難である．病理学的な診断をもとに症状をみた場合，両者はオーバーラップしていて，臨床症状だけで区別をつけるのは不可能ともいえる．

ADEMは基本的にはself-limitingな疾患で再発例も存在するものの予後良好であるのに対し，MSは空間的，時間的に症状が多発し，長期的な治療をしばしば必要とする．したがって，経過を観察していって初めてMSの診断がつくこともまれではない．しかしながら，ADEMでは末梢白血球増多，髄液細胞増加，蛋白増加，ミエリン塩基性蛋白増加がみられることがあること，MSによくみられる髄液オリゴクローナルバンド[*2]は通常みられないこと，ADEM発症のピークは5歳前後であり，MSは10歳以上に多いことなどの点が鑑別診断の助けになると思われる．

> [*2] **髄液オリゴクローナルバンド**
> MSでは髄液中のIgG量が著しく上昇する．髄液オリゴクローナルバンドとは，髄液の蛋白電気泳動を行うと，これが複数のバンドとして現れることをいう．

治療

　ステロイドパルス療法を行い，その後内服で漸減するのが一般的で，最近の報告をみると視力的な予後は良好である．しかし，MRIが普及する前は視力回復が不良な報告も散見される．これは画像診断が発達していなかったため診断が遅れ，治療開始が遅くなってしまっている可能性も否定できない．視力が正常に戻っても，年月がたつにつれ視神経萎縮を呈してくる症例も報告されている[6]．

MRIによる原因検索に努める

　ADEMは決して頻度の高い疾患ではないが原因不明とされている小児の視神経炎のなかにADEMが含まれていることも考えられ，留意が必要と思われる．ADEMは基本的に予後のよい疾患だが，適切に治療が行われないと視力障害を残すこともあり，MRI検査を積極的に行い，原因検索に努めていくことも重要だと思われる．

（清水聡子，溝田　淳）

小児の視神経炎

　小児においては視神経炎の発症の頻度は，成人と比べて低いものであるが，小児における視力低下の主な原因のひとつである．その臨床的特徴は成人のものと異なる点も多く認められる．筆者の経験した症例や文献的な考察を加えて，その特徴や予後，鑑別の必要な疾患などに関して，成人の視神経炎の症例と比較して述べる．

臨床的特徴

　全体の視神経炎の発症年齢の分布を図1に示す．全267例中15歳以下で発症した症例は41例（15％）を占めた[1]．性別に関しては成人では報告により異なるが，女性が男性の2倍前後とされているが，小児の場合は性別による違いは少なく男女比はほぼ1：1であった．患側に関しては，成人では片眼性が多いのに対して小児では両眼性の症例が多くみられる．発症月に関してはKrissら[2]が報告しており，季節によって発症数の違いがみられている（図2）．

　このような点から，何らかのウイルス感染や，ワクチン接種との関連が考えられている[*1]．視神経乳頭所見に関しては，いわゆる乳頭炎[*2]型の所見（図3）を示すものが成人では30〜40％とされているが，小児においては70％以上とされている．発症時視力に関しては80％以上の症例で視力が0.1以下となっているのに対して，ほぼ90％の症例で視力が1.0以上に回復している．これに対して成人

[*1] たとえば，関係のありそうなウイルス，麻疹，水痘，種痘，耳下腺炎などが考えられる．

[*2] 視神経炎で，その炎症の部位によって眼底所見が異なる．眼球に近いほうの炎症で乳頭炎となる．眼球より離れている場合，視神経乳頭は初期には正常にみえる．

文献はp.251参照．

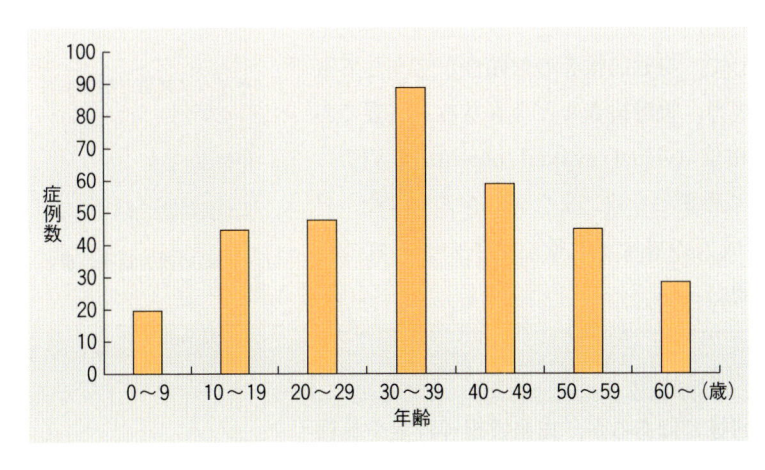

図1　視神経炎の発症年齢
(Suehiro S, et al：Clinical profiles of patients with optic neuritis at the ophthalmological department of Chiba University. Neuro Ophthalmol 2002；27：153-162.)

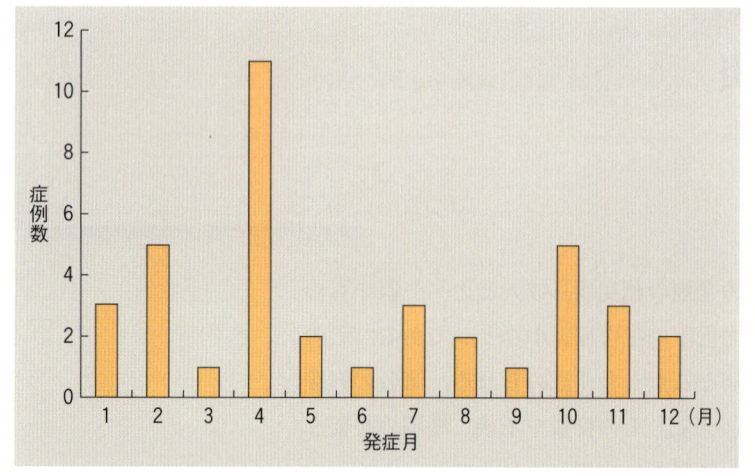

図2 小児視神経炎の発症月と症例数

(Kriss A, et al：Recovery after optic neuritis in childhood. J Neurol Neurosurg Psychiatry 1988；51：1253-1258.)

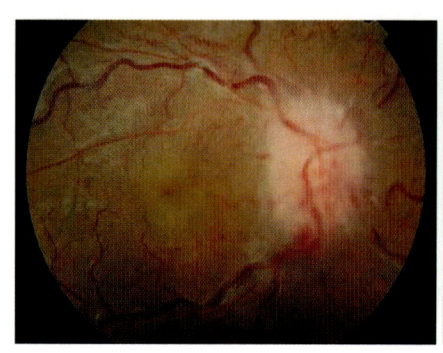

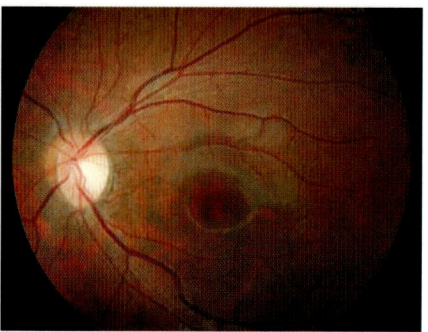

a. 右眼　　　b. 左眼

図3 右眼乳頭炎の発症時眼底所見

では発症時視力が0.1以下の症例は10%前後で，また回復時の視力1.0以上となる症例も70%前後となっており，小児のほうが発症時の視力は悪いが予後がよい結果となっている（図4）[3]．特徴をまとめて表1に示す．

診断に必要な検査

小児の場合は成人と比較して，自覚的検査の信頼性がどうしても低くなるので注意が必要．視力，視野検査などはもちろん重要であるが，対光反応，視覚誘発電位（visual evoked potential；VEP），MRIなどの他覚的検査がより重要となる．またウイルス感染や，ワクチン接種などとの関係も成人の場合と比較して多いとされており，問診のときも注意が必要．

鑑別が必要な疾患

基本的には成人の場合と同様ではあるが，虚血性視神経症や鼻性

表1 小児視神経炎の特徴

男性の比率が成人より高い
ウイルス感染と関係あることが多い
両眼性が多い
乳頭炎の型が多い
発症時の視力低下は著しい
予後は良好

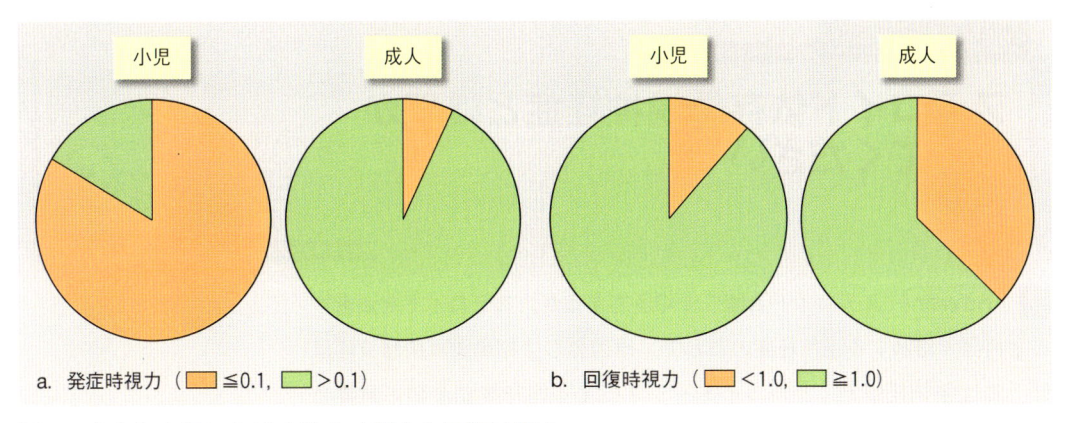

a. 発症時視力（■ ≦0.1, ■ >0.1）　　b. 回復時視力（■ <1.0, ■ ≧1.0）

図4　成人と小児における発症時視力と回復時視力

視神経症は小児でみられることはほとんどない．小児の特徴としては，遺伝性の疾患を念頭に置く必要がある．たとえばLeber遺伝性視神経症や，常染色体優性視神経萎縮なども疑う必要がある．また心因性視覚障害も小児のほうが率が高く，眼底所見で何もない場合は疑ってみる必要がある．

全身疾患との関連

成人の視神経炎では多発性硬化症などとの関連が指摘されているが，小児の場合も例外ではない．また急性散在性脳脊髄炎などとの関連も疑う必要があり，全身的で神経学的な検査が必要である[3]．

治療

成人においては視神経炎の治療に関して国内外でトライアルが行われており，副腎皮質ステロイドの効果などに関しても明らかとなっており，症例に応じて治療法を考えることができるが，小児に関しては，定まった見解はない．病態として成人の場合と異なる場合もあるので，単純に成人の結果を応用するわけにはいかない．過去の報告では多くは副腎皮質ステロイドを用いているものが多い．具体例としては，メチルプレドニゾロンを体重1kg当たり1日10〜30mg点滴を3日間行い，内服に切り替え漸減する，成人でのパルス療法に似た方法がとられている．そのほかにも内服のみで加療されている場合もある．

〈溝田　淳，清水聡子〉

クリニカル・クエスチョン

ステロイド依存性視神経症とは何か教えてください

Answer ステロイド治療によく反応するが，ステロイドを減量すると再発・増悪する視神経症のことで，原因として副鼻腔真菌感染症に伴う鼻性視神経症と，サルコイドーシスによる視神経症が特に重要です[*1]．

診断の決め手は臨床経過

脱髄病変に基づく典型的な視神経炎の場合，視力低下は数日間進行して5日目くらいで最低になり，その後回復するという自然経過をとる．ステロイド治療は回復を早め，多発硬化症への移行を減らすが，視力予後には影響しない．ステロイド治療がいったんは著効するものの，減量すると再発し，増量すると再び回復するというステロイド依存性の慢性的な経過をとる場合は要注意．通常の視神経炎でこのような経過をたどることはまずない．漫然とステロイドを増量せず，原因疾患の再検索が必要である．特に真菌感染の場合は，ステロイド依存性の慢性経過をたどる間に感染病巣が拡大し，死に至ることもある[2]ため，必ず鑑別しておく必要がある．

発症時の所見では，典型的視神経炎との鑑別は困難

片眼または両眼の急激な視力低下で発症する．真菌感染の場合は強い球後痛を伴う場合が多い．サルコイドーシスの場合は両眼性が多い．いずれも視力低下の程度は一般に重篤で，数日の間に光覚消失に至ることが多い．視神経乳頭所見は，乳頭浮腫を伴うこともあるが，まったく正常のこともある（図1）．サルコイドーシスの場合は，もこもことした隆起を伴う乳頭浮腫を呈することがあり，診断の一助になる[3]．MRIでは脂肪抑制のT2強調画像で視神経の高信号を呈することがある（図2）が，特異的所見ではない．真菌症では，後部篩骨洞や蝶形骨洞に腫瘤を認めることが多いので，球後視神経だけでなく副鼻腔所見にも留意すべきである．

[*1] サルコイドーシスによるステロイド依存性視神経症と同様の経過をたどるが，病理学的にサルコイドーシスが同定されない症例を，慢性再発性炎症性視神経症（chronic relapsing inflammatory optic neuropathy；CRION）と呼ぶことがある[1]．

文献は p.251 参照．

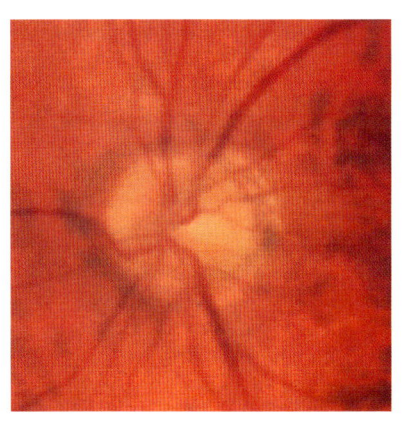

図1 ステロイド依存性視神経症の初診時視神経乳頭

74歳，男性．7日前から左眼の視力低下を自覚．初診時，左眼視力は眼前手動弁．乳頭浮腫は認められない．

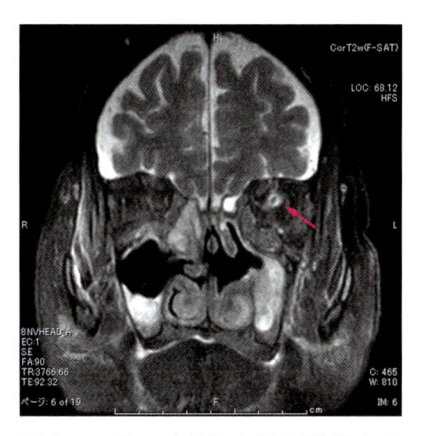

図2 ステロイド依存性視神経症のMRI所見（図1と同一症例）

MRI冠状断，脂肪抑制T2強調画像にて球後視神経の高信号（矢印）が認められた．

臨床経過上の注意点と診断への鍵

　重篤な視力低下であってもステロイドの全身投与によって一度は速やかな視力改善が得られるが，減量に伴い再発する．高齢者，糖尿病，免疫抑制など易感染性宿主の場合は，真菌感染を積極的に疑おう．痛みが強い場合や眼窩先端部症候群を伴う場合も要注意である．血清中のβ-D-グルカン値[*2]は真菌感染，特に予後不良な組織侵襲型真菌感染症の指標になりうるが，正常範囲内であっても真菌感染が否定されるものではない．MRIは水平断だけでなく冠状断も必ず行い，蝶形骨洞や後部篩骨洞内の腫瘤性病変の有無を確認する．またCTでは骨破壊像の有無を確認する．耳鼻咽喉科医との連携も重要である．

　サルコイドーシスの場合，ぶどう膜炎やほかの全身症状に先行して視神経症が単独で発症することがほとんどで，前眼部所見，胸部X線写真や血清学的検索（アンジオテンシン変換酵素）なども正常であることが多い．ステロイド依存性の慢性経過をたどる場合は，呼吸器内科とも連携し経気管支生検も検討する．また経過を通じて皮膚病変（図3）や結膜腫瘤の有無などに注意し，積極的に生検を行って確定診断を得る必要がある．

[*2] β-D-グルカンは真菌のみがもつ細胞膜構成成分である．深在性真菌感染症のスクリーニング血液検査として用いられる．基準値は11.0 pg/mL以下．

治療上の注意点

　真菌症の場合，病巣が確認できれば，可及的速やかな感染病巣の手術的除去と抗真菌薬の全身投与が必要である．ただし，手術によ

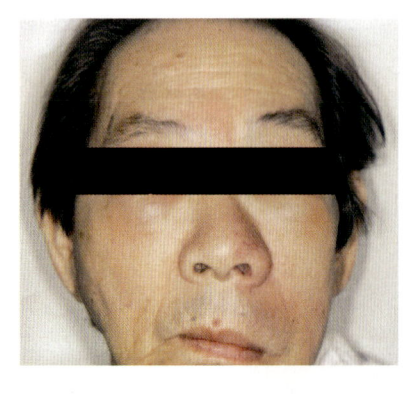

図3 ステロイド依存性視神経症の経過中に認められた皮膚所見（図1と同一症例）
ステロイド依存性の慢性経過をたどり，初診2年後に左顔面神経麻痺と左鼻翼の皮膚肥厚が生じ，皮膚生検にてサルコイドーシスと診断された．

る病変の播種が生命予後を悪化させるとの意見もあり，耳鼻咽喉科や脳外科との検討が必要と考えられる．

サルコイドーシスの場合，ステロイドの全身投与が速やか，かつ劇的に著効するが，漸減中にある一定量（例：プレドニゾロン15 mg/日など）以下になると再発・増悪する．増量すると再び改善するため，その繰り返しとなり，結果的にステロイドから離脱できなくなる．総投与量が多くなるほど，糖尿病など全身合併症併発のリスクが高まるため，ステロイドからの離脱が重要である．免疫抑制薬（シクロスポリン，メトトレキサート，アザチオプリンなど）を併用しながら漸減し離脱する方法が奨められる[4]が，実際はステロイド治療の経験が豊富な免疫内科医に管理を依頼することが望ましい．

（田口　朗）

視神経網膜炎

疾患概念

視神経網膜炎は，視神経と網膜に炎症性変化が現れる病態で，通常，視神経乳頭浮腫と乳頭周囲から黄斑部にかけて，しばしば星芒状を呈する硬性白斑の出現を特徴とする．単一共通の原因はわかっていない．原因として，細菌，ウイルス，スピロヘータ，寄生虫感染（トキソカラ症[*1]など）との関連が考えられている（表1）．特に猫ひっかき病（cat-scratch disease）[*2] による視神経網膜炎は，近年報告が増えている．

原因不明で，片眼性の予後良好なものはLeber星芒状視神経網膜炎（Leber's idiopathic stellate neuroretinitis）と呼ばれている．

臨床所見

突然の片眼もしくは両眼の視力低下で発症し，その程度は軽度から重症のものまでまちまちである．視神経乳頭は発赤腫脹し，周囲に限局性の網膜浮腫や出血を伴うことがある．経過中に黄斑部を囲むような星芒状の硬性白斑がみられる場合，星芒状視神経網膜炎と呼ばれる．このほかの所見として，白色の限局性網膜脈絡膜炎，漿液性網膜剥離，網膜出血，網膜静脈の怒張，前部ぶどう膜炎や硝子体細胞がある（図1）．

蛍光眼底造影では造影初期より乳頭は過蛍光となり，造影後期には乳頭から黄斑部にかけて広い範囲で過蛍光を呈する．瞳孔反応はswinging flashlight testにて相対的瞳孔求心路障害（relative afferent pupillary defect；RAPD）が観察されることが多い．

文献はp.251参照．

[*1] トキソカラ症
イヌ（ネコ）回虫による感染症である．動物の接触や，肉類の生食が原因となる．眼症状ではぶどう膜炎，眼内腫瘤，視神経網膜炎を呈したりする．通常は動物に感染する回虫類の幼虫によるヒトの感染症である．症状は，発熱，食欲不振，肝脾腫，発疹，肺炎，喘息または視覚障害である．診断は血清学的検査により行う．治療はアルベンダゾールまたはメベンダゾールを使用する．重症の症状または眼の病変には，コルチコステロイドを追加することがある．

[*2] 猫ひっかき病
cat-scratch disease（CSD）．猫との接触によりヒトに伝播する人畜共通感染症である．1992年にグラム陰性桿菌である *Bartonella henselae* がCSDの病原体であると判明した．CSDはリンパ節炎を主体とした感染症であり，発熱，悪寒，倦怠感，頭痛などの感冒様症状を伴う．予後は良好である．まれに眼症状として視神経網膜炎，網脈絡膜炎，Parinaud眼腺症候群を呈する．眼科領域以外では脳炎，多発性肝脾肉芽腫，心内膜炎，骨髄炎，血小板減少性紫斑病など，重篤で多彩な全身疾患を発症する．

表1　視神経網膜炎の病因

細菌性	ウイルス性		寄生虫，原虫，真菌性
梅毒，結核 猫ひっかき病 ライム病 溶連菌感染症	水痘 麻疹 風疹 EBウイルス	サイトメガロウイルス 成人T細胞白血病ウイルス保菌者	イヌ回虫 トキソプラズマ クリプトコッカス

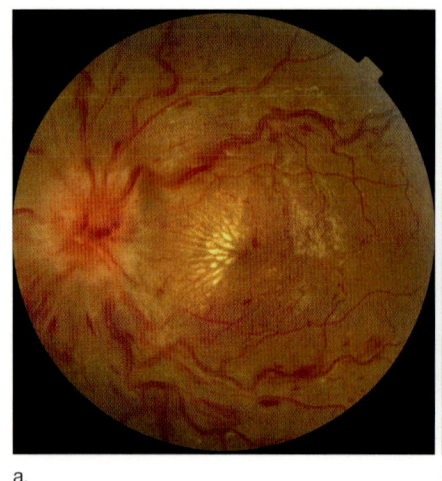

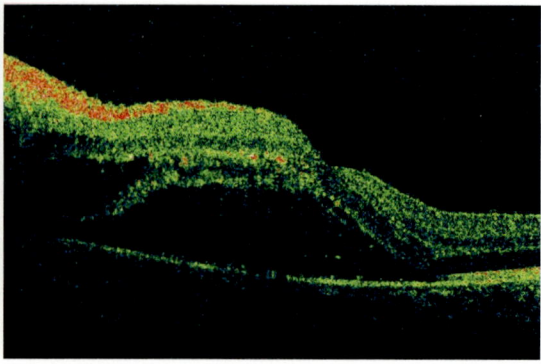

図1 視神経網膜炎の症例（15歳，女性．左眼の視力は 0.06〈矯正不能〉）
a. 眼底写真．著しい乳頭浮腫と，網膜血管の拡張と蛇行，網膜出血，漿液性網膜剥離，星芒状白斑を認める．
b. OCT．漿液性網膜剥離と星芒状白斑を認め，白斑は網膜外網状層内に存在する．

検査

血液検査：各種ウイルス検査，猫ひっかき病，結核，梅毒，レプトスピラ病などの血清検査．

蛍光眼底造影：造影初期より乳頭は過蛍光となり，次第に黄斑部を含む後局部が過蛍光となる．

眼窩および頭蓋内 CT，MRI 検査：片眼であっても眼窩内および頭蓋内の占有性疾患を鑑別する必要がある．

鑑別診断

視神経炎（乳頭炎型）：視神経炎では急激な視力低下（片眼あるいは両眼）に先立ち眼窩周囲痛，眼球運動痛がみられることがある．

虚血性視神経炎：全身的基礎疾患（高血圧，糖尿病，動脈硬化など）を伴う高齢者に多く発症する．突然の視力障害と視野障害が起こり，視神経乳頭の蒼白あるいは充血性の乳頭浮腫を呈することもある．全身的基礎疾患の有無を十分に検査し，側頭動脈炎も念頭に置いて，場合によっては血管造影や生検などの検査も必要となる．虚血性視神経症では，視機能の障害はほとんど不可逆的であることが多い．

ぶどう膜炎：原田病では典型的な網膜の滲出性病変を伴わず，乳頭浮腫のみを呈する場合がある．両眼性で，前眼部に炎症所見がみられることが多い．蛍光眼底造影で特徴的な蛍光漏出と滲出性網膜剥離がみられれば，診断は容易である．サルコイドーシスでも乳頭発

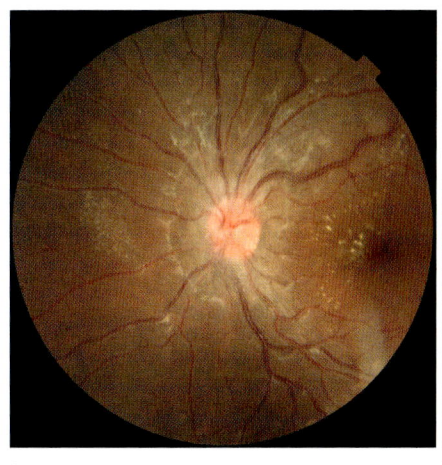

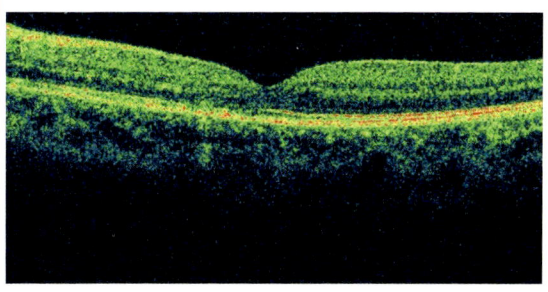

a.　　　　　　　　　　　　　b.

図2　図1の症例のステロイドパルス療法5か月後（左眼の視力は1.5〈矯正不能〉）
a. 眼底写真．乳頭浮腫は改善している．黄斑部の星芒状白斑は減少している．
b. OCT．漿液性網膜剥離は消失している．

赤がみられるときがある

乳頭血管炎：若年者の片眼に生じる乳頭浮腫，網膜出血，網膜静脈の怒張が特徴で，視機能の異常はわずかである．網膜病変は伴わない．

治療

　感染症が原因と特定されれば原因疾患の治療を行う．初期に副腎皮質ステロイド単独のパルス療法などの大量投与は控える[*3]．猫ひっかき病や梅毒と診断された場合には，ペニシリンなどの抗生物質投与を行う．視機能の良好なものでは，自然治癒傾向があるので経過観察でよいが，視機能の不良なものでは原因疾患の治療とともに，副腎皮質ステロイドを併用する．乳頭炎の改善とともに網膜の炎症も消退し，黄斑部にみられた硬性白斑も次第に消失する（図2）．

（齋藤司朗）

[*3] ステロイド大量投与前には既往歴の聴取を行い，糖尿病（diabetes mellitus；DM），高血圧，結核，胃潰瘍，精神障害，心臓・肝臓・腎臓の病気，妊娠，その他の全身疾患の有無を調べる．コントロール不良のDMにはステロイド大量投与はできない．肝機能もチェックしておく．特にHBs抗原（B型肝炎のキャリア）にステロイドを投与すると劇症肝炎を起こすことがある．胃症状や潰瘍の既往歴があるときは内視鏡を事前に行う．そのほか胸部X線検査・心電図・電解質など，全身一般検査によるリスクファクターの検討も行う．

視神経乳頭炎

文献は p.252 参照.

いくつかの病型・病名のある視神経炎

　視神経乳頭炎（papillitis）は，前部視神経炎（anterior optic neuritis）で，炎症性の乳頭浮腫（optic disc edema）を呈する．視神経炎は病態が本質的に同じでも，炎症の首座により，また，検眼鏡的所見から，異なった病名で呼ばれることがある（表1）．約40％の特発性視神経炎では炎症が前部視神経に起こり，乳頭は，びまん性に充血性浮腫を呈する．残りの約60％は眼底所見が正常で，球後視神経炎の形をとる．視神経乳頭炎は，特発性視神経炎よりも，ウイルス感染後の視神経炎や感染性視神経炎に多くみられる．鑑別すべき病態としては，脳圧亢進による，うっ血乳頭（papilledema, choked disc）や虚血性の乳頭浮腫など，視神経炎以外の病因による乳頭浮腫がある（表2）．

表1　視神経炎の病型・病名

| 1. 視神経乳頭炎 |
| 2. 球後視神経炎 |
| 3. 視神経炎を伴うほかの病型 |
| 視神経網膜炎，視神経脊髄炎 |
| 4. その他 |
| 視神経周囲炎 |

症状

　急性の視覚障害を呈し，RAPD（relative afferent pupillary defect）陽性で，色覚低下，中心視野欠損などを伴う．視力障害は強く，ほ

表2　乳頭浮腫を伴う疾患

| 1. 眼内炎に伴う乳頭浮腫 |
| 網脈絡膜炎，ぶどう膜炎など |
| 2. 低眼圧による乳頭浮腫 |
| 緑内障の減圧術後，穿孔性眼球外傷など |
| 3. 前部虚血性視神経症にみられる乳頭浮腫 |
| 4. 乳頭静脈炎（papillophlebitis）にみられる乳頭浮腫 |
| 5. 乳頭浮腫を伴う眼疾患 |
| 網膜静脈閉塞症，乳頭部腫瘍など |
| 6. 全身疾患に伴う乳頭浮腫 |
| 白血病，悪性高血圧，糖尿病など |

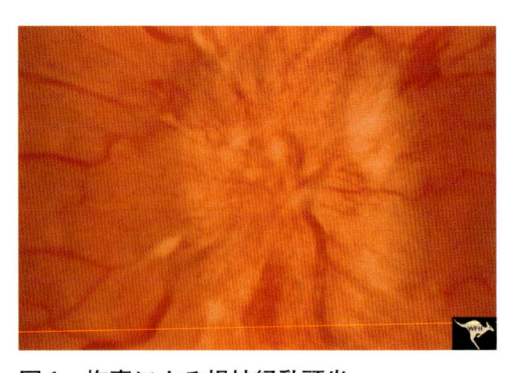

図1　梅毒による視神経乳頭炎
乳頭の炎症所見が強く，びまん性に充血浮腫を呈している．乳頭境界は不鮮明となっている．
(http://library.med.utah.edu/NOVEL より転載.)

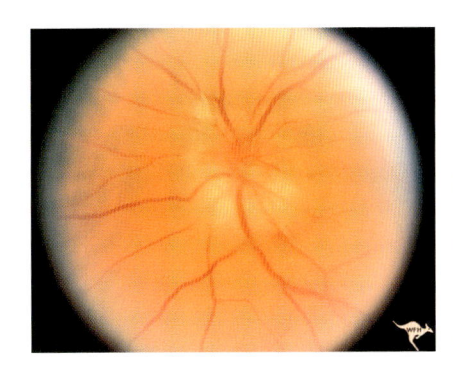

図2 AIDS における視神経乳頭炎

HIV 自身による視神経炎と，日和見感染（真菌など）による視神経炎がある．
（http://library.med.utah.edu/NOVEL より転載．）

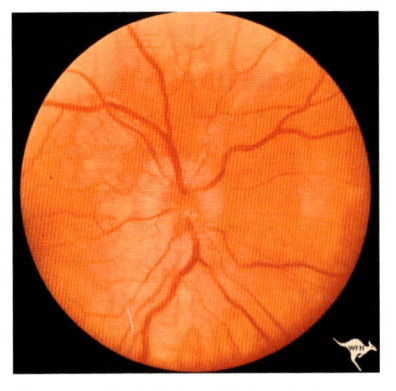

図3 伝染性単核芽球症（EB ウイルス感染）の視神経乳頭炎
（http://library.med.utah.edu/NOVEL より転載．）

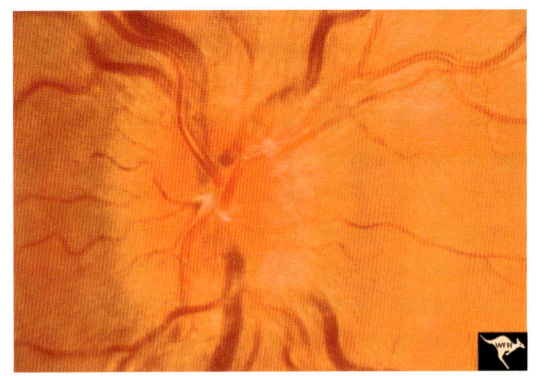

図4 SLE における視神経乳頭炎

SLE の約1％に視神経炎を合併する．
（http://library.med.utah.edu/NOVEL より転載．）

とんど視力喪失の状態になることが少なくない．これに対して，うっ血乳頭では初期には視力低下がなく，通常，RAPD 陰性で色覚低下を起こさず，視野所見は Mariotte 盲点の拡大が多い．

所見

乳頭の炎症所見が強く，乳頭が腫脹し，網膜静脈怒張などがみられる（図1）．視神経線維の腫脹や滲出のため乳頭面は混濁し，篩状板や乳頭境界は不鮮明となる．また，乳頭前の硝子体中に細胞の浮遊をみる．

診断

多発性硬化症，膠原病（側頭動脈炎，SLE〈全身性エリテマトーデス〉，サルコイドーシスなど），感染症（梅毒，ウイルス感染）などを伴うことがある（図1～5）．うっ血乳頭の症状に比べ，視神経炎では急性発症で，眼球運動時痛，眼球後部痛を伴う．また，頭痛や一過性視蒙（transient visual obscurations；TVO）は伴わない．

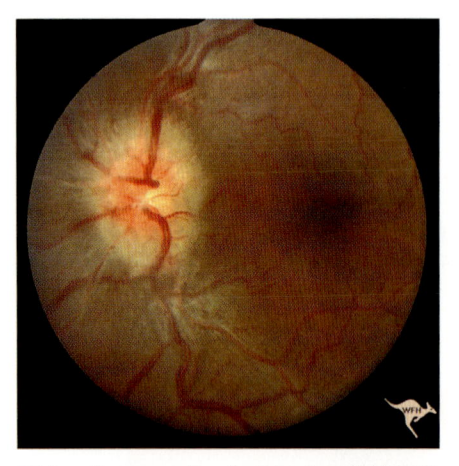

図5 サルコイドーシスによる視神経乳頭炎
サルコイド視神経炎は，症状からは特発性視神経炎と鑑別できない．特発性視神経炎を診断する際は，サルコイドーシスを示唆するほかの眼所見や，肺所見がないか確認し，慎重に除外診断を行う．ステロイドに対する反応はよい．
(http://library.med.utah.edu/NOVEL より転載．)

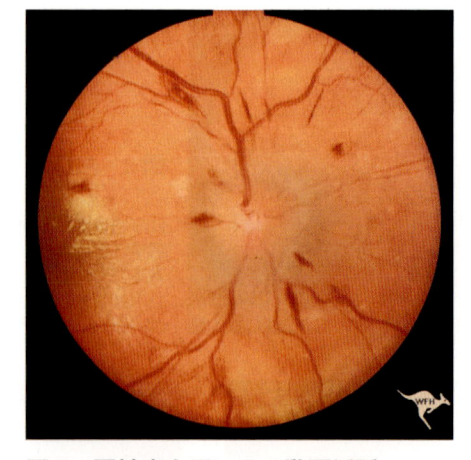

図6 悪性高血圧による乳頭浮腫
乳頭浮腫を生じる病態もさまざまなので，表2にあるような乳頭浮腫を呈する疾患の除外も考えておく．
(http://library.med.utah.edu/NOVEL より転載．)

　黄斑浮腫や黄斑部星芒状白斑（macular star）を認めれば，視神経網膜炎（neuroretinitis）で，特発性視神経炎や多発性硬化症よりも，感染性である可能性が高い（猫ひっかき病〈cat-scratch disease〉など）．

　軟性白斑があれば，悪性高血圧（図6），血管炎（側頭動脈炎やSLEなど）を考える．50歳以上の患者で，頭痛などを伴う場合は側頭動脈炎を考慮に入れる．

　虚血性や圧迫性視神経症（視神経鞘髄膜腫，蝶形骨縁髄膜腫，傍鞍部腫瘍など）の場合もある．圧迫性視神経症では，網膜中心静脈の灌流障害が起こり，脈絡膜循環への短絡血管（optociliary shunt vessel）の出現をみることがある．

治療

　原疾患に対する治療を行う．特発性視神経炎に対しては，経口ステロイドは推奨されない．側頭動脈炎の疑いが強い場合は赤沈などをチェックし，早期のステロイド治療，側頭動脈生検を検討する．

〔江本博文，清澤源弘〕

視神経周囲炎

古典的視神経周囲炎

CT や MRI のない時代，視神経乳頭腫脹を呈しながら，頭蓋内圧の亢進を認めず，Mariotte 盲点拡大以外には視機能の障害も生じない症候群を視神経周囲炎と呼んだ（**図1, 2**）[1,2]*1. 剖検により，視神経を包む軟膜と硬膜に炎症が生じており，化膿性軟膜炎と滲出性硬膜炎に大別される[1,2]. 画像所見がないので球後視神経の状態がどうなっているのかは不明であるが，後者は，現在，肥厚性硬膜炎と呼ばれる疾患の一部であった可能性がある．病因としては梅毒によるものがほとんどである[1-3].

*1 視神経周囲炎は，視神経軸索ではなく，それを取り囲む髄鞘に炎症を来たし，さまざまな程度の視機能障害を生じる病態の総称である[1]. 最初，視神経周囲炎という用語は，1883年にEdmundsとLawfordが初めて提唱した疾患概念で，近年の画像診断に基づくものとの整合性はついていないのが実情である．

文献は p.252 参照．

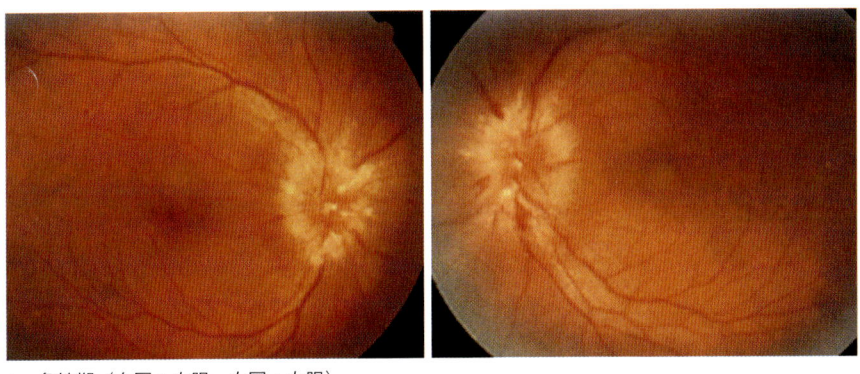

a. 急性期（左図：右眼，右図：左眼）

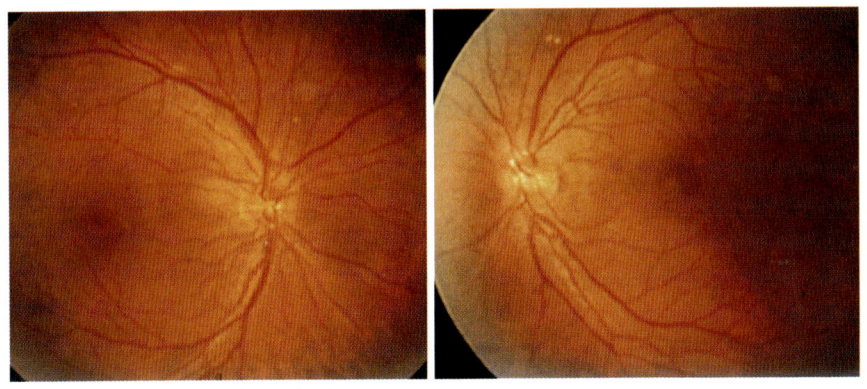

b. 寛解期（左図：右眼，右図：左眼）

図1　古典的な視神経周囲炎の眼底
急性期は両眼の顕著な乳頭腫張を認めるが，寛解期は境界鮮明でほぼ正常な乳頭所見となっている．

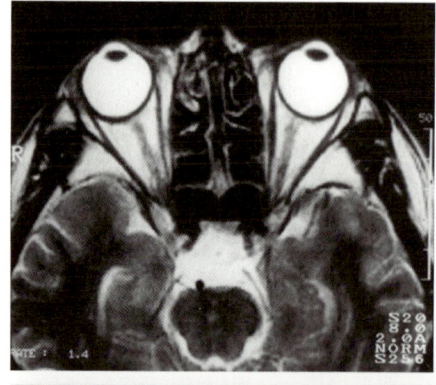

a. 眼窩部 T2 強調

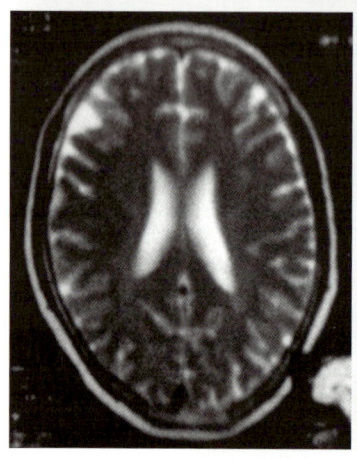

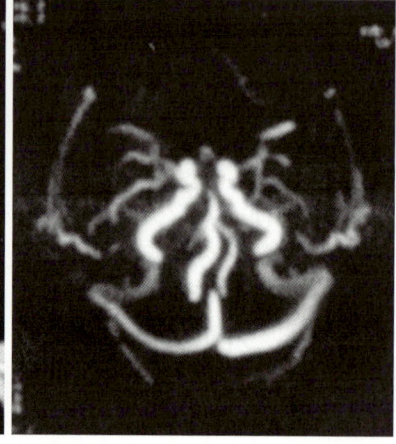

b. 頭部 T2 強調　　　c. MR アンギオグラフィ

図2　古典的な視神経周囲炎の MRI
眼窩内・頭蓋内占拠性病変や静脈洞血栓などはみられない.

画像に基づく視神経周囲炎

　近年の画像診断の発達により，現在では，造影 MRI で視神経周囲に輪状の増強効果がみられる眼窩炎性偽腫瘍の一亜型と考える向きもある（図3, 4）[4,5]．この立場に立てば，視機能障害の様態や程度ならびに視神経乳頭腫脹の有無は問わない．純粋に画像診断上の用語とみなされることになる.

臨床像

　上述のように，古典的概念では，梅毒[*2]が主原因の乳頭浮腫を伴う Mariotte 盲点拡大症候群とまとめられる一方，脂肪抑制眼窩部造影 MRI 診断に基づく場合は，片眼性のことも両眼性のこともあり，視力低下や視野欠損の様態と程度はまちまちで，眼窩部痛を伴うこともある.

[*2] 神経梅毒は，何らぶどう膜炎症状・所見を呈さずに，視神経炎ないし視神経周囲炎の形で突如現れることがある．原因不明の視力低下，視神経炎をみた場合は血清梅毒反応の検査を怠ってはならない.

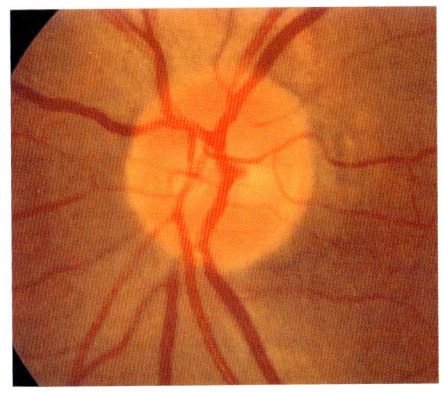

a. 急性期視神経乳頭 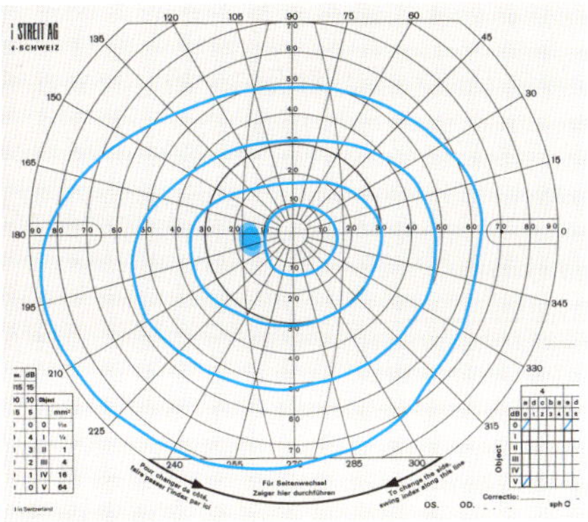   b. Goldmann 視野

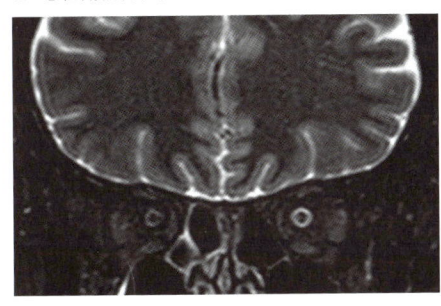

c. 眼窩部 T1 強調造影 MRI

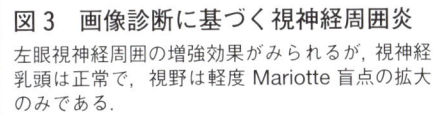

図3 画像診断に基づく視神経周囲炎
左眼視神経周囲の増強効果がみられるが，視神経乳頭は正常で，視野は軽度 Mariotte 盲点の拡大のみである．

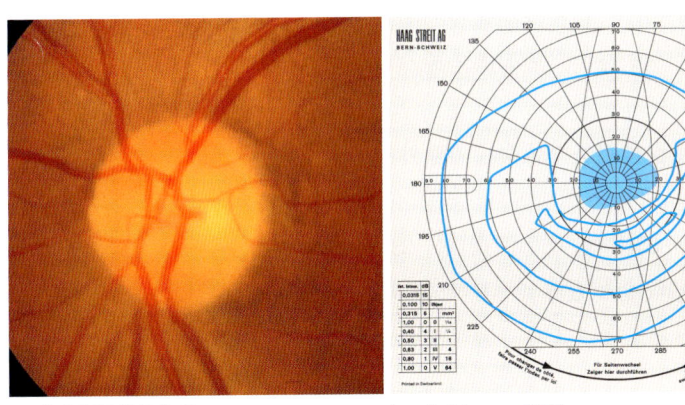

a. 急性期視神経乳頭   b. Goldmann 視野

図4 図3の慢性期
視神経乳頭は耳側蒼白となり，大きな中心暗点を呈している．虚血性視神経症へ移行したと思われる．

病因

どちらの立場をとるにせよ，症状・所見や画像所見に基づく症候群であるので，さまざまな原因により引き起こされると推定される．古典的概念によるものでは，梅毒に加えて，サルコイドーシス[6]，Wegener 肉芽種[7]，ウイルス脳炎・髄膜炎からの波及[8] などが報告

されている．画像診断による場合であっても，当初，輪状増強像を呈し，視力低下も軽微で視神経周囲炎に矛盾しない病態であっても，その後，軸索にも炎症が波及して視神経炎や虚血性視神経症に移行したり，ほかの硬膜に炎症が広がり，肥厚性硬膜炎の臨床像を呈するようになる場合もある[9]．

鑑別診断

古典的視神経周囲炎の鑑別診断は，両眼性の乳頭腫脹を呈する病態，画像診断に基づく場合の鑑別診断は，類似の所見を呈する病態である．

古典的視神経周囲炎の場合：頭蓋内圧亢進によるうっ血乳頭，乳頭血管炎，糖尿病性乳頭症，Vogt-小柳-原田病などがある．特に静脈洞血栓，無菌性髄膜炎，pseudotumor cerebri（偽脳腫瘍）では，頭蓋内占拠性病変がないため見過ごされやすい．脳脊髄液検査が唯一の確定診断のこともある．

画像診断に基づく視神経周囲炎の場合：視神経鞘髄膜腫が重要で，この確診のために脂肪抑制造影冠状断眼窩部MRIが必須である．いわゆるtram-tracking signを呈するが，視神経周囲炎の画像と酷似するため，臨床経過で鑑別せざるをえない．放射線治療が有効である．

鑑別検査：病因として自己免疫性視神経炎や感染症の除外も必要なので，一般採血や赤沈に加えて，抗好中球細胞質自己抗体（ANCA），抗リン脂質抗体，SS-A・B抗体，CRP（C反応性蛋白），β-D-グルカン，クォンティフェロン®TB-2Gなどもチェックする．画像診断は，脳硬膜の造影効果の有無もみることにより，肥厚性硬膜炎の鑑別目的も兼ねる．

治療

原因が確定すれば，その治療を行う．それに加えて，副腎皮質ホルモンの投与により消炎を図る．確立した投与法はないが，視神経周囲炎では副腎皮質ホルモンは著効することが多い[10]．

〔中村　誠〕

結核による視神経炎

結核の現状

わが国における 2008 年の新規結核患者数は 24,760 人で、罹患率は 19.4（対 10 万人）と過去最低となった（**図1**）[1]。しかし、ほかの先進国と比較すると（米国 4.3、カナダ 4.7〈対 10 万人〉）、わが国は依然として中程度の結核まん延国である。

文献は p.252 参照.

結核の眼病変

結核の眼病変については、眼組織からの起因菌の同定が難しく診断基準が確立されていないため、その正確な頻度はいまだ不明である。1.4〜18％ までの報告がある[2]。眼のほとんどすべての組織に結核菌感染が起こりうるが、頻度が高いのはぶどう膜組織であり、その他の眼病変の発症は少ないとされている（**表1**）。ただし、結核性髄膜炎においては後述するように、視路の障害を来たす頻度が高くなる。

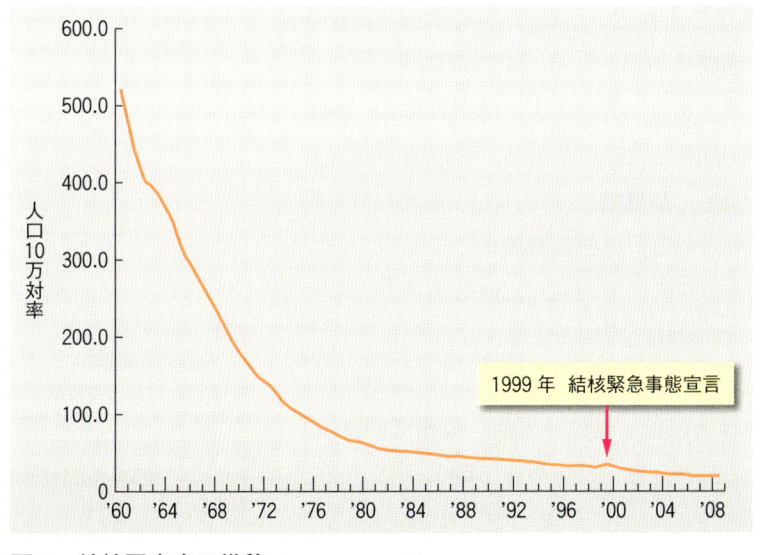

図1 結核罹患率の推移（1960〜2008 年）

表1 結核における眼病変

前部ぶどう膜炎
中間部ぶどう膜炎
後部ぶどう膜炎
脈絡膜結節 脈絡膜結核腫 網膜下膿瘍 地図状脈絡膜炎
網膜炎・網膜血管炎
視神経網膜炎・視神経症
眼内炎・全眼球炎
後部強膜炎
涙腺炎

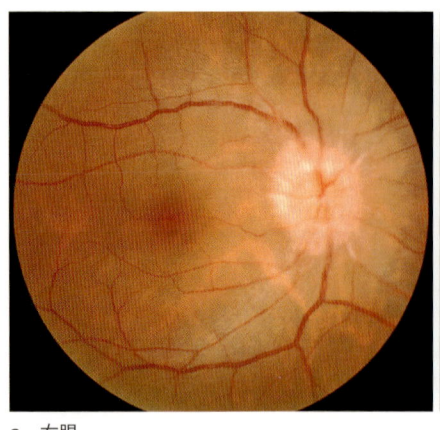

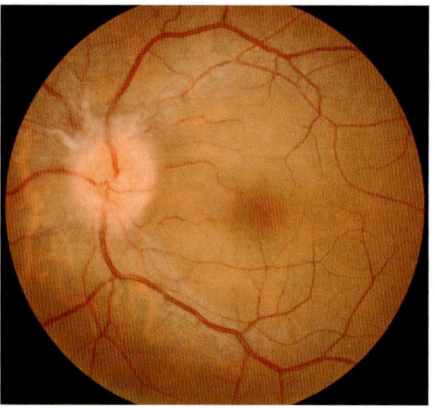

a. 右眼　　　　　　　　　　　　　　　b. 左眼

図2　結核性髄膜炎患者にみられたうっ血乳頭
45歳，女性．視力は両眼とも1.2であった．

結核による視神経病変

脈絡膜病巣からの波及，または原発巣からの結核菌の血行性播種により生じる．視神経病変は結核菌の直接感染により生じるものと，その感染抗原に対する免疫反応の結果生じるものとがある．臨床像として視神経網膜炎，視神経乳頭炎，うっ血乳頭，視神経結核結節，視神経炎，球後視神経炎，視神経萎縮などがみられる．

結核性髄膜炎に伴う視力障害

結核性髄膜炎は，新規登録患者の0.5%程度に発症するまれな疾患である．致死率は30%程度で生存例の25%に神経学的後遺症を来たす[3]といわれる．脳底髄膜炎の形をとり，脳神経障害（動眼・滑車・外転神経麻痺，顔面神経麻痺，視力障害，聴神経障害，嚥下障害など）を呈する[4]．脊髄周囲に炎症が及ぶと，対麻痺や膀胱直腸障害を生じる．さらに水頭症，脳梗塞，けいれん，意識障害や異常行動など多彩な症状が認められる．結核性髄膜炎による視力障害の発症率は報告により幅があるものの，おおむね30%前後とみられる．視力障害の原因としては，optochiasmatic arachnoiditis[*1]による視神経への牽引や圧負荷，視交叉結核腫，水頭症による視神経への圧負荷および虚血，視神経乳頭炎，視神経萎縮，後頭葉の梗塞，エタンブトールによる中毒性視神経症などがある（図2, 3）[5]．

[*1] **optochiasmatic arachnoiditis**
1947年にFeldらが提唱した疾患概念であり，結核性髄膜炎や脳内結核腫の際にみられる，くも膜の炎症性肥厚である．

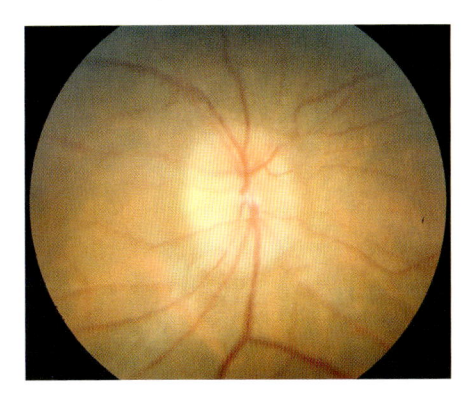

図3 図2と同一症例の6か月後の所見
視神経萎縮となり，視力は手動弁となった．

エタンブトールによる中毒性視神経症

本剤による中毒性視神経症は，服用量および服用期間依存的に発症する．中心暗点・盲中心暗点，求心性視野狭窄などの視野異常，色覚異常，重篤な視力障害がみられる．1日25 mg/kg/日以上の投与量における発症率は6％程度であるが，その薬剤毒性は投与開始後6週間以上経過してから出現することが多い[6]．早期に発見し服薬を中止すれば視機能は回復するといわれているが，不可逆性の障害を残す場合もある．また，イソニアジド（INH）による視神経炎の報告も散見される．

診断

結核の確定診断には細菌学的に結核菌を分離同定するか，定型的な病理学的所見を呈することが必要である．視神経病変を含め，眼結核の診断は検体採取という点で臨床上難しい．眼内液を用いて核酸増幅法（polymerase chain reaction；PCR）により結核菌DNAを同定する方法があるが，陽性率は高くないのが現状である．したがって活動性の肺結核や肺外結核の存在，またはその既往があれば，眼結核と推定し，抗結核薬投与後に眼所見が改善すれば診断を確定する．他臓器での結核が明らかにならないと眼結核の診断は難しいが，その際には抗結核薬を全身投与して眼病変が改善することをみる，いわゆる診断的治療を行う．近年，結核の補助診断としてクォンティフェロン®TB-2G検査[*2]の有用性が報告されており，この検査法により結核の診断率が向上することが期待されている．

[*2] クォンティフェロン® TB-2G
結核菌特異的抗原を用いてTリンパ球を刺激し，放出されるインターフェロンγ（IFN-γ）を定量して結核の既感染を調べる補助的診断法である．ツベルクリン反応と違ってBCG接種の影響を受けないという利点がある．また，感度は89％，特異度は98.1％と報告され，信頼性の高い検査法である．

治療

眼病変に肺または肺外結核病変を伴う場合には，他科と連携して

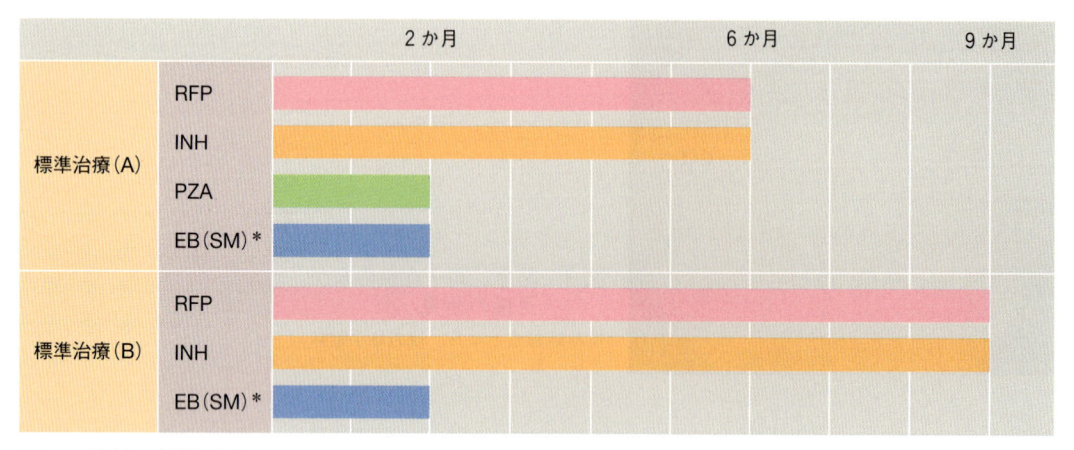

図4 結核の標準治療
RFP：リファンピシン，INH：イソニアジド，PZA：ピラジナミド，EB：エタンブトール，SM：ストレプトマイシン．
＊初期強化期のEB（SM）は，INHおよびRFPが薬剤感受性であることが確認されれば終了する．
重症，再治療，免疫低下を来たす基礎疾患やステロイド・免疫抑制薬治療中では，維持期治を3か月延長する．
（日本結核病学会治療委員会：「結核医療の基準」の見直し—2008．結核 2008；83：529-535．）

治療を進める．薬剤感受性の初回標準治療では，6〜9か月の初期強化短期治療（図4）が行われ，順調に完了すれば97％の患者の治癒が得られる．また，結核性髄膜炎が疑われる場合には，検査結果を待たず迅速に抗結核療法を開始する必要があり，その治療法として抗結核療法に副腎皮質ステロイドの併用が推奨されている．

（池脇淳子）

梅毒性視神経障害

梅毒性視神経障害の臨床所見

梅毒は主に4段階の臨床段階に分けられる（表1）．そのなかで，神経眼科的病変，特に視神経病変が生ずるのは第2期，第3期である[1]．

第2期では中枢神経系は約40％の症例で障害される．最も一般的なものは，無菌性髄膜炎である．頭痛，悪心，嘔吐がみられ，うっ血乳頭（図1）を生じる．髄液検査でリンパ球増多と蛋白増加がみられる．性状は正常で，髄液からスピロヘータが直接証明されることもある．

第2期では眼球は約5％の症例で障害される．内眼炎が前部または後部に起こり，ぶどう膜炎，脈絡網膜炎，網膜血管炎，それらの組み合わせもある．神経眼科的には，非特異的な臨床所見として現れる．前部および球後視神経炎，視神経網膜炎（図2），視神経周囲炎（図3）である．片眼性のときも両眼性のときもあり，単独のときも髄膜炎を合併しているときもある．典型的視神経炎と異なり，梅毒性視神経炎は急速進行性で，重症である傾向にある．

第3期では，特に脊髄梅毒の症例に視神経萎縮がみられることがある．初感染から10～20年後に現れるようである．視野欠損は，視

文献は p.252 参照.

表1　梅毒の臨床症状による分類

病期	感染期間	症状
第1期	感染後約3週間	トレポネーマが侵入した局所に無痛性の初期硬結が出現し，その後，速やかに硬性下疳と呼ばれる潰瘍を形成する．また，硬性下疳のほかに無痛性の横痃（bubo）と呼ばれる所属リンパ節の腫大を併発することが多い．
第2期		皮疹と粘膜疹の出現に先行して頭痛，全身倦怠感，発熱，関節痛などの全身症状がみられることがある．第2期梅毒は皮膚症状が特徴的であり，代表的な皮膚所見としては梅毒性バラ疹，丘疹性梅毒疹，そのほかに扁平コンジローム，梅毒性粘膜疹，梅毒性脱毛などが挙げられる．
第3期	感染後3年以上	結節性梅毒とゴム腫（非特異的肉芽腫様病変）を生じる．現在，ほとんどみることはない．
第4期	感染後10年以上	心血管系，中枢神経系が侵され，大動脈炎，大動脈瘤，脊髄癆，進行麻痺などがみられる．現在，ほとんどみることはない．

（渡辺一功：梅毒．内科学書　改訂第7版 vol.2．東京：中山書店；2009．p.133．）

a.　　　　　　　　　　　　　　　　　　b.

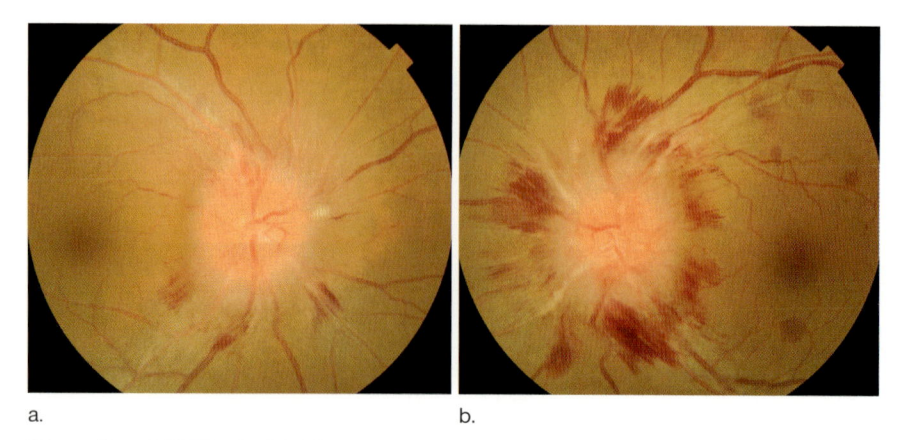

図1　うっ血乳頭の眼底写真
頭蓋内圧は 26 cmH$_2$O であった.

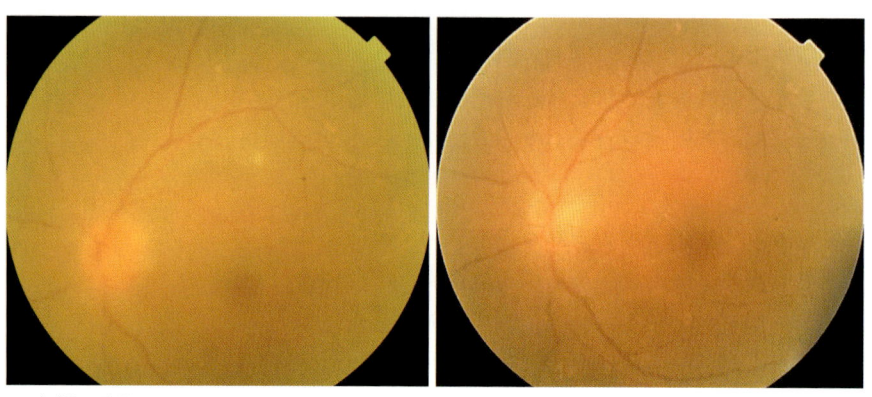

a. 初期の所見　　　　　　　　　　　　b. 後期の所見

図2　視神経網膜炎の眼底写真
初期（a）は乳頭腫脹が中心で，後期（b）は黄斑部に星芒状白斑がみられる.

野狭窄，局所的狭窄，中心および中心盲暗点，水平欠損，弓状などさまざまである．視神経萎縮の病態生理は不明であるが，炎症性や虚血よりも神経変性によると考えられている．通常は重症の視覚障害か完全盲となる．

梅毒とHIV

近年では，HIV（human immunodeficiency virus；ヒト免疫不全ウイルス）感染の増加とともに，性感染症の複合感染が問題となっている．梅毒は，その性器症状によりHIVの感染効率が上昇することが指摘されている．HIVと複合感染している梅毒の特徴を以下にまとめる．
1. 神経梅毒を発症する率が高い．
2. 神経梅毒発症までの潜伏期が短い．

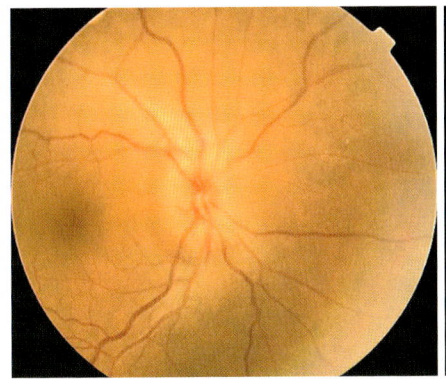

a. 右眼の眼底所見 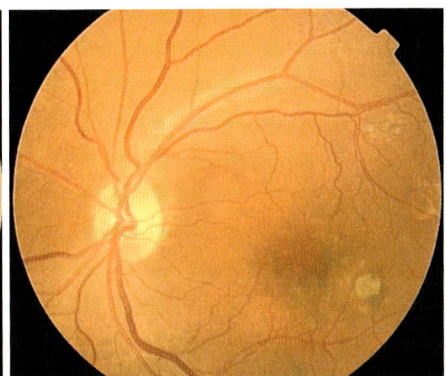　　　　　　　　　　b. 左眼の眼底所見

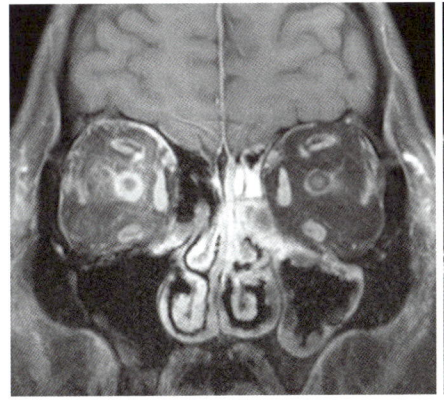

c. 眼窩部の MRI 所見 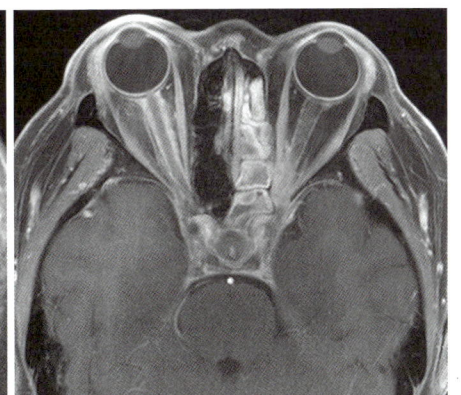　　　　　　　　　d. 眼窩部の MRI 所見

図3　視神経周囲炎の所見
右眼視神経周囲が拡張している．

3. 症状が重篤である．
4. 治療に対する反応が悪い．神経眼科的合併症も，より重篤である可能性がある．

診断

　これまで述べてきようように，これらの視神経疾患は非特異的であるので，それらをみたときに，その背景疾患の鑑別診断の一つとして梅毒を考慮しなければならない．そのためには，診断についても知識が必要である．

　直接証明するためには，患部の分泌液をそのまま暗視野顕微鏡で観察して活発に運動するトレポネーマを探すか，分泌物の塗抹標本を蛍光色素で標識した抗トレポネーマ抗体で染色して紫外線顕微鏡で調べる方法がある．ギムザ染色で長時間染めるか，鍍銀法を用いて染色されることもある．

表2 血清中の抗体の検査法による陽性率

検査の型	早期(第1期と第2期)	晩期(潜伏期と第3期)
非特異的方法 (VDRL, RPR, ART)	70〜100%	60〜98%
特異的方法 (FTA-ABS, TPHA, TPI)	50〜85%	97〜100%

ART : automated reagin test
FTA-ABS : fluorescent treponemal antibody-absorption(梅毒トレポネーマ蛍光抗体吸収試験)
RPR : rapid plasma reagin(急速血漿レアギン)
TPHA : Treponema pallidum hemagglutination(梅毒トレポネーマ赤血球凝集試験)
TPI : Treponema immobilization(梅毒トレポネーマ運動抑制試験)
VDRL : venereal disease research laboratory

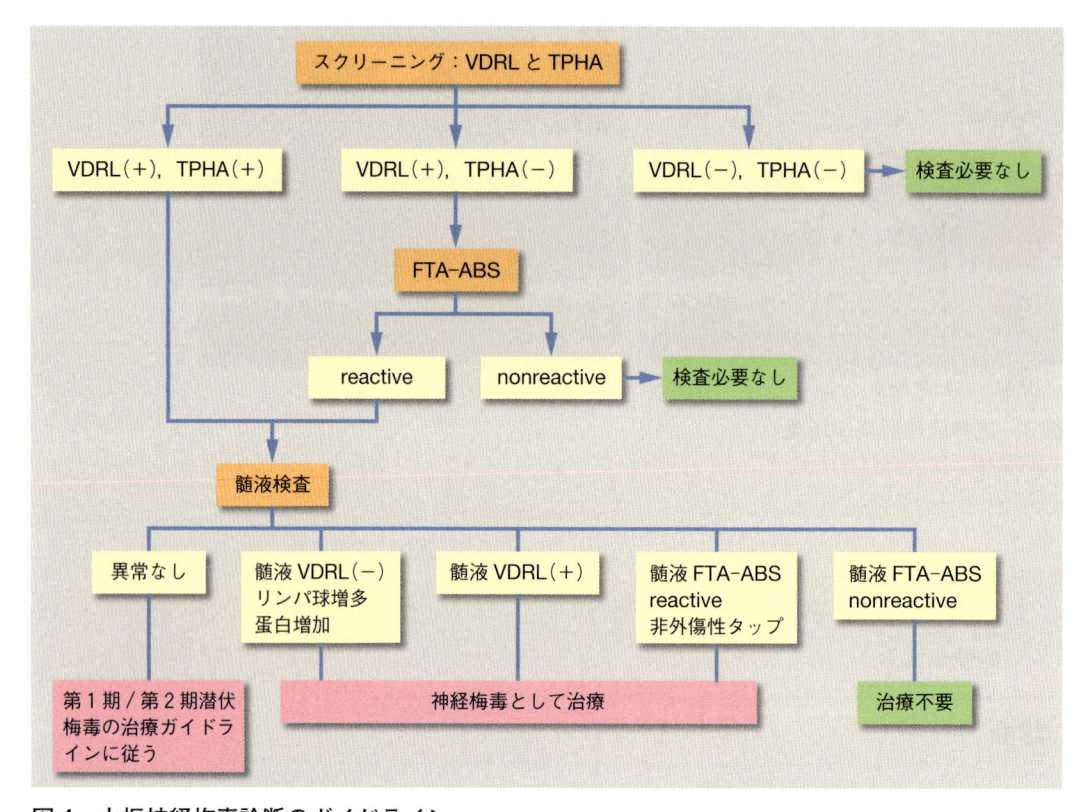

図4 中枢神経梅毒診断のガイドライン
FTA-ABS : fluorescent treponemal antibody-absorption(梅毒トレポネーマ蛍光抗体吸収試験)
TPHA : treponema pallidum hemagglutination(梅毒トレポネーマ赤血球凝集試験)
VDRL : venereal disease research laboratory

　間接的に証明する方法として，血清中の抗体の証明があり，こちらが一般的である．これには，二つの異なった抗体を証明する方法がある．非特異的方法(nonspecific nontreponemal tests)と特異的方法(specific treponemal tests)である．非特異的方法は主にカルジオリピン(トレポネーマほか，ほとんどの細菌の細胞膜や動物細

表3 中枢神経梅毒診断のガイドライン

第1期，第2期，または早期潜伏梅毒

推薦される方法：ベンザチンペニシリンG，2,400万単位筋注，1回
ペニシリンアレルギー患者：ドキシサイクリン100 mg 経口投与2回／日　14日間

晩期潜伏梅毒，病期不明の梅毒，第3期梅毒

推薦される方法：ベンザチンペニシリンG，2,400万単位筋注，1回／週，3回
ペニシリンアレルギー患者：ドキシサイクリン100 mg 経口投与2回／日　28日間

神経梅毒，梅毒による眼病変，聴覚病変

推薦される方法：水溶性ペニシリンG，1,800〜2,400万単位投与．入院のうえ，持続点滴で300〜400万単位を静注で4時間ごと投与．10〜14日間
代わりの方法：プロカインペニシリン，2,400万単位筋注，1回／日
　＋プロベネシド500 mg 経口投与4回／日
ともに10〜14日間

注意点

1. 妊婦はドキシサイクリンで治療すべきでない．
2. 生命の危機がない程度のペニシリンアレルギー患者には，理想的には脱感作すべきである．
3. スルフォンアミドに重篤なアレルギーのある患者にはプロベネシド含有薬を用いて治療すべきでない．

胞のミトコンドリアに存在する脂質）を抗原とする検査法で，Wassermann反応，ガラス板法（venereal disease research laboratory；VDRL），急速血漿レアギン（rapid plasma reagin；RPR）試験などがある．非特異的な抗原を用いるので，生物学的偽陽性反応を呈することもある．菌体，またはその成分を抗原とする特異的方法にはFTA-ABS（fluorescent treponemal antibody-absorption）テスト，TPHA（*Treponema pallidum* hemagglutination）テストがある．それぞれの陽性率を**表2**に示す[2]．また，中枢神経梅毒診断のガイドラインを**図4**に示す[1]．

治療

治療は，ペニシリン系抗生物質の投与を第一選択として行う．Jarisch-Herxheimer reaction[*1]を避けるためにステロイドを併用する場合があるようである．詳細は**表3**に示す[3]．原則として，治療は感染症専門医に依頼するべきであると考える．早期（第1期，第2期）梅毒では，血清学的な評価を6か月後と12か月後に行うべきで，1年以上経過している症例でも非特異的方法で24か月後に検査すべきである．神経梅毒の患者は少なくとも5年間は血清学的と髄液検査の経過を追うべきである．

（中馬秀樹）

[*1] **Jarisch-Herxheimer reaction**
スピロヘータ感染に対するペニシリン治療開始1〜2時間後に起こる発熱，振戦，筋肉痛，頭痛，血圧低下などの全身反応である．

3. 虚血性視神経疾患

非動脈炎性虚血性視神経症

臨床所見[1,2]

非動脈炎性（前部）虚血性視神経症（non-arteritic ischemic optic neuropathy；NAION）は，40歳以上（ピークは55〜70歳）に起こり，急性，無痛性（90％以上），持続性，片眼性の視力低下として発症する．視力低下は，朝起床時に気づくことが多い．一過性黒内障の既往はない．一過性黒内障の既往があれば，動脈炎性虚血性視神経症の可能性が高い．通常，視力は2，3日で最低となるが，まれに数週間かけて悪化する症例もある（進行性虚血性視神経症）．視力低下以外の視覚症状，神経学的症状，発熱，全身倦怠感などの全身症状はみられない．

視力は，1.2から光覚なしまでさまざまである．しかし，半分以上が0.3以上である．視野欠損は，下方の神経線維束型欠損が多い（図1）．軽症でも病眼にrelative afferent pupillary defect（RAPD；相対的入力瞳孔反射異常）が陽性となる．

病眼の視神経乳頭はびまん性（図2a），または分節状（図2b）に浮腫を生ずる[*1]．一般的に浮腫が分節状であれば，浮腫の局在と視

文献はp.253参照．

[*1] 非動脈炎性虚血性視神経症は前部型である．後部虚血性視神経症は，基本的には，膠原病の合併，放射線，真菌感染，急激な血圧低下など，限られた状況でしか生じない．

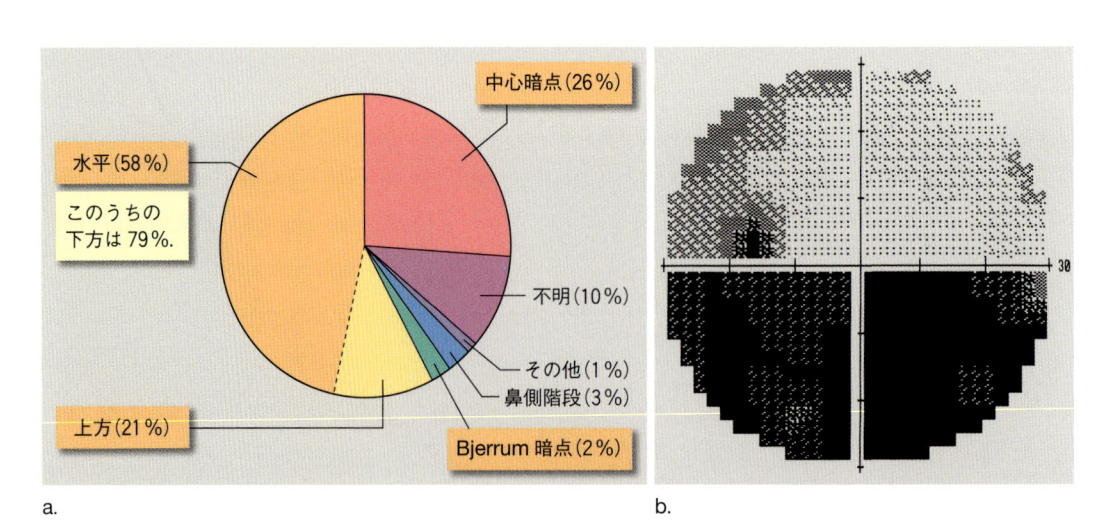

図1 NAIONの視野欠損の型の頻度（a）と，典型的な下方の神経線維束型欠損の視野（b）

a. 水平（58％）　このうちの下方は79％．　上方（21％）　Bjerrum暗点（2％）　鼻側階段（3％）　その他（1％）　不明（10％）　中心暗点（26％）

a. 右眼　　　　　　　　　　　　　　b. 左眼

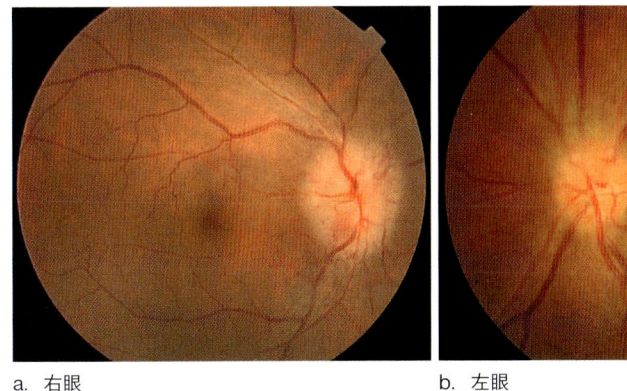

図2　NAIONの眼底写真
a. びまん性の乳頭の腫脹を認める．
b. 分節状の乳頭の腫脹を認める．

a.　　　　　　　　　　　　　　　b.

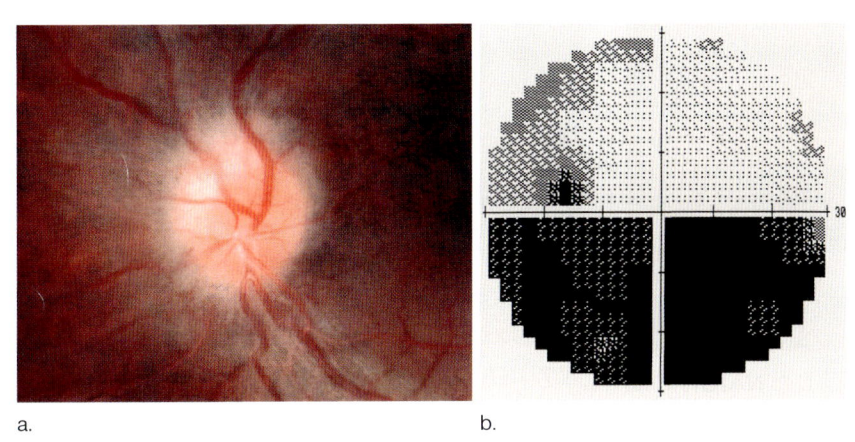

図3　NAIONの眼底写真と視野
左眼上方に分節状の乳頭の腫脹を認め（a），それに一致する左眼下方の神経線維束型欠損を認める（b）．

野欠損は一致する（図3）．線状または火炎状出血や綿花様白斑が乳頭上や辺縁部にみられる．乳頭浮腫は，しばしば"pallid"（灰色-白色）[*2]（図4）と形容されるが，赤-橙色（hyperemic，図5）な浮腫も同程度みられる．

しばしば黄斑部に浮腫が及び，経過とともに星芒状白斑を呈し，視神経網膜炎と似た眼底を呈することもある（図6）．

蛍光眼底造影では，造影初期に視神経乳頭周囲の脈絡膜の循環不全を呈する．加えて，乳頭部が分節状に過蛍光となるのも特徴である（図7）．

時間が経過すると，次第に視神経乳頭は萎縮してくる．このため，浮腫が残存していると萎縮性の浮腫となる（図8）．また，片眼発症1，2年後に僚眼に発症すると，乳頭浮腫と視神経萎縮の組み合わせ

[*2] "pallid" swellingは，動脈炎性虚血性視神経症の代表的な所見と思われているが，非動脈炎性虚血性視神経症にもよくみられるため，注意が必要である．

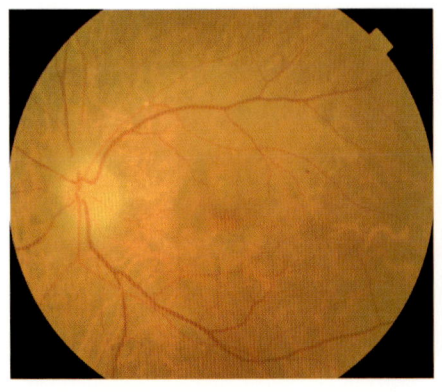

図4 "pallid"（灰色-白色）swelling の NAION の眼底写真

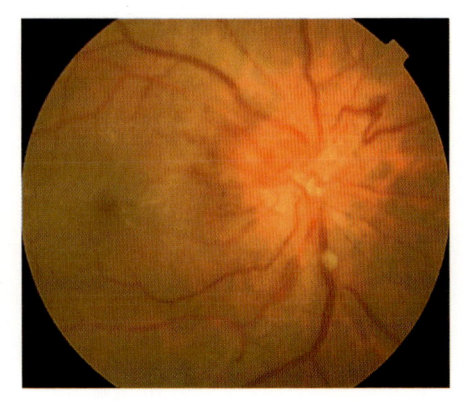

図5 "hyperemic"（赤-橙色）swelling の NAION の眼底写真

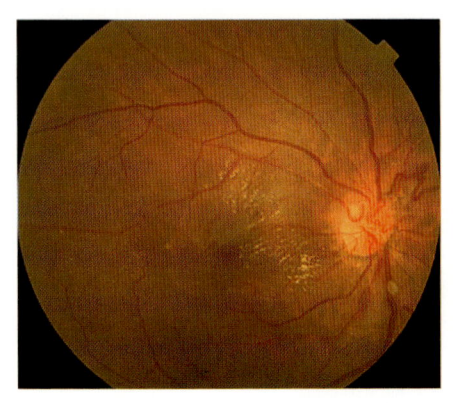

図6 星芒状白斑を呈した NAION の眼底写真

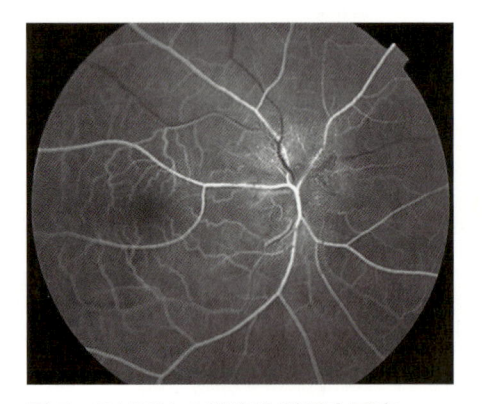

図7 NAION の蛍光造影眼底写真
乳頭部が分節状に過蛍光となっている．

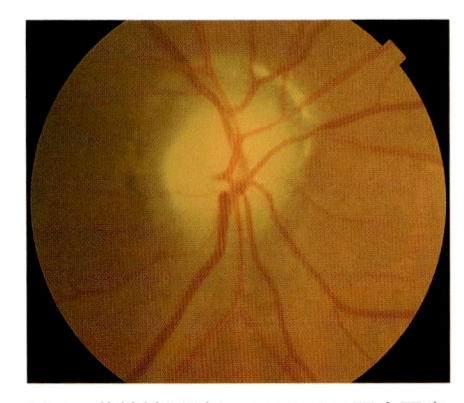

図8 萎縮性浮腫の NAION の眼底写真

になり，Pseudo-Foster Kennedy 症候群[*3] と呼ばれる（図9）．
　一般的に僚眼の視神経乳頭は，小乳頭である（図10）．なかには軽度の浮腫があるにもかかわらず正常の視機能のものがある．そのような症例は，その後すぐに虚血性視神経症を発症することから，

[*3] 真の Foster Kennedy 症候群は，前頭葉の脳腫瘍で腫瘍が存在する側は圧迫性視神経症で視神経萎縮を呈し，反対眼は頭蓋内圧亢進により乳頭浮腫を生じるものをいう．

a. 発症時（左図：右眼，右図：左眼）

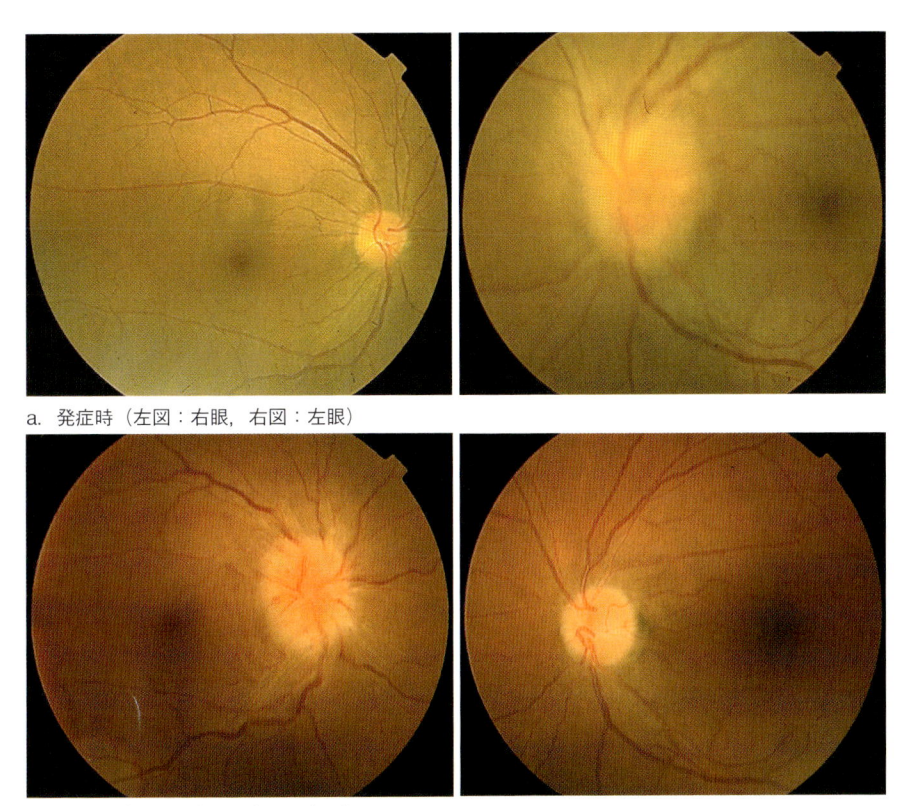

b. 2年後（左図：右眼，右図：左眼）

図9　Pseudo-Foster Kennedy症候群の眼底写真
最初に左眼が発症後に視神経萎縮になり（a），2年後に右眼に発症した（b）．

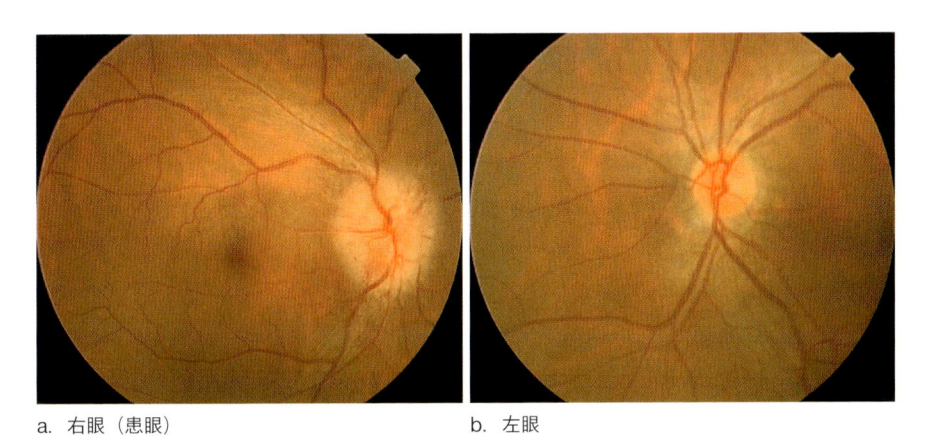

a. 右眼（患眼）　　　　　　b. 左眼

図10　患眼の僚眼にみられる小乳頭
右眼NAION症例の僚眼（左眼）の視神経乳頭は，小乳頭である．

preeruptive（噴火前）と呼ばれる．おそらく，乳頭に対して強膜輪が小さいために，慢性的な軸索流の停滞があり，その結果，慢性的な軽度の虚血が起こっており，実際の梗塞の前段階であることを示す所見であると考えられている．

自然経過[2]

視力回復はほとんどみられない．3分の2の症例で視力回復はなく，3分の1の症例でわずかな視力回復がみられる．病眼が再発する率は5％以下である．5年以内に僚眼に発症する率は19〜25％である．僚眼発症までの期間は数か月から数十年とさまざまであるが，25％が2.5年以内に発症する．

心筋梗塞を発症する危険度は同年齢と比較してほとんど変わりない．微小脳梗塞の割合も高血圧のない同年齢層と比較しても変わりないようである．

危険因子

どのような人がNAIONを発症しやすいのであろうか？ NAIONの発症頻度は，特に65歳以下では，同年齢と比較して動脈硬化性因子のある，典型的には糖尿病，高血圧の人のほうが有意に高い[3]．NAIONの患者では，喫煙している人の割合が同年齢と比較して有意に多いとの報告もある．一方，頸動脈の動脈硬化，心原性塞栓，網膜塞栓は，NAIONの患者には顕著ではない．

多くの患者は朝起床時に初めて視力低下に気づくので，NAIONは血圧低下によって発症するのではないかと考えられている．実際，NAIONでは血圧の日内変動の血圧低下の程度が大きかったとの報告がみられる．高血圧の過剰な治療のあとに発症することもある．

病態生理[2]

NAIONの病態生理を考えるとき，臨床的な以下の事実を考慮しなければならない．

1. 大部分の発作は，急性発症で痛みを伴わず，視機能障害は，数日のうちに進行し，軽度改善するけれども，基本的には卒中型の経過をたどる．
2. 多くの発作は，朝起床時に気づく．
3. 発作はそれぞれの眼に1回だけ起こる．
4. 僚眼は，小乳頭で，数年にわたり発作を起こす危険がある．
5. 動脈硬化が危険因子として明らかで，しかし，心筋梗塞や脳梗塞の発症の危険性は無視できるほど小さい．
6. 急激な血圧低下や，血圧の過剰治療に引き続き発症する．

これらの事実を考えると，典型的なNAIONは，血圧の日内変動

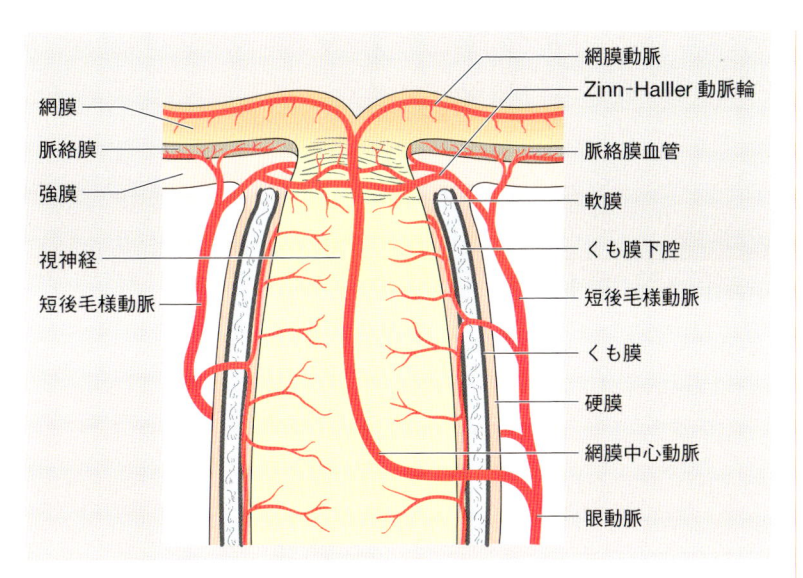

図11　視神経への血流供給の図
視神経乳頭周囲循環は，短後毛様動脈の分枝で，脈絡膜循環と共有される．

のなかの血圧低下が先天的に小さく，強膜輪で圧迫されており，眼圧にもさらされ，自己調節能に乏しい．視神経乳頭周囲循環の阻血性微小梗塞ではないかと推察される．また，視神経乳頭周囲循環は，短後毛様動脈の分枝で，脈絡膜循環と共有される（図11）．日常の需要が多い脈絡絡循環に血流をとられ，視神経乳頭周囲循環は比較的低灌流でもあるとされ，そのことにも起因しているのではないかと考えられている．

治療，予防[3)]

視力改善に関して近年も経角膜電気刺激，LDL吸着療法，視神経乳頭切開，硝子体乳頭牽引切除，トリアムシノロン硝子体内注入，抗VEGF抗体硝子体内注入[*4]，経口ステロイド内服が試みられているが，明らかな効果のあるものはない．

僚眼発症予防に関しても，現在，アスピリン内服が試みられている．その結果，意見は二分している．Kupersmithらは，131例のうち僚眼発症率は，アスピリン内服群では17.5％，非内服群では53.5％であったと報告している．Salomonらは，52例のうち僚眼発症率は，アスピリン内服群では38％，非内服群では50％であったと報告している．しかし，Beckらの，431例の検討では，アスピリン内服群では17％，非内服群では20％で有意差を認めなかった．有効性がみられたとする報告に対する批判としては，非内服群の僚眼発

[*4] **VEGF**
血管内皮増殖因子（vascular endothelial growth factor）．

症率が約50％と高すぎる点にある．また，すべての研究がランダマイズされておらず，現時点では有効であるという明らかなエビデンスはない．

> **カコモン読解** 第18回 一般問題53
>
> 前部虚血性視神経症で正しいのはどれか．2つ選べ．
> a 高齢者に多い．
> b 乳頭は陥凹が大きい．
> c 視力は最後まで保たれる．
> d 水平半盲が特徴的である．
> e 脈絡膜循環不全を伴わない．

解説 前部虚血性視神経症とは，非動脈炎性虚血性視神経症のことであろう．これまでの解説でわかるように，高齢者に多く，乳頭の陥凹が小さいものに生じやすく，視力低下の程度はさまざまで卒中型の経過を示し，視野は水平半盲（特に下方）が多く，脈絡膜循環不全を伴う．

模範解答 a, d

（中馬秀樹）

エビデンスの扉

非動脈炎性虚血性視神経症の治療トライアル

近年試みられた治療法

　非動脈炎性虚血性視神経症(non-arteritic ischemic optic neuropathy；NAION)に対する近年試みられた治療法は，経角膜電気刺激，LDL吸着療法，視神経乳頭切開，硝子体乳頭牽引切除，トリアムシノロン硝子体内注入，抗VEGF(vascular endothelial growth factor；血管内皮増殖因子)抗体硝子体内注入，経口ステロイド内服など，多くみられる．

経角膜電気刺激：Fujikadoらは，Burian-Allen型コンタクトレンズを患者に装着させ，600〜800 μAの電流を20 Hzで30分刺激する治療法をNAIONの3症例に施行した．その結果，3人中2人で治療後3か月での最高矯正視力がlogMARで0.3改善し，1人は変化なかった．Goldmann視野のV-4イソプタ領域が20％以上，3人中1人で広がった[1]．

抗VEGF抗体硝子体内注入：Bennettら[2]は，視力低下から3週後のNAIONの一症例に抗VEGF抗体硝子体内注入を行った．視力は3週間後に指数弁から20/70に改善し，24週間維持された．視野は，対座法で，耳側に残された視野のみだったのが，治療後2週間で量的視野で中心盲暗点と下鼻側の感度低のみに改善した．乳頭腫脹は予想より早く改善したが，2か月残存した．

ステロイド内服：Hayrehら[3]は，1973〜2000年まで，613人(696眼)のNAIONのうち，312人(364眼)に全身ステロイド内服療法を施行し，301人(332眼)の無治療群と比較した．ステロイド投与群は，プレドニゾン80 mg/日2週間，70 mg 5日間，60 mg 5日間，5 mg 5日間行った．治療は，発症後2週間以内に開始した．発症時視力が20/70より悪い症例のなかで，6か月後，視力が少なくとも3段階以上向上したのがステロイド投与群では69.8％，コントロール群では40.5％であった．Hayrehによって規定された視野基準で，改善したものがステロイド投与群では40.1％であった．Hayrehは，乳頭腫脹が治療群のほうがコントロールに比べてより

文献はp.253参照．

早く改善することに注目し，神経線維にかかる圧が減弱され，コンパートメント症候群*1 が軽減されるのではないかと考察している．コントロール群では視野が改善したものは24.5％であった．

多施設ランダマイズ研究の教訓

それぞれの治療結果は良好で，新しい治療法としての将来性を感じさせる．しかし，われわれには忘れてはならない教訓がある．それは，NAIONに対する視神経鞘減圧術の効果に対するIschemic Optic Neuropathy Decompression Trial（IONDT）で，多施設ランダマイズ研究の結果，得られた結論である[4]．

視神経鞘減圧術は，特発性頭蓋内圧亢進症に対して行われている治療法である．

1989年，SergottらはArchives Ophthalmologyに初めてNAIONに対する視神経鞘減圧術の治療成績を報告した[5]．視神経鞘減圧術を行った進行性ION（ischemic optic neuropathy；虚血性視神経症）の14例中12例が改善し，非進行性ION 3例中1例のみが術後に改善したことを報告した．そして，非進行性ION 15例中2例しか自然改善しなかった．彼らは，視神経鞘減圧術は，進行性IONには有用で，非進行性IONには効果がないと結論づけた．

Kelmanらは，裏づけ研究を行い，良好な結果を報告した[6]．しかし，自然経過が不明であることと，progressive NAIONの改善に対しては限界があるということを注意点としてつけ加えた．

続いてKelmanらは，視神経鞘減圧術のNAIONに対する効果について，多施設無作為治療トライアルを考え，Sergottに伝えた．しかし彼は，NAIONの自然改善はまれであるということと，経験上での手術による有意な改善率の証明を信じていたので，無作為トライアルを行う必要性とのつりあいがとれないとして，その申し出を辞退した．

Kelmanらは，トライアルをしてすぐに，この視神経鞘減圧術が最も効果的な手術になり，広まるだろうという感覚をもちながら，研究を進めていた．最初の症例が1992年の10月に登録された．登録はとてもスムーズに行われた．しかし，最初の登録から24か月以内にData and Safety Monitoring Committeeは，244症例をランダムに振り分けた時点で，この研究を終了させた．データは，手術は効果がなく，逆に悪化させることを証明したのである．加えて，手術を行わなかった症例のうち42％もの症例が，6か月後に3段階以

*1 コンパートメント症候群
一般的には，四肢や，体幹の筋膜（ほかに骨間膜，骨）に囲まれた区画（隔室）内の内圧が上昇して微小循環障害が生じ，その結果，筋区画内に存在している筋肉や神経が障害され，最終的には壊死に至る病態の総称をいう．ここでは，強膜輪に囲まれた視神経が浮腫により内圧が上昇して微小循環障害が生じ，その結果，神経線維が障害される病態．

上の視力改善が得られることが判明した．

今後のNAIONの多施設無作為治療トライアルに対するIONDTの影響

　近年試みられた治療法のなかで，特に最後に紹介したHayrehの論文は，症例数も多く，魅力ある，説得力のある結果である．しかし，それはブラインドされていない，ランダマイズされていないprospectiveな研究である．治療者が，視力など，いくら観察者のバイアスを減らす努力をしたとしても，患者は治療されたかどうかを知っており，この研究デザインではそれを避けることができない．このことは視力，視野の検査での重要なバイアスを生じ，治療されたという，患者自身で理解された改善の期待感が与えられる．たとえば，より動機づけられた患者が，より効果的に偏心固視を使うなどである．完全にマスクされたスタディが，この効果を避けるために必要であろう．IONDTでの42.9％が，6か月で3段階以上視力改善することを忘れてはならない．また，このように比較的高い自然改善率がIONDTで判明したことから，NAIONの動物モデルの開発がより急がれ，ヒトに臨床試験を行う前に，動物モデルでの効果の大きさの評価が必要となるであろう．

〔中馬秀樹〕

動脈炎性虚血性視神経症

定義と病因

　動脈炎性虚血性視神経症は，緊急に治療を開始しないと罹患眼だけではなく，数日以内に僚眼にも重篤かつ不可逆的な視機能障害を来たし，短期間に両眼失明に至るため，適切な初期対応が必要な救急疾患である．

　虚血性視神経症は，視神経に血液を供給する血管系[*1]の循環不全によって引き起こされる．非動脈炎性虚血性視神経症は動脈系の低灌流によって発症するが，動脈炎性では巨細胞性動脈炎などによる炎症性の血管閉塞そのものが原因である．篩状板周囲で発症したものを動脈炎性前部虚血性視神経症，それより後方の球後視神経で発症したものを動脈炎性後部虚血性視神経症と呼ぶ．背景疾患には巨細胞性動脈炎を筆頭に，関節リウマチ，全身性エリテマトーデス，結節性多発動脈炎，再発性多発軟骨炎などの膠原病，アレルギー性肉芽腫性血管炎（Churg-Strauss症候群）などがある．

典型的症状と眼所見[*2]

　高齢者に急激な片眼もしくは両眼の視力低下として自覚されることが多い．60歳以下での発症はきわめて少なく，75歳以上の発症がほとんどで，性差は女性に多い．前駆症状として数回の一過性黒内障発作を自覚することが多い[*3]．視力障害は非動脈炎性よりも重篤で，初診時の矯正視力0.1以下が70％以上，21％は光覚消失と報告されている[1]．視野障害は水平半盲が多いが，いかなるパターンも呈しうる．

　全身症状として，熱発，体重減少，全身倦怠感，関節痛，頭痛，頭皮の違和感（髪をブラシでとかす際に痛みを自覚する），顎跛行（歯痛と自覚されることもあるので注意）などが特徴的である．

　検眼鏡的には蒼白腫脹した視神経乳頭を認める．乳頭周囲の網膜神経線維層に火炎状出血を伴うことも多い（図1）．網膜の微小循環障害が合併し，軟性白斑が認められることがある[*4]．蛍光眼底造影

[*1] 視神経は，篩状板の前方では主に網膜中心動脈から，篩状板周囲と後方では短後毛様動脈から，球後視神経では視神経鞘軟膜毛細血管叢から血流供給を受けている．

[*2] キーワードは"高齢"，"痛い視力低下"，"乳頭蒼白浮腫"である．

[*3] 視神経だけではなく，網脈絡膜への血流を供給する血管系にも炎症性閉塞が起きるため，それに基づく一過性眼虚血により生じるものと考えられている．

[*4] 巨細胞性動脈炎では網膜内細小動脈に動脈炎は波及しないので，この場合の軟性白斑は，炎症性に部分閉塞を起こした眼動脈や網膜中心動脈壁から飛来した血小板微小梗塞によるものと考えられている．

文献はp.253参照．

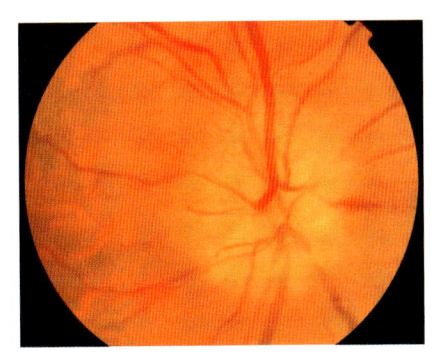

図1 動脈炎性虚血性視神経症の視神経乳頭

76歳，男性．急激な右視力低下を自覚し初診．視神経乳頭の蒼白浮腫を認める．乳頭耳側縁に火炎状出血を認める．血沈は89mm/時に亢進していた．

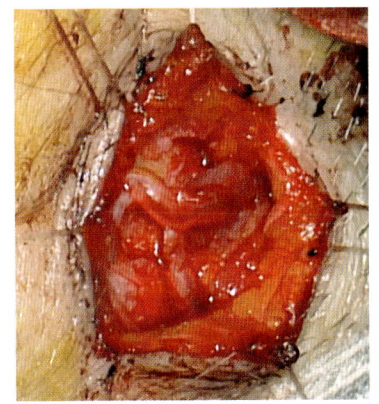

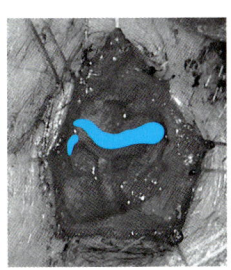

図2 動脈炎性虚血性視神経症の側頭動脈生検

76歳，男性．図1と同症例．露出された浅側頭動脈（右図の■■）は蒼白化している．

検査では乳頭の血管網の充盈遅延が認められ，また乳頭周囲の脈絡膜背景蛍光の充盈遅延や欠損が認められる．片眼性の場合は瞳孔対光反応上，RAPD（relative afferent pupillary defect；相対的入力瞳孔反射異常）が認められる．

初診時にやっておくべきこと

前述の眼および全身症状と眼底所見を認めたら，速やかに血清学的検索を行う．この際，最も重要な指標は血沈の亢進[*5]である．生検で確定診断が得られた巨細胞性動脈炎の95％以上で血沈の亢進が認められている[2]．ただし，血沈が正常であれば巨細胞性動脈炎が否定されるわけではないし，貧血で血沈値が修飾されることもあるので，CRP（C反応性蛋白）値も参考にする．その他，特に若年者の場合は巨細胞性動脈炎以外の膠原病の可能性を考慮して，リウマチ因子，抗核抗体，抗カルジオリピン抗体，抗好中球細胞質抗体（ANCA）なども検索する．

側頭動脈生検（図2）

動脈炎性虚血性視神経症が疑われる症例では，確定診断のため全例に側頭動脈生検を行うようにする．巨細胞性動脈炎による動脈炎性虚血性視神経症の場合，高齢者に長期にわたって副腎皮質ステロイドを全身投与する必要があるので，さまざまな副作用が生じることがある．生検により病理学的な確定診断をつけておくことにより，たとえ副作用が生じたとしてもステロイド治療を長期的に使用する根拠を得ておく必要がある．生検手技自体は，局所麻酔下で外来手

[*5] 血沈の正常上限に関する厳格な規定はないが，男性の場合は年齢の，女性の場合は年齢に10を足した値の1/2を，1時間値の正常上限と判断することが奨励されている．すなわち70歳の場合，男性は35mm/時，女性は40mm/時が正常上限ということになる．

術にて可能である[3,4]が，経験がなければ脳外科や形成外科の協力を依頼する．ただし生検のために治療開始が遅れてはならない．ステロイド治療を先に開始した14日後であっても，生検で病理学的確定診断は得られている[5]．ただし，先にステロイド治療を始めている場合は，生検前にステロイド治療を優先させる意義と，治療により生検の結果が修飾される可能性について言及しておく．

治療はステロイド全身投与

巨細胞性動脈炎による動脈炎性虚血性視神経症は，緊急に治療を開始しないと罹患眼のみならず，数日中に僚眼も重篤な視力低下を来たし，両眼失明に至る．罹患眼のさらなる悪化と，僚眼の発症予防のため，ステロイド大量療法が必要不可欠である*6．メチルプレドニゾロン1,000 mg（500 mg×2回）/日の点滴静注を3日間，その後はプレドニゾロン60〜80 mgの内服に切り替える．この時点で生検の結果が陰性であれば，速やかに離脱する．生検で確定診断が得られたら，血沈の値を参考に3週間ごとに10 mgを目安に漸減する．漸減中に血沈の再亢進があれば10 mg単位で再増量する．6か月以上は内服を継続することが多い．

*6 ステロイド全身投与に関しては，急性期には心停止や消化管出血，血糖値の急激な上昇，精神疾患の増悪，慢性期には骨粗鬆症などさまざまな合併症に対する配慮・対応や，漸減・増量のタイミングなど，原則的に経験のある免疫内科医に管理を依頼することが望ましい．

予後

ステロイド治療により，痛みや全身倦怠感などの症状は劇的に改善し，血沈の亢進も改善するが，罹患眼の視機能予後は不良である．治療をしても約13％の症例では視機能悪化を食い止められない．一方で，僚眼が未発症の状態でステロイド大量療法を開始すれば，ほぼ全例で僚眼の発症が予防できている[6]．

まずは治療開始を

動脈炎性虚血性視神経症は，数日から数週間でしばしば両眼に失明をもたらす．いったん血管が炎症性に閉塞してしまったら，もはやもとに戻す手段はない．そのため高齢者に急激な視力低下が起きた際には，常に本疾患を念頭に置いて診療にあたる必要がある．的確に治療を開始できれば，少なくとも僚眼の発症は予防できるし，罹患眼の視機能を維持できるチャンスもある．本疾患を疑ったら，まず治療開始を選択すべきで，確定診断はそれからつけてもよい．治療開始時期を遅らせてはならない．

（田口　朗）

後部虚血性視神経症

後部虚血性視神経症（posterior ischemic optic neuropathy；PION）は，眼動脈から分枝した軟膜血管系小分枝の閉塞により後部視神経が侵される疾患である．PION では発症直後には視神経乳頭に異常はなく，後に単性萎縮となることが多い．原因は，① 外科手術の周術期に発症するもの，② 側頭動脈炎などに伴った動脈炎性，③ 糖尿病，高血圧，脂質異常症，脳血管疾患，虚血性心疾患などに伴った非動脈炎性の三つに分類される[1]．診断は除外診断により行われるが，いくつかの臨床的特徴を把握しておくことは重要である．

文献は p.253 参照．

診断

1. 中高年（50 歳以上）に多く，片眼に突発する無痛性の視力低下，視野障害で発症する．視野障害の型は中心暗点，水平半盲，分節状など多彩である．
2. 片眼性の場合 RAPD（relative afferent pupillary defect；相対的入力瞳孔反射異常）陽性．
3. 発症直後，視神経乳頭の腫脹や乳頭周囲の出血はみられない．
4. 圧迫性・炎症性・自己免疫性・腫瘍性・脱髄性・外傷性・栄養欠乏性・中毒・遺伝性・放射線視神経症の除外．
5. 脊椎手術や心臓外科手術の周術期にみられることがあり，術中の大量出血に伴う貧血や血圧の低下が関連すると考えられている．この場合は，両眼性で重篤な場合が多い．

検査

除外診断が目的となるが，動脈炎性か非動脈炎性かを鑑別することが重要である．

血液検査：血沈（50 mm/時間以上亢進の場合，動脈炎性を示唆），CRP（C 反応性蛋白），凝固/線溶系，ACE（アンジオテンシン変換酵素），梅毒血清反応，リウマチ因子，自己抗体，von Willebrand 因子（150％以上の場合，動脈炎性を示唆）などの測定[2]．

画像検査：MRI（頭部・眼窩）．圧迫性病変，腫瘍性病変，脱髄性病

変などを除外.

側頭動脈生検：動脈炎性 PION の確定診断のために行う.

治療

　前部虚血性視神経症の治療に準じる．動脈炎性の場合，他眼発症予防と全身状態の改善を目的に，ステロイドの大量療法やパルス療法を行う．非動脈炎性の場合，基礎疾患のコントロールを第一に行い，ビタミン剤，循環改善薬などを投与する．

予後

　外科手術の周術期に発症するものや動脈炎性の場合，視力予後は不良である．非動脈炎性の場合，約3割で視力改善を，約4割で視力悪化をみる[1].

（酒井　勉）

3. 虚血性視神経疾患　87

糖尿病乳頭症

　糖尿病乳頭症（diabetic papillopathy）は，糖尿病の長期罹患患者に突然発症する，両眼または片眼の視神経腫脹を特徴とする疾患であるとされている．視神経腫脹とともに乳頭縁出血や毛細血管拡張を伴う（**図1**）．視力障害は通常軽度で，視野は Mariotte 盲点の拡

a.　　　　　　　　　　　　　　b.

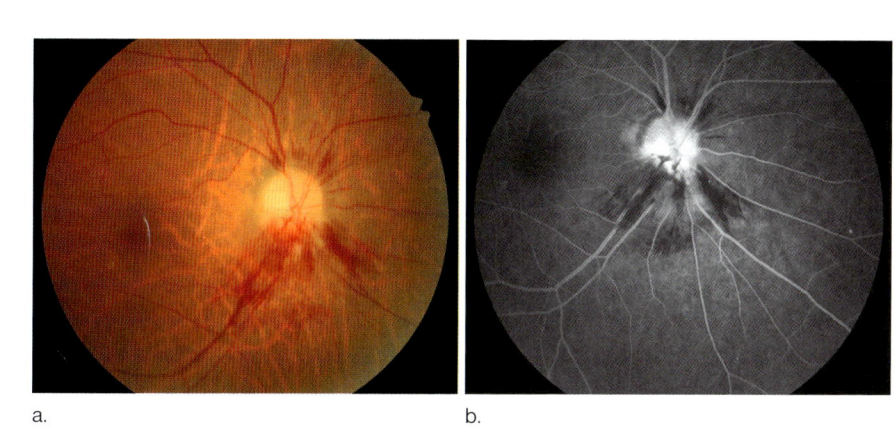

図1　単純糖尿病網膜症で経過観察中の症例
70歳，男性．急激な視力低下を訴えて受診．糖尿病はコントロール良好で HbA$_{1c}$ は 6.5％．矯正視力は 0.06．
a.　発症から2週間目の眼底写真．視神経乳頭の腫脹と出血を認める．
b.　蛍光眼底写真．乳頭の下方を中心とした過蛍光がみられる．

a.　　　　　　　　　　　　　　b.

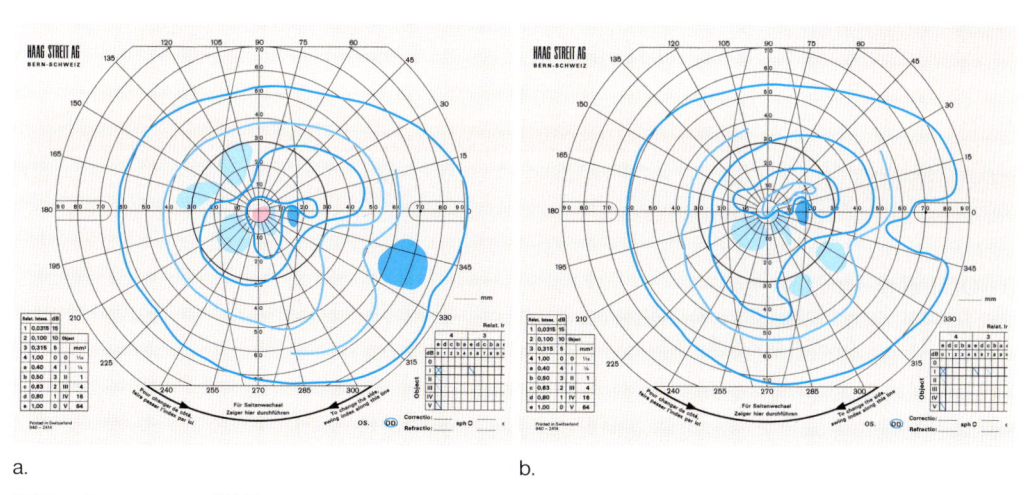

図2　Goldmann 視野（図1と同一症例）
a.　発症2週間目．中心暗点，傍中心暗点が多発している．＋3.00D 加入， ■ ：I-3，V-4 暗点．
b.　発症3か月目．矯正視力 0.2 に回復．視野もやや改善している．＋3.00D 加入．

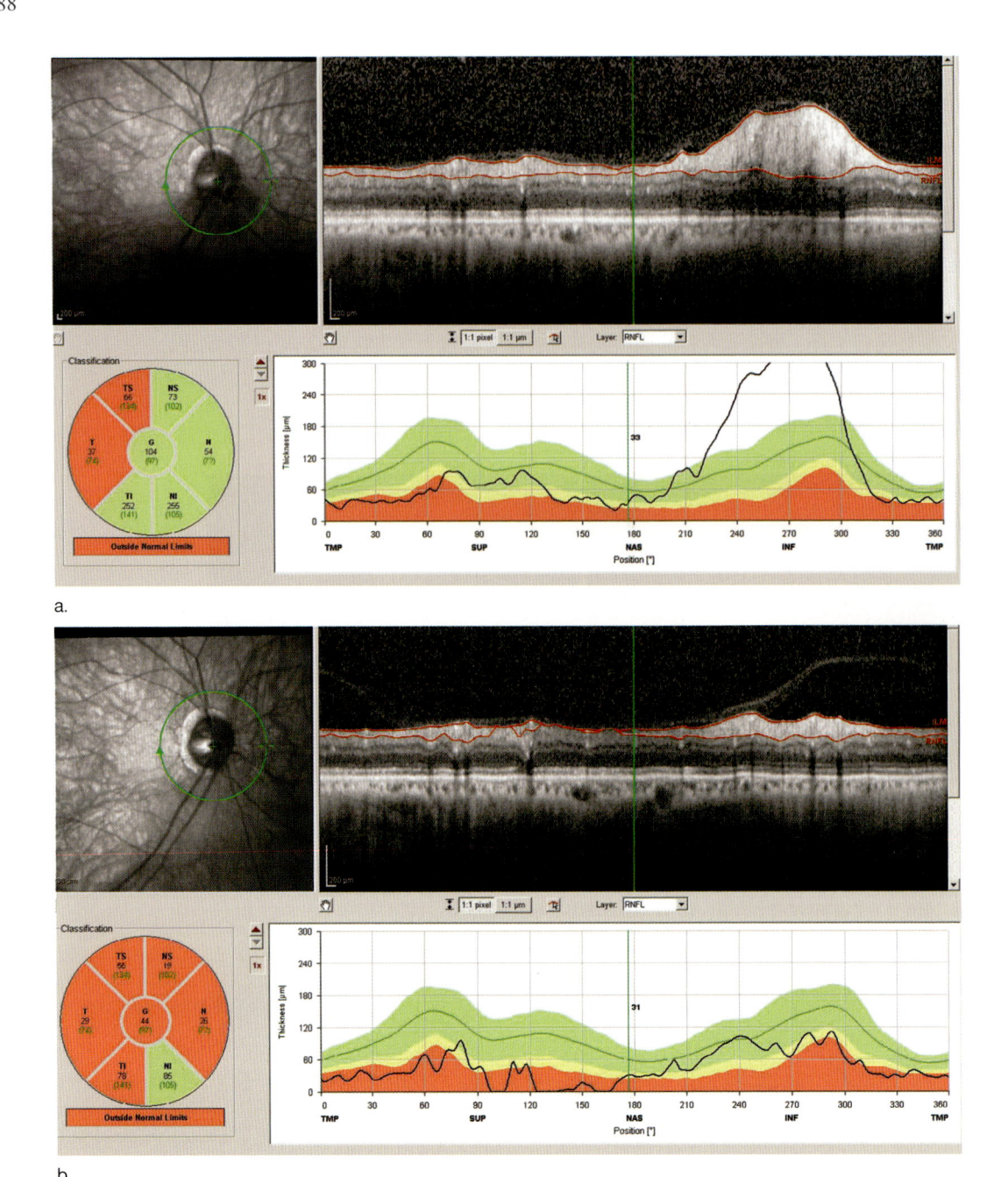

図3 OCT画像（図1と同一症例）
a. 発症2週間目．下方の視神経周囲の神経線維層が腫脹している．
b. 発症3か月目．下方の視神経線維層は萎縮している．

大や中心比較暗点を示すとされているが，視機能低下の程度はさまざまである（図2, 3）．糖尿病乳頭症患者の特徴は糖尿病に長期罹患している若年で，1型糖尿病患者が多いとされていた[1]が，近年では高齢の2型糖尿病でも同じようにみられるとの報告もある[2]．

文献は p.253 参照.

糖尿病の重症度や，糖尿病網膜症の程度と乳頭症との関係についてもさまざまな報告がなされている．しかし糖尿病の罹病期間，コントロールの状態，網膜症の程度などは，乳頭症発症のリスクになるか，はっきりした結論は出ていない．

非動脈炎性前部虚血性視神経症（NAION）との鑑別

糖尿病はよく知られているように微小血管障害を伴うため，鑑別疾患として虚血性視神経症が重要である．しかし，この二つの疾患は厳密に鑑別できるかどうか，疑問を呈する考え方もある．NAION（non-arteritic anterior ischemic optic neuropathy）は，糖尿病患者により多く発症することが報告されている[3,4]．

Hayrehらの報告[5]によると，NAION患者で糖尿病罹患者とそうでない患者を比較した結果，視力，視野，視野の進行に有意な差がなかった．この報告は655例931眼の症例を解析したコホート研究である．視神経腫脹が軽快し，萎縮に移行する期間が糖尿病患者のほうがやや長いことなど，違いもあるが，一般的には糖尿病乳頭症と虚血性視神経症には明確な違いがないとする結論である[*1]．

治療

ステロイド投与が試みられる場合が多い．しかし，糖尿病を合併しているため，ステロイドの全身投与は難しい症例もある．投与前に内科へのコンサルトが必要である．トリアムシノロンの硝子体注が有効であったという症例報告もある[6]が，確実に有効な治療法は確立していない．

（吉冨健志）

[*1] この考えに従えば，糖尿病乳頭症という診断名そのものは，あまり意味がないのかもしれない．すなわち，旧来からいわれていた糖尿病乳頭症は，虚血性視神経症の軽症型と考えられる．

4. 圧迫性視神経症

視神経鞘髄膜腫

　視神経鞘髄膜腫（optic nerve sheath meningioma）は，視神経鞘のくも膜表層細胞（arachnoid cap cell）から発生する良性腫瘍で，中年女性に多い[1,2]．神経線維腫症2型に合併することがあり，この場合は小児でもみられる[3]．眼窩内髄膜腫*1 には原発性の視神経鞘髄膜腫と続発性の頭蓋内髄膜腫（後述）からの眼窩内浸潤とがあるが，視神経鞘髄膜腫は髄膜腫全体のなかではまれで，続発性眼窩内髄膜腫が非常に多い（原発性：続発性＝1：9）[4]．原発性眼窩腫瘍のなかでも髄膜腫は多くはない（3％）[5]．ほとんどは片側性である．

眼症状と検査所見

　緩徐に進行する視機能障害を来たす．進行は年余にもわたる[6]．相対的瞳孔求心路障害（relative afferent pupillary defect；RAPD）が陽性であるが，視力低下の程度や視野異常はさまざまである．一過性の視力障害もみられる．視神経乳頭は腫脹や萎縮を呈する．opto-ciliary shunt vessel*2 は視神経乳頭上にみられる拡張した血管で，特徴的な所見ではあるが，髄膜腫に特異的なものではない．進行す

*1 原発性眼窩内髄膜腫は，厳密には，①視神経鞘髄膜腫，②眼窩骨壁（特に，蝶形骨大翼）からの髄膜腫，③異所性髄膜腫がある．②が多く，③はまれである．一般には，原発性といえば①の視神経鞘髄膜腫を指す．

文献は p.254 参照．

*2 optociliary shunt vessel が認められるのは決して多くはない（全体の 1/3〜1/4）．慢性的な網膜中心静脈の圧迫による網膜静脈から，脈絡膜静脈系への側副路の拡張である．この所見は，視神経膠腫などのほかの病変でも出現する．

図1　MRI 軸位断
54歳，女性．紡錘状型，結節型の視神経鞘髄膜腫（矢印）を認める．

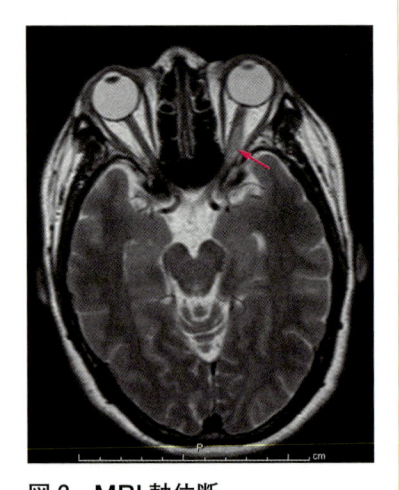

図2　MRI 軸位断
44歳，女性．びまん性管状型の視神経鞘髄膜腫（矢印）である．対側視神経と比較して全体的に太くなっている．

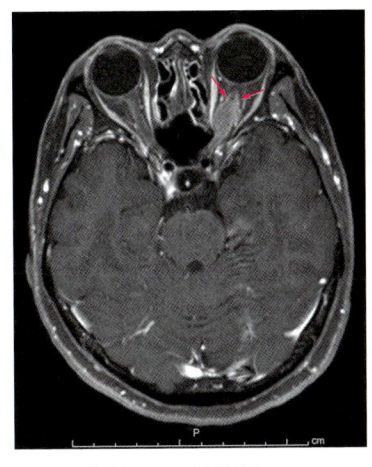

図3 造影 MRI 軸位断（図1と同一症例）
54歳，女性．tram-track sign（矢印）を認める．

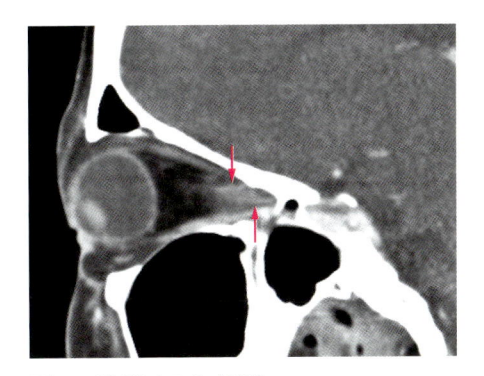

図4 造影 CT 矢状断（図2と同一症例）
44歳，女性．tram-track sign（矢印）を認める．

ると脈絡膜皺襞，眼球突出，眼球運動障害を来たす．

画像所見

　診断は画像検査による．MRIでは視神経は腫大しているが，結節状に隆起する型や紡錘型（図1）のものは比較的少なく，全体がびまん性に管状に腫大するタイプが多い（図2)[4]．CTでは石灰化が時にみられる．腫瘍が視神経管に及ぶと視神経管の拡大と反応性骨硬化をみる．腫瘍は強い造影効果を示し，軸位断や矢状断の造影CTやMRIでは内部の視神経自体は染まらず，周囲の腫瘍部のみが造影され，特徴的な，いわゆるtram-track sign（電車軌道状サイン）を呈す（図3, 4)[7]．造影冠状断では視神経周囲にリング状に腫瘍が造影され，腫瘍の内部に視神経を認めるのが特徴的である．

鑑別疾患

　視神経炎との鑑別は苦慮することも多く，ステロイド治療に抵抗する緩徐に進行する視神経障害の際には視神経鞘髄膜腫を疑う．視神経周囲に病変の首座がある視神経周囲炎，くも膜下腔や硬膜の病変はtram-track signを呈し，鑑別が難しい．視神経サルコイドーシス，梅毒や結核による髄膜炎，癌性髄膜炎，肥厚性硬膜炎，特発性眼窩炎症（炎性偽腫瘍），白血病や悪性リンパ腫による浸潤性視神経症（infiltrative optic neuropathy）などが原因となる．

　視神経自体の腫瘍では視神経膠腫（optic nerve glioma）が鑑別と

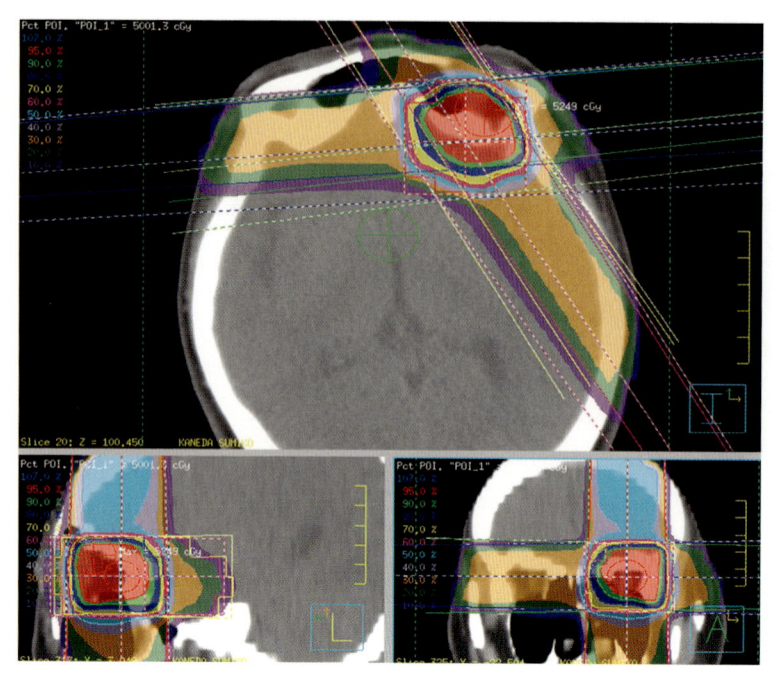

図5 定位分割放射線療法の線量分布図
（図2と同一症例）

44歳，女性．5週間かけて，総量50Gyを25回に分けて分割照射した．治療後，視野の拡大を認めた．

なる．視神経膠腫は原発性の孤発例と神経線維腫症1型に合併するものとがある．原発性は10歳以下がほとんどで，2〜5歳に多く，女児にやや多い．ほかに，視神経周囲に発生する神経鞘腫，神経線維腫も鑑別対象である．

治療

経過観察，ホルモン療法，放射線療法，手術があるが，近年は放射線療法が推奨されている．通常の放射線療法は無効で，定位分割放射線療法（図5）[*3]の有効性が報告されている[1,2,8]．腫瘍摘出術は視機能が消失するので，高度の視機能低下後に，頭蓋内への進展や眼球突出による著明な醜態があるときに適応がある．

[*3] 定位放射線照射法には，ガンマナイフのような1回照射の定位放射線手術と分割照射する定位分割放射線治療がある．放射線手術は1回線量が大きく，また，視神経は放射線に対して弱い組織のため，視神経鞘髄膜腫では分割照射が行われる．

カコモン読解　第20回 臨床実地問題7

77歳の女性．半年前から複視を自覚し，右眼の眼球突出も出現してきたため来院した．視力は右0.8（矯正不能），左0.7（矯正不能）．眼圧は両眼ともに正常．両眼に軽度の白内障を認める．眼球突出度は右18mm，左12mm（外眼角間距離110mm）．頭部MRI T1，T2強調画像を図A，Bに示す．考えられるのはどれか．2つ選べ．

a 髄膜腫　b 血管腫　c リンパ腫　d 視神経膠腫　e 眼窩炎性偽腫瘍

| 図A T1強調画像 | 図B T2強調画像 |

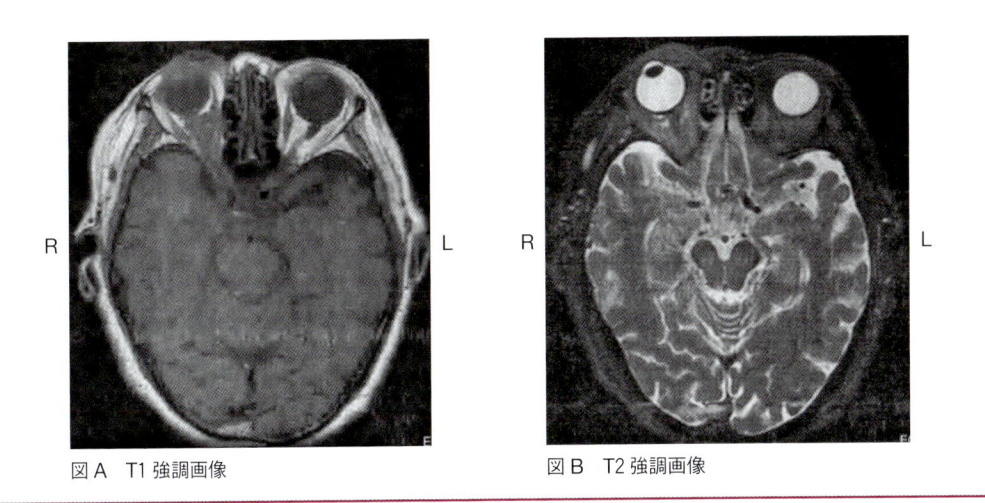

解説 この症例は，高齢女性で，複視の進行が緩徐である．眼球突出や複視のわりに視力程度が軽度である．図はMRIのT1強調画像とT2強調画像である．画像が不鮮明で，ここには冠状断がないが，T1もT2も低〜等信号で，辺縁不鮮明である（図6）．T2では内部に視神経を思わせる低信号部とその周囲の高信号部を含んでいる（図6b）．

a．髄膜腫：髄膜腫は緩徐の進行である点は該当するが，複視での発症は一般的ではない．画像所見は浸潤性で辺縁不鮮明の場合もあるが，通常は，びまん性管状，紡錘状，結節状を呈し，辺縁は比較的明瞭である．眼球突出の程度，画像所見から髄膜腫なら視力障害が高度と考えられるが，この症例の視力障害は軽度である．ただし，周辺部からの視野狭窄で中心視力が温存されていることもある．以上より，臨床所見，画像所見より典型的ではないが可能性はある．

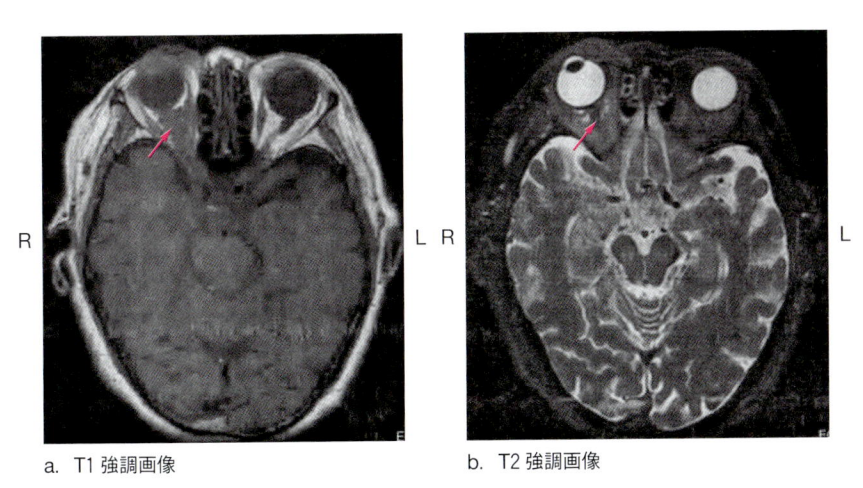

| a. T1強調画像 | b. T2強調画像 |

図6 "カコモン読解"の解説図（第20回 臨床実地問題7）

b. 血管腫：海綿状血管腫と毛細血管腫があり，高齢者では前者が多い．T2が高信号で，辺縁は明瞭である．
c. リンパ腫：リンパ腫は悪性であるので，緩徐の進行は合わない．ただし，MALTリンパ腫では進行が遅いものもある．リンパ腫は細胞成分に富むとT2で高信号になる．本症例は低信号で，場所もリンパ腫の好発部位でないが否定はできない．非典型的ではあるが鑑別疾患には挙げられる．
d. 視神経膠腫：視神経膠腫は小児に好発し，視力不良である．神経線維腫症では成人でもみられるが，視力は比較的温存されている．また，視神経膠腫は辺縁明瞭である．
e. 眼窩炎性偽腫瘍：線維化が進むとT2で低～等信号となり，臨床所見と画像からは最も考えられる．

模範解答　a, e, （c も否定はできない）

カコモン読解　第20回　臨床実地問題26

46歳の女性．右眼の視神経乳頭腫脹を指摘されて来院した．視力は両眼ともに1.2（矯正不能）．眼窩MRI写真の軸位断と冠状断とを図A，Bに示す．考えられる疾患はどれか．

a 視神経乳頭ドルーゼン　　b 視神経炎　　c 視神経周囲炎
d 視神経鞘髄膜腫　　e 視神経膠腫

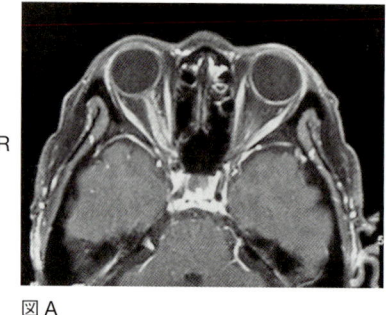

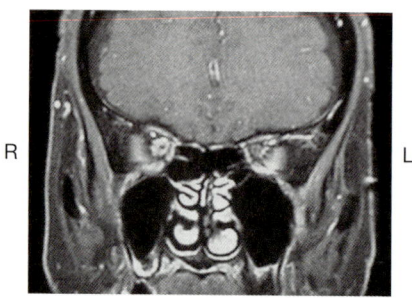

図A　　図B

解説　中年女性で，右眼の視神経乳頭腫脹があるが，視力は良好である．画像は造影MRIで，中央に視神経を認め，tram-track signを呈している（図7a）．辺縁は平滑ではない．視力良好で乳頭腫脹がみられる場合，まず疑うのは頭蓋内圧亢進によるうっ血乳頭であるが，通常は両側性である．うっ血乳頭の眼窩MRIでは，拡大したくも膜下腔のためT2強調画像で視神経周囲に高信号がみられるが，この場合は辺縁が明瞭である（図7b）．本問題では，画像所見から，視力低下もしくは視力比較的良好であるが周辺部視野狭窄を

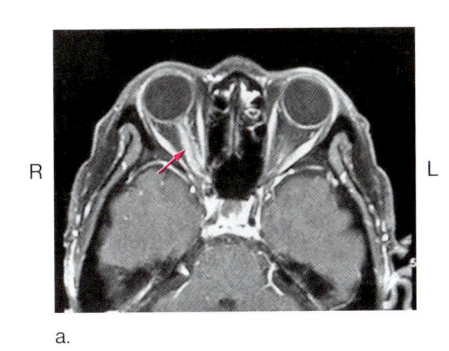

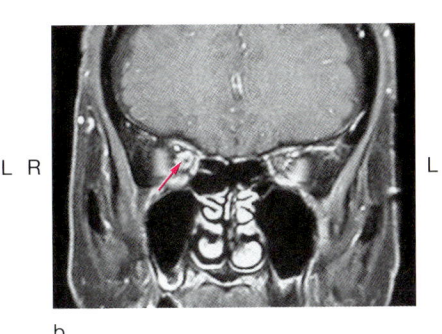

図7 "カコモン読解"の解説図（第20回 臨床実地問題26）

来たしていると想像される．

a. 視神経乳頭ドルーゼン：視神経乳頭ドルーゼンでは視神経乳頭は辺縁不明瞭となり，視神経腫脹様であるが，画像所見とは一致しない．

b. 視神経炎：視神経炎も視神経乳頭腫脹を来たすが，この症例は視力が良好である．視神経炎は視神経内部が造影されてくるので，画像所見からは考えにくい．

c. 視神経周囲炎：画像からは鑑別疾患となる．サルコイドーシス，梅毒性髄膜炎，肥厚性硬膜炎などが疑われる．ただし，これらの疾患は両側性が一般的である．

d. 視神経鞘髄膜腫：中年女性，片側性，視神経乳頭腫脹，画像所見から視神経鞘髄膜腫が最も疑われる．髄膜腫の視力はさまざまであるので，視力良好でも否定はできない．

e. 視神経膠腫：視神経膠腫は小児に好発し，視力不良である．神経線維腫症では成人でもみられるが，視力は比較的温存されている．

模範解答 d

（敷島敬悟）

蝶形骨髄膜腫

　原発性脳腫瘍のうち髄膜腫は最多（約 26％）で，50～60 歳代が多く，女性に多い（男女比は 3：7）[1]．髄膜腫の発生部位は円蓋部，傍矢状洞，大脳鎌，蝶形骨縁（約 10％），小脳テント，小脳橋角部，鞍結節部（5.6％），嗅窩部の順に多い．

　ここでは，蝶形骨髄膜腫として，鞍結節部髄膜腫（tuberculum sellae meningioma）と蝶形骨縁髄膜腫（sphenoidal ridge meningioma）を詳しく述べる．蝶形骨に発生した髄膜腫は，近傍の前部視覚路（視神経，視交叉），眼球運動神経，三叉神経を障害し，視力低下，視野異常，複視，頭痛などを自覚して発見される[2-4]．進行は非常に緩徐で，視神経萎縮，乳頭腫脹もみられる．視神経管や眼窩裂より眼窩内に進展しやすく，続発性眼窩内髄膜腫を来たす．続発性は，原発性の視神経鞘髄膜腫よりも多い．

文献は p.254 参照．

鞍結節部髄膜腫（傍鞍部髄膜腫）（図 1）

　トルコ鞍に発生する腫瘍では下垂体腺腫が最多であるが，下垂体腺腫は視力良好で対称性の上方優位の両耳側半盲を呈するのに対し，鞍結節部髄膜腫は片側の視力障害や中心暗点が多く（図 2），次いで両耳側半盲が多い[2,5]．下垂体腺腫以外の鞍結節部髄膜腫などの

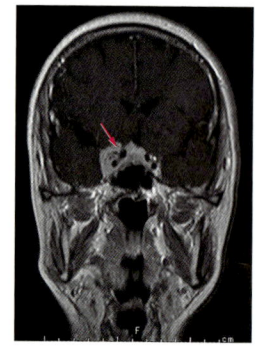

図 1　鞍結節部髄膜腫
（造影 MRI 冠状断）
78 歳，女性．右視力低下で受診した．右矯正視力は 0.1．矢印は腫瘍部位である．

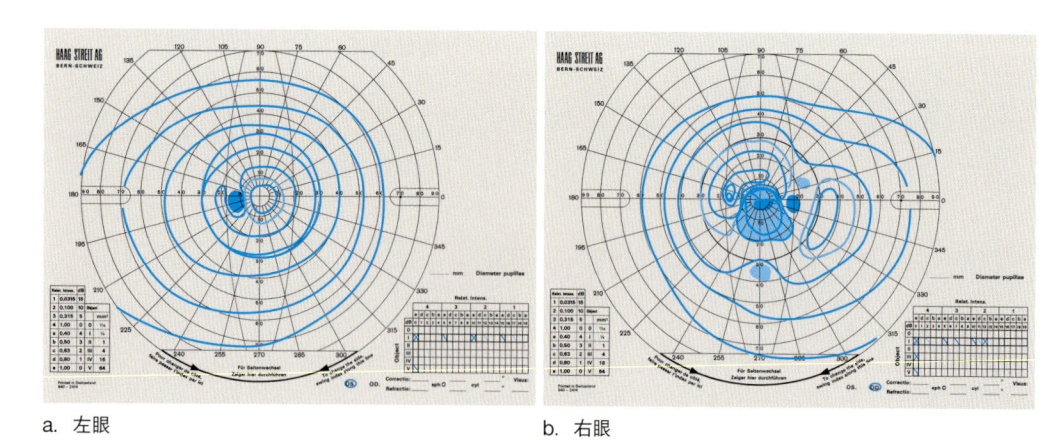

a. 左眼　　　　　　　　　　　　b. 右眼

図 2　鞍結節部髄膜腫（図 1 の患者の Goldmann 視野）
右眼のみに中心暗点がみられた．

a. 左眼   b. 右眼

図3 鞍結節部髄膜腫（Goldmann 視野）
70歳，女性．下方優位の非対称性の両耳側半盲である．

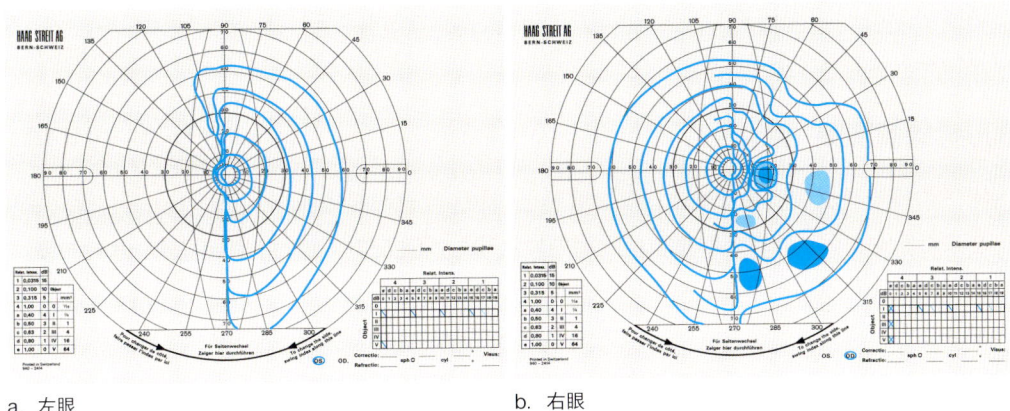

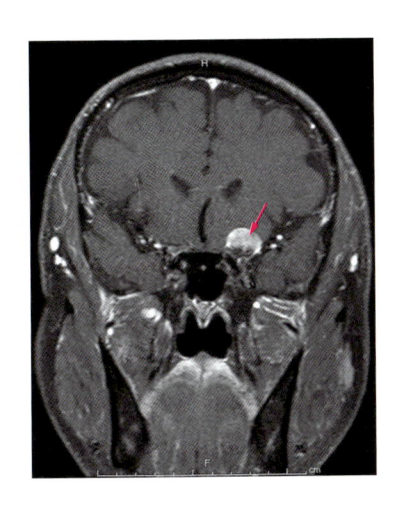

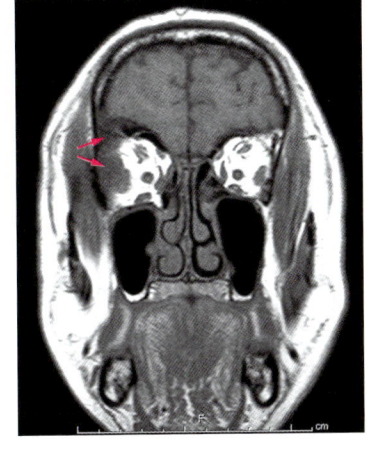

（左図）
図4 蝶形骨縁髄膜腫
（造影 MRI，冠状断）
49歳，男性．矢印は腫瘍部位である．

（右図）
図5 蝶形骨外側髄膜腫
（MRI，冠状断）
58歳，男性．眼窩内浸潤（矢印）で眼球突出を呈していた．

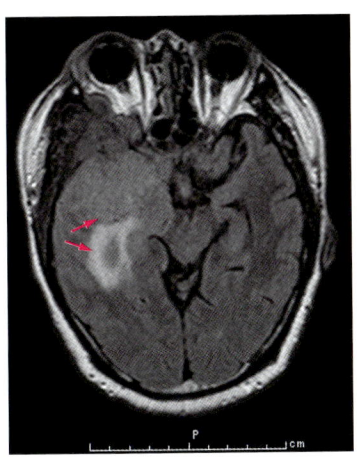

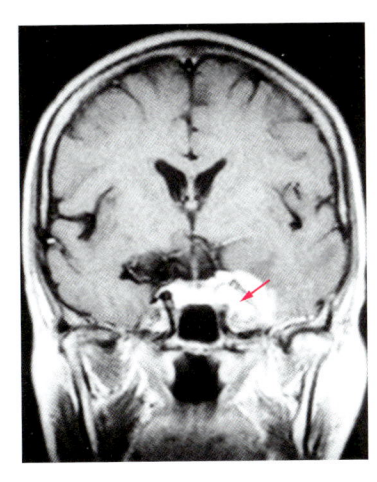

（左図）
図6 蝶形骨髄膜腫（図5の患者の MRI，軸位断）
広範な脳浮腫（矢印）を伴っており，うっ血乳頭がみられた．

（右図）
図7 海綿静脈洞内髄膜腫（MRI，冠状断）
69歳，女性．約2年前に眼瞼下垂を自覚，来院時には内転時に眼瞼が挙上する異常連合運動がみられた．矢印は腫瘍部位である．

傍鞍部腫瘍では，両耳側半盲は非対称性で下方優位である（**図3**）[6]．また，視交叉前方では接合部暗点，視交叉後方では同名半盲となる．

第三脳室や Monro 孔を圧迫し，うっ血乳頭[*1]を起こすこともある．眼球運動障害はまれである[5]．

蝶形骨縁髄膜腫（図4）

内側[*2]の蝶形骨縁髄膜腫は鞍結節部髄膜腫と同様，片側の視神経障害を来たしやすい．外側の髄膜腫は眼窩内に浸潤し（図5，6），眼球突出，眼球運動障害を起こしやすいが視神経症は少ない[3]．

海綿静脈洞内にも原発性，もしくは周囲の蝶形骨や斜台から浸潤した髄膜腫が生じる．眼球運動神経麻痺，三叉神経障害による知覚障害，交感神経麻痺による Horner 症候群がみられ，動眼神経麻痺後の異常再生が起こることがある（図7）[3,7]．

その他の頭蓋内髄膜腫と眼症状

髄膜腫は部位によって，眼科に関連する所見は変わってくる．後頭葉近傍の円蓋部や傍矢状洞髄膜腫では同名半盲を来たし，局所症状が乏しい巨大腫瘍ではうっ血乳頭がみられる．小脳部で眼球運動障害や眼振が起こる．

嗅窩髄膜腫，特に後方型では視神経障害を起こしやすい．嗅窩髄膜腫は局所症状に乏しく，巨大腫瘍になり，うっ血乳頭を呈しやすく Foster Kennedy 症候群（病側の視神経萎縮と対側のうっ血乳頭）[*3]がみられることがある[2,3]．嗅窩髄膜腫は両眼失明が多い．

（敷島敬悟）

[*1] 髄膜腫におけるうっ血乳頭は，①局所症状が乏しいための腫瘍の巨大化，②脳室圧迫や脳室内腫瘍，③静脈圧迫による脳浮腫などの機序で生じる．

[*2] 蝶形骨縁髄膜腫の発生部位は外側，中央，内側に3分割される．外側は蝶形骨大翼部，内側は前床突起部である．

[*3] **Foster Kennedy 症候群**
英国の神経内科医 Robert Foster Kennedy が1911年に報告したもので，有名な症候群だがまれである．

視神経膠腫

概念

視神経膠腫（optic nerve glioma）*1 は，視神経束を覆う星細胞と乏突起膠細胞*2 が腫瘍化したもので，比較的まれな疾患である．良性が多く，幼児に好発し神経線維腫症1型との関連が深い．成人発生例では悪性度が高いものが多く，注意を要する．

年齢と頻度

90％が20歳以下に発症し，3～7歳の幼少時に好発する．性差はない．小児眼窩腫瘍の2～7.6％[2,3]，小児頭蓋内腫瘍の2～5％[4] を占める．特に小児では神経線維腫症1型（neurofibromatosis type 1；NF1）との関連が深く，NF1の15～21％に視神経膠腫が，視神経膠腫の約30％にNF1の合併が認められるとされている[5]．成人発症例は小児に比べてきわめて少ない．

発生部位と症状，眼底所見

眼窩に発生したものを前方型と呼び，頭蓋内に発生したものを後方型と呼ぶ．視力障害，視野障害，眼位異常，眼振などの症状が起こるが，前方型では，一側の視力障害，視野障害を起こす．また，腫瘍増大の影響で眼球突出を生じることがある．後方型は，両側の視力障害や視野障害を来たす．また，視索から視床下部に影響が及ぶと，間脳症候群（るいそうや過活動性症候群），尿崩症，性ホルモン過多などの，内分泌障害を合併する．Monro孔の閉塞により水頭症を併発することがある．眼底所見は，視神経萎縮，視神経乳頭浮腫などの所見を来たす場合や正常のときもある．また，腫瘍の急激な圧迫，浸潤により網膜中心静脈閉塞症を生じることがある[6]．

画像診断

MRI所見：T1強調画像では低信号から高信号を，T2で等信号から高信号示す．造影T1強調画像では，増強効果はさまざまである．ま

*1 専門医認定試験では，神経膠腫に関する出題もある．ここで，理解しておくべきポイントをまとめる．

神経膠腫の病変は，ほとんどが片側性であり性差はない．視力障害，視野障害を起こすことが多く，神経線維腫に合併することが多い．視神経の巨大化による後方からの眼球圧迫で眼球突出することや，斜視を起こすことがある．

所見の特徴としては，視神経の管状肥厚を来たす．血清検査では，特記すべき異常はでない．両耳側半盲は視交叉の視神経膠腫でも生じることはあるが，まれで，むしろ下垂体腺腫などで特徴的な所見である．

*2 星細胞と乏突起膠細胞
星細胞は，中枢神経系の多くの部位に存在する星型の膠細胞（グリア細胞）．ニューロンよりも圧倒的に多い．支持細胞であるが，傷害に対する中枢系の反応において重要な役割を果たしている．乏突起膠細胞は中枢神経系の髄鞘産生細胞で，腫瘍化する頻度は星細胞より低い[1]．

文献はp.254参照．

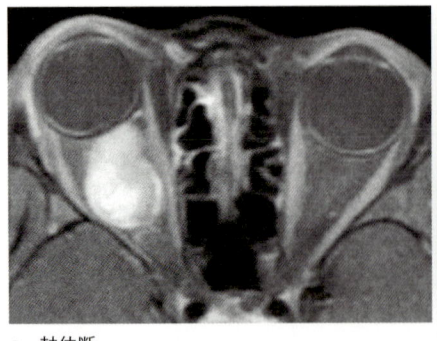

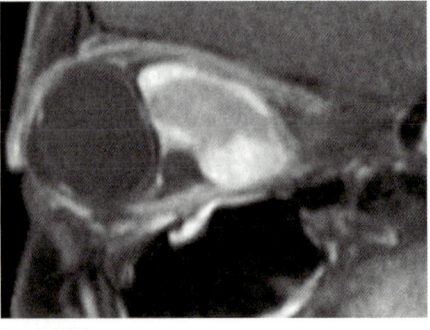

a. 軸位断　　　　　　　　　　　　b. 矢状断

図1　造影T1強調画像（脂肪抑制法併用）
視神経の紡錘状腫大と視神経屈曲が認められる．
（笠井健一郎ら：眼窩腫瘍．眼科手術 2010；23：35-45．図7より転載．写真提供：東京医科大学病院眼科　笠井健一郎先生．）

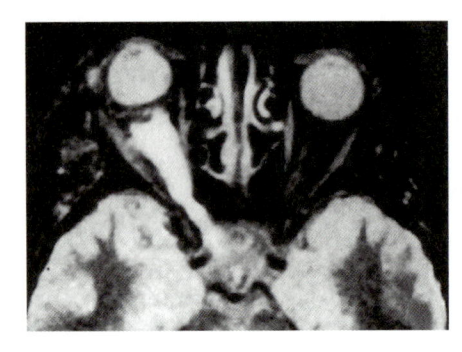

図2　脂肪抑制T2強調画像
左視神経の病変は拡大し，明らかな頭蓋内進展が認められる．
（鈴木茂伸ら：頭蓋内に進展した視神経膠腫の成人例．臨床眼科 1996；50：1777-1780．図4より転載．写真提供：国立がん研究センター中央病院眼腫瘍科　鈴木茂伸先生．）

たNF1との合併の場合，視神経の腫大と腫瘍存在部より眼球側の視神経の眼窩下方への屈曲（kinking）像（図1）や蛇行像を呈することが特徴である[7,8]．眼窩内脂肪を抑制した撮影法を用いると，腫瘍像がより鮮明に描写される（図2）[9]．また，後方型では頭蓋咽頭腫との鑑別が重要になることがある[9]．乳幼児のCT検査は被曝の問題もあり，頻回検査は避けるべきである．

病理組織像と悪性度

一般的に毛様細胞性星細胞腫（pilocytic astrocytoma, WHO分類Grade I）が多い（図3, 4）．星細胞系の腫瘍は，その組織学的所見と予後から悪性度をGrade IからIVまで分けている．成人発症では，Grade III[9]やGrade IV（膠芽腫；glioblastoma）などの報告がある[9,10]．

治療

外科的治療，放射線療法，化学療法がある．

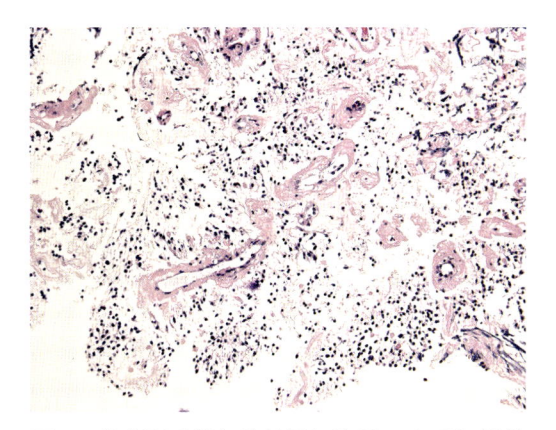

図3 前方型毛様細胞性星細胞腫の病理組織学像（ヘマトキシリンエオジン染色）
毛細血管を取り囲むように進展している腫瘍細胞が多数認められる．
（写真提供：九州大学病院眼科 吉川 洋先生．）

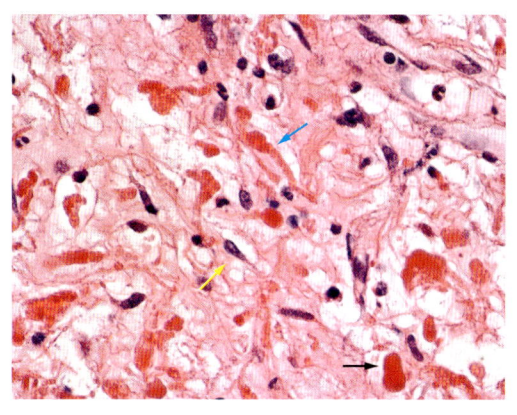

図4 後方型毛様細胞性星細胞腫の病理組織学像（ヘマトキシリンエオジン染色）
紡錘形の腫瘍細胞（黄矢印）．Rosenthal 線維（グリア線維，青矢印），eosinophilic granular body（黒矢印）などが認められる．

前方型：進行が遅く視機能が良好で安定している場合は，経過観察とする．視交叉への進展により他眼の視機能障害を起こす危険がある場合[11]や進行性の眼球突出がある場合などには，腫瘍摘出術（眼球摘出を含む場合あり[11]）を行うことがある．完全に摘出できた場合には，後療法は必要ない．

後方型：その発生位置や組織型の関係から完全摘出が難しい．手術後，化学療法，放射線療法が行われる．ただし，乳幼児の放射線治療は，骨発育不全，脳血管障害，高次脳機能障害，二次癌などの後遺症を起こす危険があり，化学療法（ビンクリスチン，シスプラチン，カルボプラチンになどによる）[12]を主体とした治療法が推奨されている．また，新しい治療法として陽子線治療[13]*3やガンマナイフ治療[14]が報告されている．

予後

視神経膠腫全体の経過良好例は，前方型70％，後方型30％[15]との報告があるが，成人では悪性のものが多く，その場合，後方に急激に進展することが典型的で，生命予後はきわめてよくない[6,9,10]．視神経膠腫は発生部位や病理組織，病状がさまざまであるため，視機能も考慮しながら，患者にとって最良の治療時期や治療方法を判断することが重要である．

（柏木広哉）

＊3 陽子線治療
粒子線治療の一つ．水素イオンを高速化して高エネルギーで病巣に照射する．X線，電子線と異なり，病巣にピンポイントに照射できる利点がある．国内では5施設．県立静岡がんセンターには，わが国で5番目に設置された．ただし保険適応ではなく，現在は300万円程度の費用がかかる．もう一つの粒子線として炭素イオンを用いた重粒子線治療がある．

下垂体腫瘍

下垂体腫瘍と下垂体腺腫

下垂体腫瘍は，99.9％が下垂体前葉から発生する良性の下垂体腺腫（pituitary adenoma）である．MRIによるスクリーニングでは，健常者の10人に1人に認められるとの報告もあり，高頻度に存在すると考えられている．わが国の脳腫瘍全国集計によると，原発性脳腫瘍の17％を占める．ほとんどは成人に発症し，小児にはまれである．前葉のホルモン産生細胞より発生するが，下垂体ホルモン産生の程度によって過剰症状を呈する機能性腺腫（57〜65％）と，過剰症状を呈しない非機能性腺腫（35〜43％）に大別される（**表1**）．

下垂体腺腫の症状と治療

症状は，頭痛などの頭蓋内圧亢進症状，視神経圧迫による視機能障害のほかに，産生ホルモンによる多彩なホルモン過剰症状[*1]を呈する．さらに腺腫が大きくなると下垂体前葉の機能低下症（性機能低下，行動意欲減退，易疲労性，脱毛，皮膚乾燥）を生ずる．また，腺腫の出血あるいは梗塞により腺腫の容積が急激に増大する，いわ

表1 下垂体腺腫の下垂体ホルモン産生程度による分類

下垂体ホルモン産生程度	分類	発症割合
過剰症状を呈する	機能性腺腫	57〜65％
プロラクチン産生腺腫		
成長ホルモン産生腺腫		
副腎皮質刺激ホルモン産生腺腫		
甲状腺刺激ホルモン産生腺腫		
黄体形成ホルモン・卵胞刺激ホルモン産生腺腫		
過剰症状を呈しない	非機能性腺腫	35〜43％
複数のホルモン産生を認める場合	ホルモン産生腺腫	

[*1] **過剰なホルモン産生による症状**

プロラクチン

月経異常，不妊，性欲低下，女性では乳汁漏出，男性ではインポテンスや女性化乳房．

副腎皮質刺激ホルモン

中心性肥満，多毛，高血圧，糖尿病，骨粗鬆症，赤紫皮膚線条，筋力低下，精神症状など，いわゆるCushing症候群．

成長ホルモン

巨人症，先端巨大症，高血圧，糖尿病，関節痛，発汗，手根管症候群，脳梗塞，心筋梗塞，悪性腫瘍，睡眠時無呼吸症候群．

甲状腺刺激ホルモン

振戦，動悸，発汗，体重減少，下痢，精神症状，睡眠障害．

黄体形成ホルモン・卵胞刺激ホルモン

性欲低下．ただし，ホルモンによる症状が出現することはまれ．

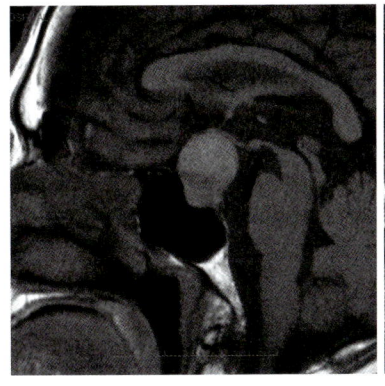

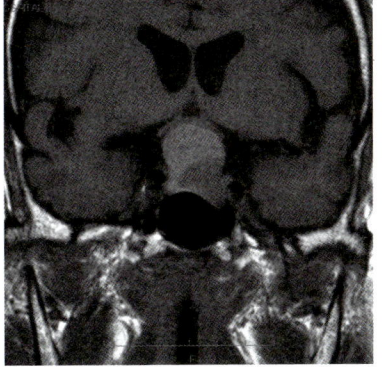

a. 矢状断　　　　　　　　　　b. 前額断

図1　頭部 MRI，T1 強調像（70歳，男性）
トルコ鞍内〜鞍上部に境界明瞭，囊胞部と充実部からなる腫瘤性病変を認める．正常下垂体・下垂体柄は同定できない．腫瘍は視交叉を円弧状に圧排している．

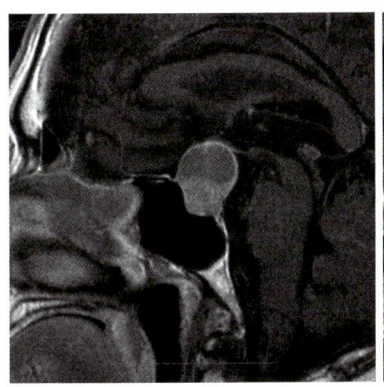

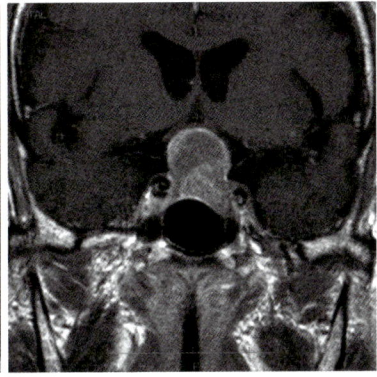

a. 矢状断　　　　　　　　　　b. 前額断

図2　頭部 MRI，ガドリニウム造影像（図1と同一症例）
隔壁と充実部が造影されている．

ゆる下垂体卒中*2 を来たすと，激しい頭痛，脳神経障害，下垂体機能低下，視床下部症状を来たすのみならず，くも膜下出血に至り，意識障害を伴うことがある．治療は原則として経鼻的アプローチなどによる全摘出が行われるが，残存腺腫に対しては放射線治療が考慮される．また腫瘍の種類によっては，ホルモンのコントロールを目的とした薬物療法も行われる．ただし，偶発腫*3 として発見され進行しないものも少なくないので，症状がなければ必ずしも治療を要するとは限らない[1]．

下垂体腺腫の画像所見

頭部単純 X 線撮影における特徴的な所見として，トルコ鞍の風船状拡大（ballooning）と側面像での二重鞍底（double floor）が挙げ

*2 下垂体卒中
pituitary apoplexy．すでに存在する下垂体腺腫が急激な腫内出血，出血性梗塞により病巣が急激に膨隆し鞍隔膜破裂を来たし，神経圧迫症状や下垂体ホルモンの欠落症状を呈する．報告によって頻度は異なり，全下垂体腫瘍の1〜10％とされている．中年男性，プロラクチン産生腫瘍に併発する頻度が高い．生じた視野障害や眼球運動障害は，急性期に治療することによって9割程度の症例で改善する．

*3 偶発腫
incidentaloma．病因検索を目的とした検査ではなく，偶然の機会に発見された腫瘍の呼称．超音波検査や CT，MRI といった画像検査が広く普及したことと，健康に関する一般的な意識が高まったことで，健康診断や人間ドックなどで偶発腫が発見される機会が増加した．副腎偶発腫，下垂体偶発腫，甲状腺偶発腫などが知られている．

文献は p.255 参照．

a. 左眼　　　　　　　　　　　　　　　　　b. 右眼

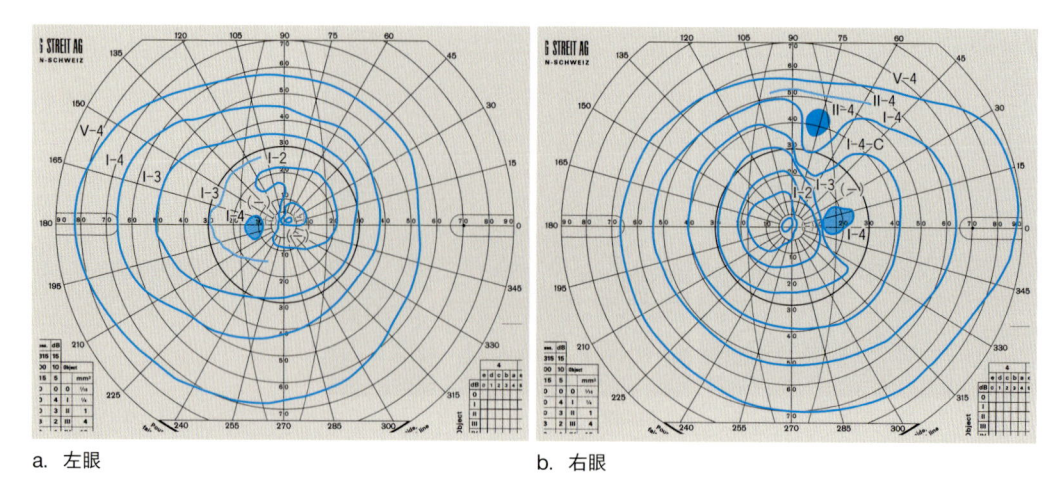

図3　Goldmann視野（図1と同一症例）
両耳側のイソプタ沈下を認めるが，右眼（b）は相対的に上方の沈下が目立つ．

られる．CTでは，正常ではみられる鞍上部の低吸収域がみえなくなり，囊胞化，石灰化，周囲の骨変化などが判別できる．多くの腺腫は造影される．MRIにおいてはT1強調像で低信号～等信号（図1），T2強調像で主に等信号～高信号を示す．造影効果を示すことが多い（図2）が，強く造影される正常下垂体と比較すると低信号を示す例が多いことが，ほかの部位の脳腫瘍と異なる特徴である．

下垂体腺腫の視機能障害と視神経乳頭の変化

　視野障害は視交叉部の圧排により両耳側半盲を呈するが，特に上方1/4の視野が障害されやすい（図3）．これは解剖学的に視交叉を下方から圧迫することによって，網膜の下半分由来の線維が障害されることによる．ただし圧迫の方向によって，さまざまなパターンがありうる[2]．摘出術によって視機能が改善する場合は，通常24時間以内とされているが，一方で術中操作が原因で，手術後に視機能が悪化する例もある[2]．また，前述の下垂体卒中を来たした場合，前述した症状に加え，脳神経障害として急激な視力低下，眼球運動障害を来たすことがある．視神経乳頭は頭蓋内圧亢進に伴い，うっ血乳頭を来たすことがあり，圧迫による影響が長期に及ぶと視神経乳頭は萎縮する．典型的な変化としては，耳側蒼白や蝶ネクタイ様視神経萎縮が知られている．視機能低下を契機に下垂体腺腫の再発が発見されることがあるため，全摘出して視力・視野が改善した場合も，眼科への定期受診が再発の早期発見のために必要である．

〔井上俊洋〕

頭蓋咽頭腫

疾患概念と疫学

頭蓋咽頭腫（craniopharyngioma）は，Rathke 嚢[*1] 上皮の胎生奇形と考えられており，トルコ鞍部・鞍上部に発生する良性腫瘍である．50 万～200 万人に 1 人の発症率であり，うち 30～50％ が小児の発症と報告されている[1]．10 歳前後と 50 歳代に小さなピークをもつ．わが国の脳腫瘍全国集計によると，原発性脳腫瘍の 2～5％ を占め，性差はほとんどない．小児脳腫瘍においては約 9％ を占め，神経膠腫，髄芽腫，胚細胞腫に次いで多い．

症状と治療

症状は，頭痛などの頭蓋内圧亢進症状，多尿症，多飲症，成長障害，体重増加などの下垂体ホルモン欠乏症（腫瘍が下垂体を圧迫・破壊することによる下垂体機能障害），視神経圧迫による視機能障害などである．成人では，精神症状が現れることもある．

治療は，可能であれば全摘出が選択される．部位的な問題や周囲組織との癒着などで全摘出が難しい場合は，部分摘出＋放射線照射も選択肢となるが，その場合の再発率は全摘出例より高い．補助的な治療法として，水頭症に対するシャント手術やホルモン補充療法が行われる．全体の生存率は 91～98％ と報告されている[1]．

画像所見

頭部 X 線撮影においては，鞍上部腫瘍ではトルコ鞍の平皿状の変形（saucer-like change），鞍内部腫瘍では ballooning を認めることがある．組織分類[*2]におけるエナメル上皮腫型では鞍上部に石灰化を認める．CT では嚢胞型が約 50％ と最多で，充実性腫瘍が約 15％，両者の混在が約 35％ にみられる．嚢胞は嚢胞壁がリング状に増強され，内部が低吸収域を示す．充実性腫瘍は等吸収域を示し著明に増強される．石灰化は高吸収域となる．MRI では嚢胞は通常 T1 強調像で低信号，T2 強調像で高信号を示す．嚢胞壁は CT 像と同様

[*1] **Rathke 嚢**
pouch of Rathke．発生の過程において咽頭後部の原始口腔外胚葉から突起が形成され，袋状の形状となる．これは発見者 Rathke にちなんで Rathke 嚢と呼ばれる．やがてこの Rathke 嚢は，くびれて口蓋上皮から離れることで完全な袋状になるとともに，壁をつくる上皮が増殖して種々のホルモン産生細胞が分化し，腺性下垂体である前葉，中葉が形成される．また，下垂体後葉は間脳視床下部の小突起から発生する．

文献は p.255 参照．

[*2] は p.108 参照．

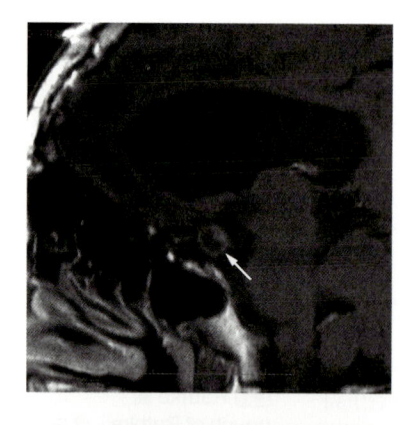

図1 頭部 MRI（T1 強調像, 矢状断）
21 歳, 女性. 再発例. 嚢胞壁にリング状の造影効果を認める.

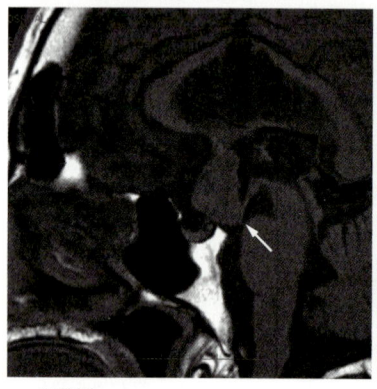

a. 矢状断　　　　　　　　　b. 前額断

図2 頭部 MRI（T1 強調像）
53 歳, 男性. 鞍部に正常灰白質と等信号の腫瘤性病変を認める. 第三脳室の前半部は占拠され, 両側側脳室の拡大を認める. 腫瘍により視交叉は前下方へやや圧迫されている.

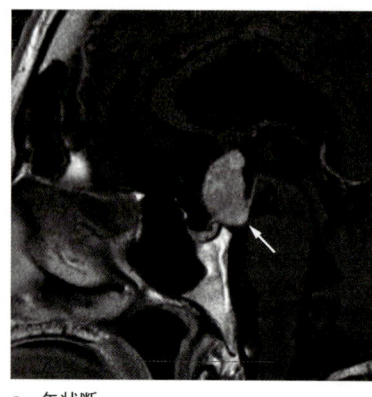

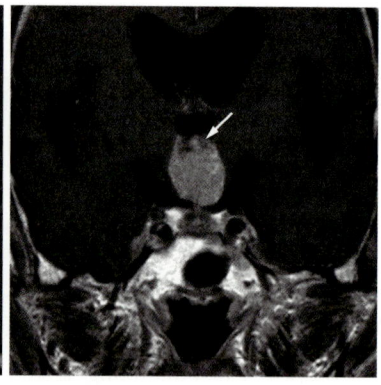

a. 矢状断　　　　　　　　　b. 前額断

図3 頭部 MRI（ガドリニウム造影像, 図2と同一症例）
腫瘍は均一に造影されている.

にリング状に増強される（**図1**）. 充実性の部分は T1 強調像で等信号を示し（**図2**）, 増強効果を認める（**図3**）. 石灰化やヘモジデリンの多い部分は T1, T2 強調像ともに低信号を示す.

＊2 頭蓋咽頭腫の組織所見分類

1. エナメル上皮腫型

小児に多い. 実質細胞は1～2層の円柱-立方上皮からなる基底細胞層, 重層扁平上皮様の中間層, 網目状に配列する星芒状細胞からなる内層の三層構造からなる. 実質内に石灰沈着を高頻度に伴う角質細胞の集簇を認める. 腫瘍の間質は血管豊富な結合組織であり, ここにコレステリン結晶, 異物型多核巨細胞を含む異物反応が認められる.

2. 扁平上皮乳頭型

成人に多い. 数層の柵状, 円柱状細胞よりなる基底細胞層と内層からなる. 内層は明瞭な層構造をとらず有棘細胞様の細胞が多層に並ぶ. 中間層はない. 嚢胞, 角質化細胞, 石灰化はみられない. 間質は, エナメル上皮腫型と同様である.

3. 混合型（中間型, 移行型）

エナメル上皮腫型と扁平上皮乳頭型の混在したものとして, 分類される場合がある.

視機能障害と視神経乳頭の変化

視機能障害：頭蓋咽頭腫では，視神経圧排による症状が全症例の62〜84％にみられ，視野異常は頭痛と並んで本疾患で最も共通した症状である[2]．視交叉が圧迫されるため視野障害は両耳側半盲の傾向をとるが，左右対称でなく不規則なことが多い．これは視神経に対する圧排が下垂体腺腫ほど均等になりにくいことが原因である．また上方から圧迫されることが多く，下方視野が影響されやすい．ただし視野異常は多彩で，同名半盲を来たした症例もある．眼底変化は特異的なものはなく，視神経萎縮を来たすことが多いが，小児ではうっ血乳頭を来たすこともある．KennedyとSmithが頭蓋咽頭腫45症例を調べた報告によると[2]，少なくとも1眼の視力が6/12に低下していた割合は27例（60％）であった．視野変化については，両耳側半盲が12例（27％），片眼の耳側視野障害と僚眼の中心暗点が5例（11％）にみられたほか，中心暗点，傍中心暗点，非対称性の両耳側視野異常なども認められた．一方で，初診時に視野異常が認められなかったのは9例（20％）であった．また，初診時に視神経萎縮が認められたのは27例（60％）で，うっ血乳頭を来たしていたのは12例（27％）であった．これらの視機能異常は病状の進行とともに変化することは当然であるが，脳外科的な手術によっても変化することがあり，改善する例と増悪する例の両者を経験する．

視野異常：視野異常は頭痛と並んでよくみられる初期症状であり，眼科医が本疾患を発見する機会は少なくないと考えられる．また小児の場合は斜視を契機として発見される場合もあり，見過ごさないよう注意が必要である．斜視の原因としては視力低下による固視不良からくる場合と，脳圧亢進による脳神経障害からくる場合がある．小児例では自覚的な訴えが乏しいことがあり，治療が遅れると視力予後は不良となる例が多いため，速やかな画像診断と緊密な他科との連携が必須である．

（井上俊洋）

眼動脈瘤

脳動脈瘤と眼動脈瘤

視神経近傍に発生増大した内頸動脈-眼動脈瘤（図1）は，腫瘍性病変として視神経を圧迫し視神経症を引き起こす[1,2]．内頸動脈-眼動脈瘤の発生率は，脳動脈瘤全体の1.5〜7.9％であるが，未破裂動脈瘤としては13％と高率となる．動脈瘤の最大径が25 mm以上を巨大動脈瘤，12〜25 mm径のものが大動脈瘤とされ，一般的に5 mm径未満のものは破裂頻度が低く，5 cm径以上は破裂頻度が高いとされている．脳動脈瘤破裂によるくも膜下出血としての症状・所見を表1に，脳動脈瘤に関連した視覚障害を引き起こす原因を表2にまとめる．未破裂の大動脈瘤・巨大動脈瘤が，脳神経圧迫症状（視神経，動眼神経など）で発症することが多い．脳動脈瘤の発生率は，女性がやや高く，国別では日本やフィンランドで高いと報告されている．

文献は p.255 参照.

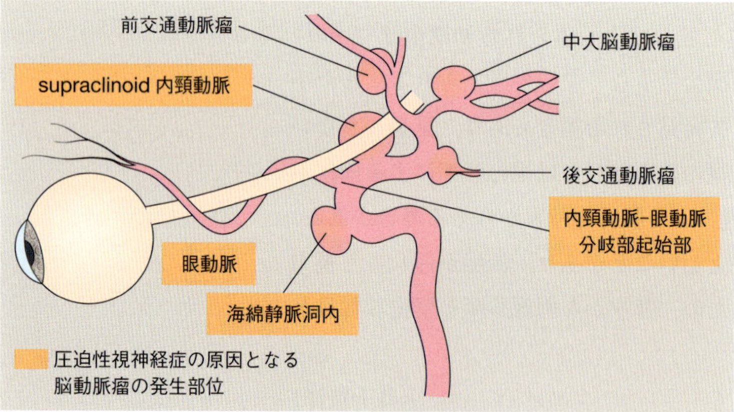

図1　圧迫性視神経症の原因となる脳動脈瘤

視神経に影響を与える瘤は，内頸動脈のうち海綿静脈洞から遠位部の後交通動脈分岐部までの部分に発生したもので，paraclinoid aneurysm（傍前床突起部動脈瘤）と総称される．
海綿静脈洞内：傍鞍部のため脳腫瘍や炎症性疾患との鑑別を要する（図3a, b参照）．
眼動脈：頭蓋内・視神経管内あるいは眼窩内眼動脈から発生する（きわめてまれ）．
内頸動脈-眼動脈分岐部起始部（図3a, b参照）：一般的に，この動脈瘤を指す．内頸動脈の上方（眼動脈より遠位部の内頸動脈上向きの瘤）・内側（眼動脈より近位部の内側の瘤）に分かれる．
supraclinoid 内頸動脈：眼動脈起始部より遠位側で発生したもの．

表1　脳動脈瘤破裂によるくも膜下出血としての症状・所見

1. 頭重感：感冒時の軽度の頭痛も見逃せない
2. 頭痛：いまだ経験したことがないほどの激烈な痛み
3. 悪心，嘔吐
4. 項部硬直：硬膜刺激症状に伴う（発症直後には通常みられない）
5. 突然の意識障害・昏睡（重症例）

表2　脳動脈瘤に関連した視覚障害を引き起こす原因

1. 圧迫性視神経症（本文参照）
2. 動脈瘤の視神経直接分割・破裂（まれに認められる）
3. くも膜下出血後の脳血管れん縮に伴う脳梗塞と後部虚血性視神経症[3]

a.

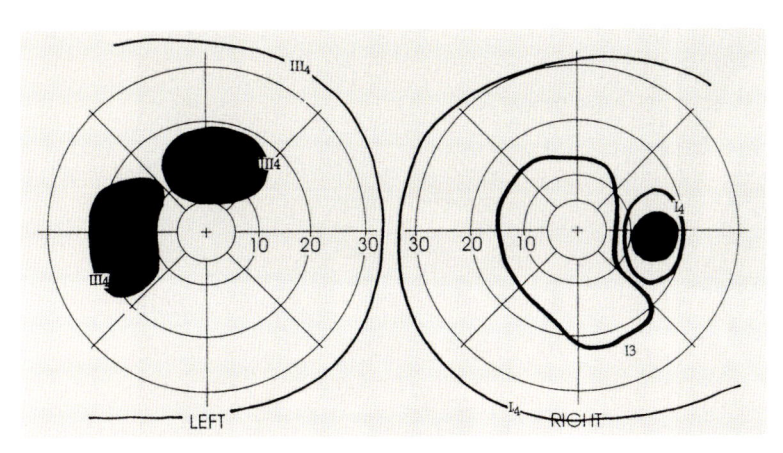

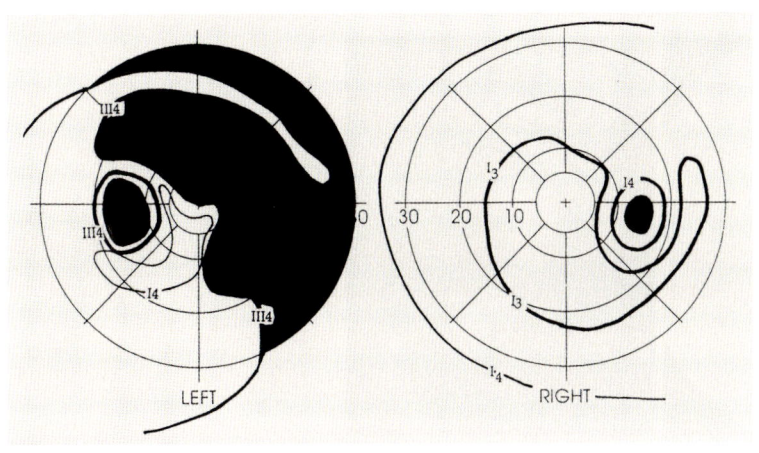

b.

図2 視野障害進行度の左右差（75歳，女性）
a. 左眼に上方の傍中心暗点を認め，正常眼圧緑内障として経過観察されていた．
b. 左眼の急激な鼻側視野欠損および下方視野障害の進行がみられる．
(Kupersmith M J：Aneurysm involving the motor and sensory visual pathways. Neurovascular Neuro-ophthalmology. Berlin；New York；Springer-Verlag；1993. p.274. Fig 6.21.)

圧迫性視神経症に伴う視覚所見・症状

　未破裂動脈瘤が拡張・進展したための視神経の圧排により，特有の視覚症状・所見がみられる．

視力・視野障害：多くが左右非対称性の障害であり[2,4,5]，瘤の圧排が続くと極端な障害の左右差となる（図2）．

視神経乳頭浮腫[6]，**陥凹の拡大・萎縮**：正常眼圧緑内障の発症機序としての報告[7,8]もある．

視力の動揺（fluctuation）：視神経に対する動脈瘤の拍動による[2,4]．

幻視：芝生が緑色のじゅうたんで飾られているようにみえた[4]．

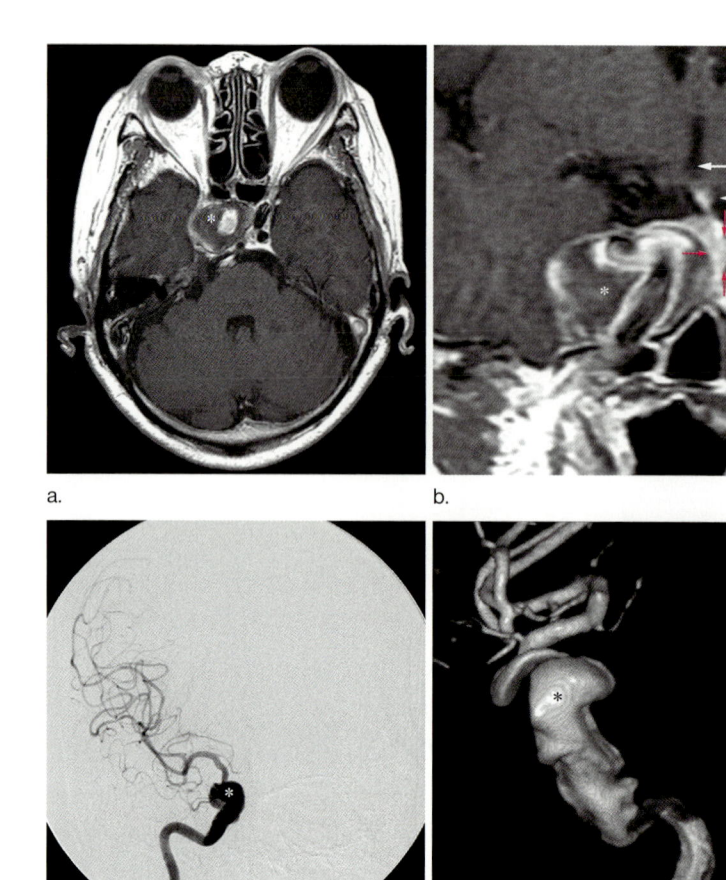

図3 動脈瘤に対する画像検査と診断

67歳，女性．海綿静脈洞内頸動脈未破裂動脈瘤経過観察例を提示する．頭重感・頭痛の原因精査で診断された．視力は，右＝0.05（0.7×−9.00D），左＝0.15（nc）（弱視）である．Goldmann 視野検査では，視野障害は現在のところ認めない．

a. MRI 検査・軸位断：内頸動脈海綿静脈洞部に外側に突出する左右約 30 mm，前後約 21 mm，上下約 18 mm の囊状動脈瘤を認める（＊）．b の冠状断画像では，海綿静脈洞に限局していて視交叉（白矢印）は圧排されていない．
b. MRI 検査・冠状断：視神経（白矢印）は，瘤の上面を走行，現在のところ有意な圧排は認めない．下垂体（赤矢印），下垂体柄ともに左方に偏位している（白矢頭）．
c. 内頸動脈造影検査：囊状動脈瘤を認める（＊）．
d. MRA 検査：内頸動脈錐体部から海綿静脈洞部にかけて巨大動脈瘤を認める（＊）．瘤本体の大部分は器質化血栓で占められており，不規則な拡張を示す内腔描出にとどまっている．瘤遠位端での内腔狭窄があり，頭蓋内分枝への流入圧の低下も示唆され，虚血性視神経症の可能も考えられる．

脳動脈瘤の画像所見と診断

MRI・MRA 検査：磁気共鳴血管造影（MRA 検査）により，視神経近傍の占拠性病変の検索および視神経と動脈瘤との位置関係を確認する．内腔は flow void[*1] のために T2 強調像，T1 強調像ともに低信号を示すことが多い．壁肥厚，血栓のために，高信号域の入り交じ

[*1] **flow void**
血流あるいは脳脊髄液の流れにより，流れのある部分が無信号に黒く描出されること．正常では，動脈，静脈洞，中脳水道そして第三脳室などで，病変では，AVM（cerebral arteriovenous malformation；脳動静脈奇形），太い静脈奇形，速い流れの動脈瘤などが flow void を示す．

った信号を示す．MRI 検査では（T2 あるいは heavy T2*²，CISS*³）の冠状断撮影がよい．

脳動脈造影検査あるいは 3D-CTA（三次元脳血管造影）：必須検査とされ，脳動脈瘤の視神経への圧排や瘤と内腔との関係など検討する．

手術療法と視機能温存

内頸動脈瘤に対する脳外科手術治療には，視神経近傍での操作になるため，術中の視神経の圧排や脳動脈瘤コイル塞栓術やクリッピング術による血流低下に伴う視覚機能障害の危険がある[9]．さらに視力・視野の術後の視機能の回復改善も比較的難しい[5]．

（原　直人，中川　忠，向野和雄）

*2 heavy T2 強調画像
非常に強い T2（heavy T2）強調画像を用いて，血液に満たされた動脈瘤の形態を描出する．

*3 CISS 法
CISS（constructive interference steady state）．脳脊髄液を著明な高信号として描出し，脳実質や脳神経とのコントラストの高い高分解能の画像が得られる．装置メーカーにより，FIESTA（Fast Imaging Employing Steady-state Acquisition），Balanced FFE などと名称が異なる．

甲状腺眼症

甲状腺性視神経症

　甲状腺眼症[*1]に伴う圧迫性視神経症のことを甲状腺性視神経症（dysthyroid optic neuropathy；DON）と呼ぶが，その本態は，主に眼窩先端部付近で腫脹した外眼筋が視神経を直接圧迫，あるいは血流を阻害することによる．それ以外にタイトな眼窩隔膜と相対的に，軽度の眼球突出による球後の圧の上昇による障害も合併していると考えられている[1]．頻度は甲状腺眼症の3～5％程度と多くはないが，甲状腺眼症のなかでも最重症と考えられており，放置すれば失明の危険すらある．2008年にヨーロッパでのコンセンサス[2]（EUGOGO[*2]，2008）でほぼ治療方針は定まったが，現在もなお診断がなかなかつかず治療が手遅れとなる症例も後を絶たない．

甲状腺眼症の症状と診断

　DONは単独で発症するのではなく，必ず甲状腺眼症の部分症状として発症する．したがって，甲状腺眼症の徴候（表1）を見逃さないことが重要である．筆者の教室での210例の甲状腺眼症患者の主要症状の頻度[3]を図1に示したが，大部分の患者が急性期症状の眼瞼腫脹，眼瞼浮腫，上眼瞼後退症などの眼瞼症状で初発している．眼科領域では中年・若年を問わず女性に眼瞼浮腫をみれば，まず甲状腺眼症を疑うべきである．また，眼瞼浮腫が強くなくとも瞼裂幅

[*1] 甲状腺眼症
甲状腺機能亢進そのものとは直接の関連はなく，甲状腺刺激ホルモン（TSH）受容体やinsulin-like growth factor 1など，複数の抗原に対する自己免疫により眼瞼や眼窩，外眼筋に特異な炎症を来たす疾患．

[*2] EUGOGO
European Group on Graves' Orbitopathy

文献はp.256参照．

表1　甲状腺眼症の臨床症状

眼瞼腫脹，眼瞼浮腫
上眼瞼反転困難（Gifford徴候）
瞬目運動減少（Stellwag徴候）
瞼裂開大（Dalrymple徴候）
下方視での上眼瞼遅動（Graefe徴候）
眼球突出
輻湊不全（Moebius徴候）
眼球運動障害（特に上転障害）
圧迫性視神経症

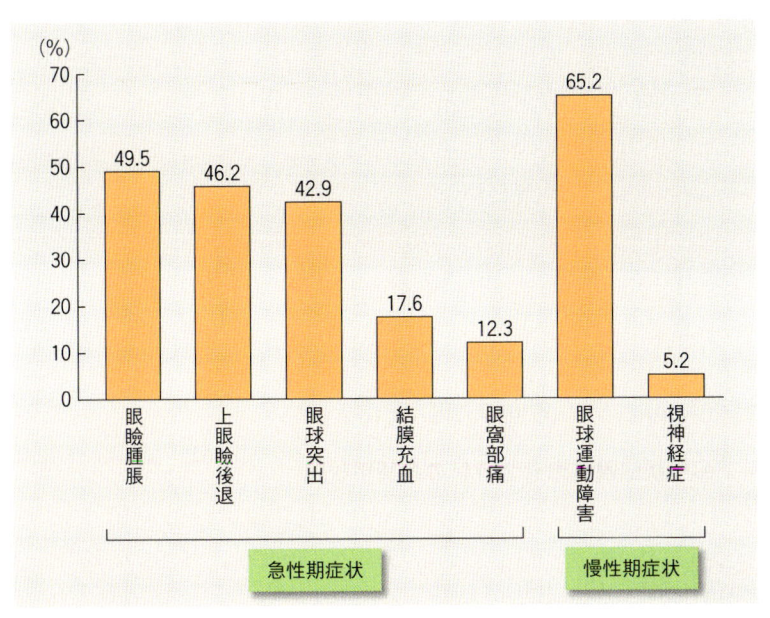

図1 兵庫医科大学病院眼科での甲状腺眼症患者210例の主要症状別の頻度

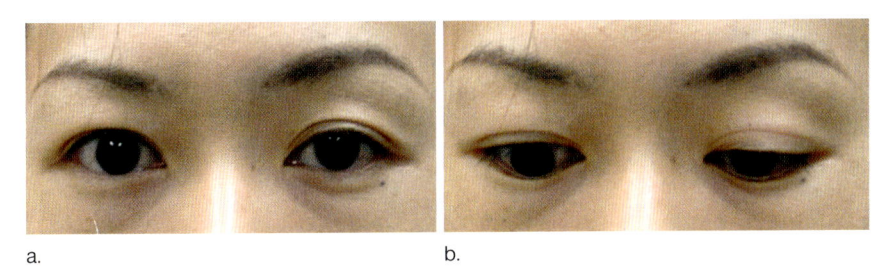

棒グラフ: 眼瞼腫脹 49.5%, 上眼瞼後退 46.2%, 眼球突出 42.9%, 結膜充血 17.6%, 眼窩部痛 12.3%（急性期症状）, 眼球運動障害 65.2%, 視神経症 5.2%（慢性期症状）

図2 右上眼瞼後退症（28歳，女性）
下方視（b）で右上眼瞼に lid-lag がみられ，瞼裂幅の左右差が大きくなっている．

に左右差があれば，下方視をさせて瞼裂幅の左右差が拡大するか，あるいは開大している眼の上方強膜が露出しないかを診る．このとき，左右差の拡大（**図2**）や強膜露出（scleral show）があれば，やはり上眼瞼後退として甲状腺眼症を疑うべきである．

　診断には，問診，血液検査，眼窩 MRI などが重要である．問診では，甲状腺機能異常の既往は必須ではなく，発症時期が明確でないこと，朝起床時症状が最悪で日中には軽快する場合が多いことなどが参考となる．血液検査では，甲状腺機能（free T_3, free T_4）だけでなく，甲状腺関連自己抗体が重要な診断根拠となる．前述の筆者の教室での甲状腺眼症での各抗体の陽性率を**図3**に示した．筆者の教室では，各種甲状腺関連自己抗体のいずれかが陽性になることを甲状腺眼症の診断基準の一つとしているため当然陽性率は高いが，

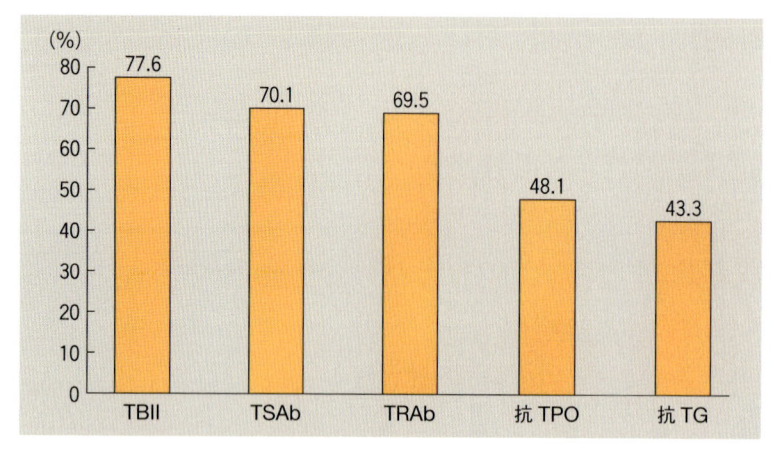

図3 兵庫医科大学病院眼科での甲状腺眼症患者210例の各種甲状腺関連自己抗体の陽性率

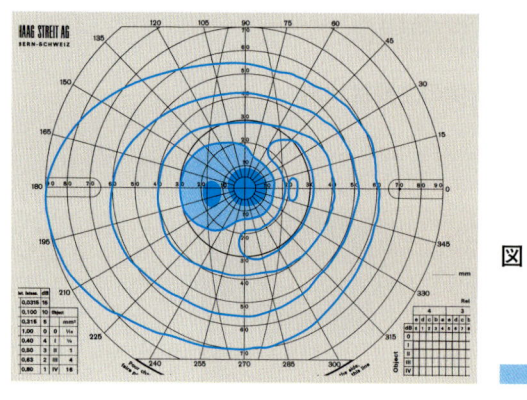

図4 左眼DONの急性期にみられた動的視野での中心暗点
（49歳，女性）
　　：I-4，　　：V-4．

二種類の検査ではどの組み合わせが陽性率（検出率）が高くなるか，三種類ではどの組み合わせかを検討したところ，二種類ではTSAb（甲状腺刺激抗体）と抗TPO（甲状腺ペルオキシダーゼ）抗体の組み合わせで90％，三種類の組み合わせではTSAbとTBII（TSH-binding inhibitory immunogloblin）と抗TPO抗体の組み合わせで95.7％となった[3]．甲状腺眼症が疑わしければ，これらの抗体のチェックが必要である．

甲状腺性視神経症の症状と診断

　DONの発症時期は明確でないことが多い．患者は徐々に視力が低下するが，眼球突出や兎眼性角膜障害，眼球運動障害など，ほかの眼症状に気をとられて，軽度の視力低下であれば訴えないこともしばしばみられる．中等度以上の視力低下になれば，多くは中心視野の感度低下や中心暗点（**図4，5**），傍中心暗点（**図6**）などの視野

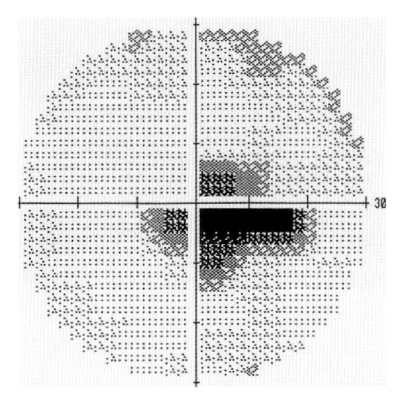

図5 右眼急性期の静的視野
（図4と同一症例）

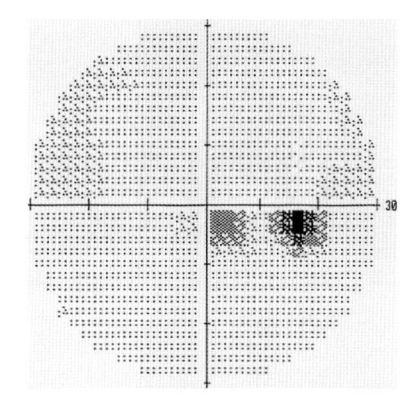

図6 パルス療法，眼窩減圧術後の慢性期の静的視野（図4と同一症例）

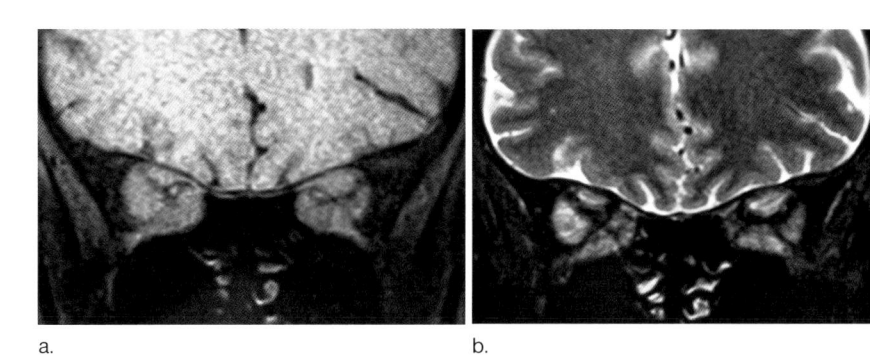

a.
b.

図7 DON症例の冠状断MRI（60歳，女性の両眼）
aで外眼筋の腫脹によるapical crowdingが，bのT2強調像で外眼筋の激しい炎症が認められる．

異常を伴い，このため限界フリッカ値（critical flicker frequency；CFF）の低下，RAPD（relative afferent pupillary defect；相対的入力瞳孔反射異常），色覚障害，視覚誘発電位（visual evoked potential；VEP）の振幅の低下や潜時の遅れを来たす．視神経乳頭は比較的急速に進行したものでは約半数以上で発赤・腫脹するが，徐々に悪化したものでは乳頭充血やわずかの腫脹にとどまるか，すでに耳側蒼白など，萎縮を呈するものまでさまざまである．

甲状腺眼症の活動度を示すMouritsらのclinical activity score（CAS）は，DONの発症や重症度とは相関せず，あまり診断の役には立たない．画像診断，特に冠状断MRIが最も効果的で，眼窩先端部での視神経周囲の込み合った状態（apical crowding）を明瞭に描出できる（図7）．軸位断であれば内外直筋の付着部は薄く，起始部が太い"コカ・コーラ®クラシックボトル"様の腫脹が観察できる（図8）．これらの所見が得られてはじめてDONの診断がつく．

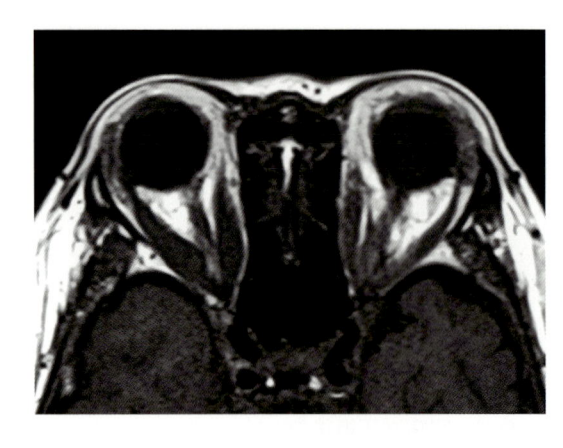

図8 軸位断MRI
（図7と同一症例）
内外直筋のコカ・コーラ®クラシックボトル様腫脹（特に右側）が明らかである．

　EUGOGOの7施設での1年間に受診したDON 47例94側の臨床的な特徴は**表2**のとおりであり，やはり眼底所見では60％程度しか診断がつかない[4]．DONの全身的な危険因子としては糖尿病（頻度33.3％），喫煙，高齢があり，局所的な危険因子としては眼球運動制限（特に上転）があり[1]，上方視時に黒内障発作を来たしたとの報告もある．

甲状腺視神経症の治療

ステロイドパルス療法：EUGOGOのコンセンサスによれば，ステロイドパルス療法は経口投与より副作用が少ないが，急性肝障害と生命に危険を及ぼす肝不全のリスクは総投与量と相関し，患者の約0.8％にみられるとしたうえで，パルス療法は，一連の治療において総投与量がメチルプレドニゾロン8g未満であれば安全であるとしている[2]．したがって，重症例から中等症例ではまずパルス療法を行うべきであるとしており，DONは甲状腺眼症のなかでも最重症例であるので，まずパルス療法が第一選択となる．このパルス療法により程度の差はあるが，ほとんどの症例で視機能の改善が得られる．しかし，1～2週間たって改善が得られないもの，あるいは糖尿病，不穏などの副作用で続行困難なものでは速やかに眼窩減圧術を行う．ただ，緊急眼窩減圧術はステロイドのパルス療法との無作為比較臨床試験の結果からパルス療法に勝るものではないことが判明しており，まずはパルス療法を優先させるべきである[1,2]．

トリアムシノロンアセトニド：最近ではほかの眼疾患で眼球内やTenon囊内注射で用いられているトリアムシノロンアセトニドを甲状腺眼症の眼窩に投与した報告が散見されるようになった．特にBordaberryら[5]はDON患者10例で前向きの検討を行い，トリア

表2　甲状腺視神経症が疑われた症例の特徴

	確定DON眼	DON疑い眼	DON否定眼	報告眼数
色覚低下	23/30 (77%)	9/16 (56%)	1/15 (7%)	61
視力≦0.67	44/55 (80%)	10/17 (59%)	7/22 (32%)	94
apical crowding	40/42 (95%)	9/14 (64%)	6/14 (43%)	70
視神経乳頭腫脹	30/54 (56%)	3/17 (18%)	1/22 (5%)	93
視神経乳頭蒼白	2/54 (4%)	2/17 (12%)	0/22 (0%)	93
視野障害	30/42 (71%)	10/14 (71%)	2/16 (13%)	72
VEP潜時の異常	8/11 (73%)	6/7 (86%)	0/4 (0%)	22
VEP振幅の異常	6/11 (55%)	4/7 (57%)	0/4 (0%)	22
眼球突出≧21 mm	33/53 (62%)	13/16 (81%)	12/19 (63%)	88
視神経の伸展	5/15 (33%)	0/5 (0%)	3/7 (43%)	27
RAPD	15/33 (45%)	2/5 (40%)	N/A	76
CAS≧3	31/51 (61%)	6/17 (35%)*	7/17 (41%)	85
30°未満の上転	36/51 (71%)	13/17 (76%)	11/21 (52%)	89
30°未満の下転	9/50 (18%)	2/17 (12%)	0/19 (0%)	86
30°未満の外転	15/45 (33%)	2/16 (12.5%)	1/20 (5%)	81
30°未満の内転	7/47 (15%)	0/17 (0%)	3/20 (15%)	84

CAS：clinical activity score
RAPD：relative afferent pupillary defect
（McKeag D, et al：Clinical features of dysthyroid optic neuropathy：a European group on Graves' orbitopathy（EUGOGO）survey. Br J Ophthalmol 2007；91：455-458. ただし論文では*の部が6/17（86%）と誤って記載されている.）

ムシノロンアセトニド20 mgを2週間隔で各眼窩に注射し，一過性の眼圧上昇がみられたものの，66％で著明に改善したとしている．今後，パルス療法が行えなかったり，眼窩減圧術を拒否する患者では第三の選択肢となる可能性がある．

〔三村　治〕

肥厚性硬膜炎

肥厚性硬膜炎とは？

　肥厚性硬膜炎（hypertrophic pachymeningitis；HP）は，1896年にCharcotらによって原因不明の硬膜が肥厚する疾患として，初めて報告された．頭蓋底部を好発部位とし，頭痛（球後痛），複視，難聴，多発性脳神経麻痺，けいれん，運動失調など，さまざまな症状を呈する症候群である．従来まれとされてきた疾患であるが，近年，画像検査の進歩により，ガドリニウム造影MRI，造影CTで比較的容易に診断が可能となり，報告が増加してきている．しかし病態生理，治療法，予後についてはいまだ不明な点が多い．原因として感染症に続発する肥厚性硬膜炎が最も多く，自己免疫性疾患，腫瘍などが挙げられる（表1）．

主訴から診断へ

　頭痛を初発とする視力低下，眼球運動障害は肥厚性硬膜炎を疑う必要がある．問診にて中耳炎，真菌感染症などの既往症の有無を確認する．眼位，眼球運動，対光反応にて左右差がないかどうか確認し，強膜炎や，うっ血乳頭の有無もチェックする．血液検査では，赤沈，抗核抗体（anti nuclear antibodies；ANA），抗好中球細胞質抗体（anti neutrophil cytoplasmic antibody；ANCA），アンジオテンシン変換酵素（angiotensin-converting enzyme；ACE），IgG4を項目に挙げ，感染症の確認（HTLV-I[*1]，β-D-グルカン，TPHA[*2]など），髄液検査なども必要である．

　また，画像検査では頭部造影CTや，ガドリニウム造影MRIにて矢状断，前額断を撮像することが望ましい．悪性腫瘍の硬膜転移も多いので，全身検索としてGaシンチや，脳Tlシンチ，PET（positron emission tomography）なども考慮する．

　以上のことから，放射線科や脳外科，神経内科との複合的な診断が必要である．血液や髄液所見で感染症が証明されない場合には，患者の全身状態を考慮したうえで，脳外科医とも相談し，外科的な

文献はp.256参照．

表1　肥厚性硬膜炎の原因

感染性
細菌，真菌，梅毒，結核
自己免疫性
1. 膠原病 　関節リウマチ 　Sjögren症候群 　混合性結合組織病 　全身性進行性硬化症 　結節性多発動脈炎 　全身性エリテマトーデス 2. 非感染性慢性炎症性疾患 　Wegener肉芽腫症 　サルコイドーシス 　多病巣性線維硬化症 3. P-ANCA陽性を示すもの
その他
腫瘍（癌・白血病・悪性リンパ腫） ステロイド・麻酔剤・造影剤の髄腔内投与 外傷

[*1] **HTLV-I**
human T-cell lymphotrophic virus type I

[*2] **TPHA**
Treponema pallidum hemagglutination assay
（梅毒トレポネーマ血球凝集試験）

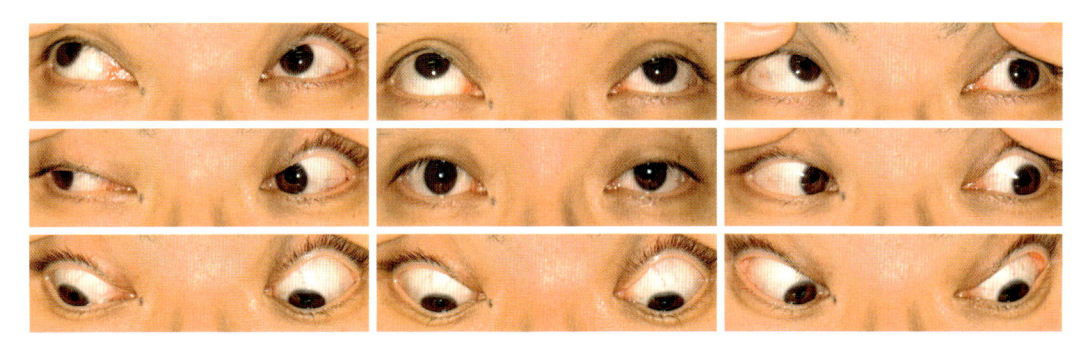

図1 症例（37歳，男性）
左眼に軽度眼瞼下垂を伴う眼球運動制限を認める．

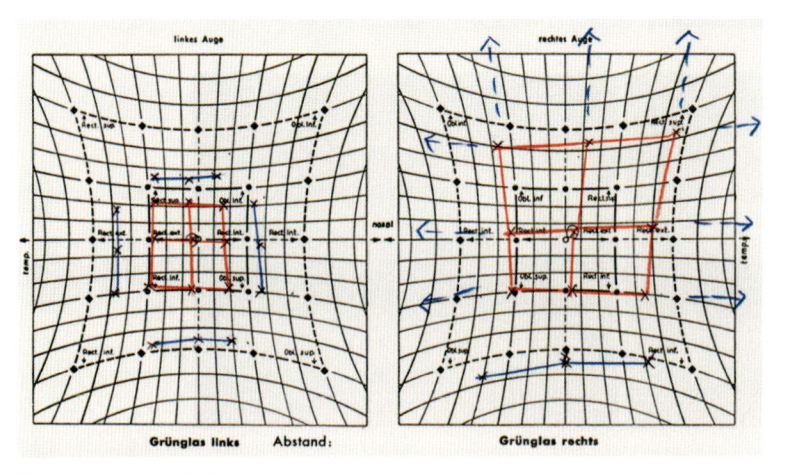

図2 Hess赤緑試験（図1と同一症例）
左眼に内転・上転制限を認める．

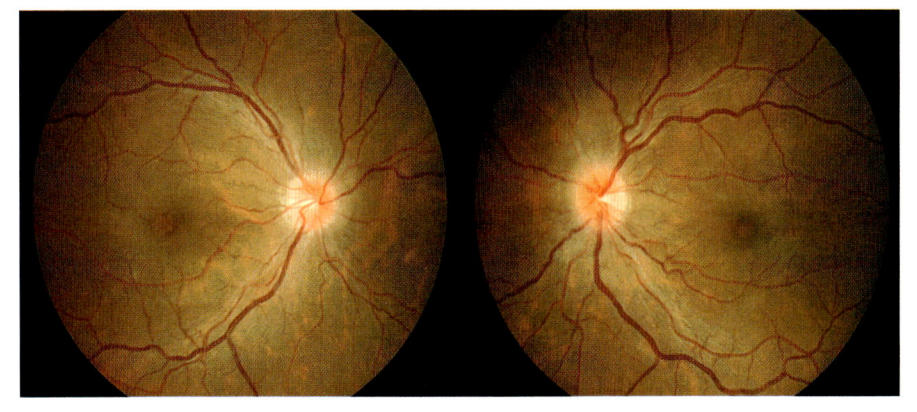

図3 眼底写真（図1と同一症例）
両眼の視神経乳頭発赤と静脈軽度蛇行，そして軽度黄斑浮腫を認める．

硬膜生検が最終的な確定診断となる場合が多い．

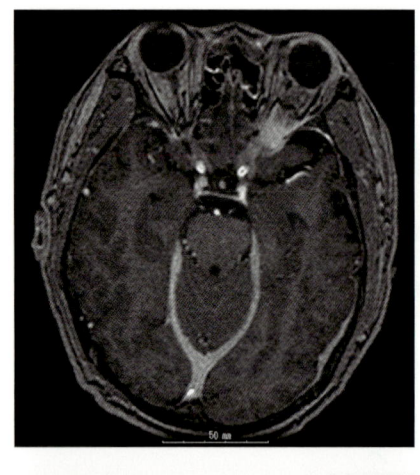

図4 ガドリニウム造影 MRI
（図1と同一症例）
左眼窩先端部高信号と硬膜の肥厚を認める.

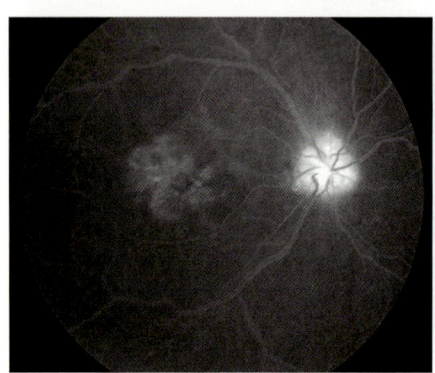

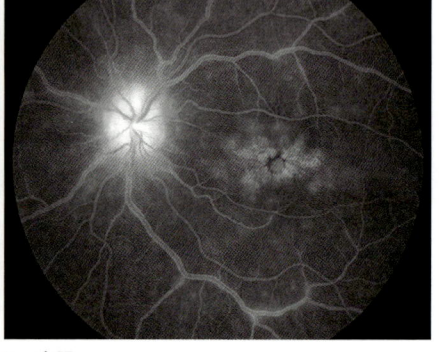

a. 右眼　　　　　　　　　　　　b. 左眼

図5 フルオレセイン蛍光造影（FA）後期相（図1と同一症例）
後期相で両眼の視神経乳頭の過蛍光，黄斑部に斑状の漏出を認める.

治療

　診断後は，治療としてステロイド（50〜80 mg/日）が有効とされるが，感染症や悪性腫瘍が原因疾患である場合，致死的な経過を来たすこともあるので，使用前に十分な検査をすることが重要である．改善を認めない場合には，ステロイド大量療法も検討が必要である．

　ただしステロイド療法の導入に対して，慎重になりすぎると，視神経が不可逆的な変化に陥ってしまう可能性があり，視力低下などの症状で，眼科的にこれ以上待てないと判断した場合には，抗感染症剤併用のステロイド療法も考慮すべきである．

　自覚症状や他覚的脳神経症状は眼症状（視力低下，霧視，視野異常，複視）に付随したものが多く，初診時における眼科医の役割は大きい．

（西元久晴）

鼻性視神経症

発症機序

鼻性視神経症（rhinogenic optic neuropathy）とは，副鼻腔に起因する疾患により視神経の障害を来たす病態である．解剖学的に視神経が最も副鼻腔に近接する部位であるため，特に後部篩骨洞，蝶形骨洞での疾患によって引き起こされやすい．さらに眼窩内壁は，同部の付近で篩骨紙状板（lamina papyracea）と呼ばれるように0.2～0.4mmと骨が特に薄くなっており，また視神経が蝶形骨洞を通過する部位では，骨がまったくみられない変異も正常者の4％程度にみられるなど，副鼻腔との障壁が低いことが障害を来たしやすい大きな要因となっている[1]．

文献は p.256 参照.

原因

鼻性視神経症の原因の多くは，副鼻腔嚢胞の拡大による直接の圧迫や感染，炎症の波及によるものであるが，嚢胞を形成していない副鼻腔炎のみから視神経症状を呈するものもある．副鼻腔嚢胞を来たす症例は，ほとんどが過去に副鼻腔炎の手術をされており，病歴の聴取は重要である．問診では発熱や鼻汁などの随伴症状も確認する（図1）[2]．

視神経症を来たす副鼻腔炎に関して Onodi 蜂巣[*1] の重要性が認識されつつある．Onodi 蜂巣炎による視神経症は多くはないが，解剖学的に視神経と近接していること，Onodi 蜂巣に限局した副鼻腔炎では画像所見が一見軽度なことから注意を要する[3]．

[*1] **Onodi 蜂巣**
後部篩骨蜂巣の一部が蝶形骨へ乗りかかるように外方，後上方に発達した正常変異で，視神経を取り囲むような形になっていることが特徴である．その頻度は正常の10～50％と，検出法（CT/MRI または剖検）や報告によって大きく異なる．

診断

眼球運動痛を伴う急激な視力低下といった典型的な視神経炎（optic neuritis）に似た症状を呈することもあり，臨床所見のみで鼻性視神経症を視神経炎や腫瘍による圧迫性視神経症（compressive optic neuropathy）などと鑑別するのは困難である．特に高齢者や副鼻腔炎の既往のある患者，眼窩やその周辺に炎症所見のある患者，

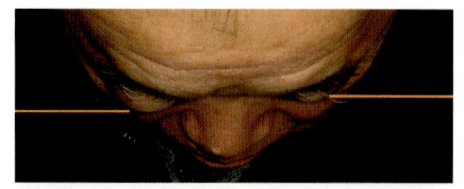

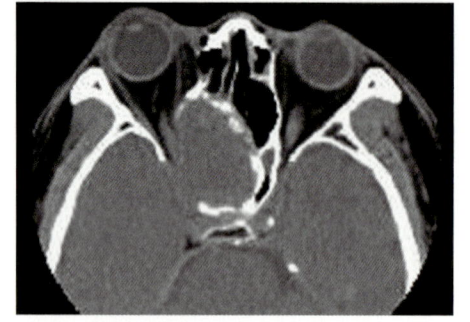

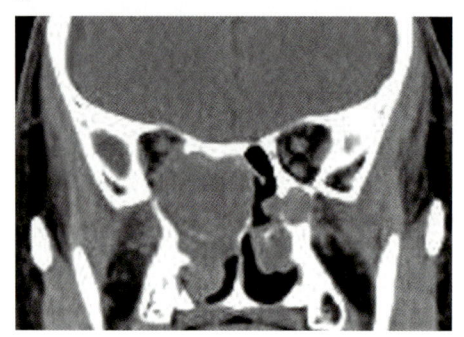

図1 滑車神経麻痺の症状で発見され、鼻性視神経症を来たした副鼻腔嚢胞の症例 (73歳、男性)

滑車神経麻痺の症状で受診し、a のように右眼球突出があり画像診断にて巨大な蝶形骨洞嚢胞が発見された。同日、内視鏡で嚢胞を開放、後日、副鼻腔根本術を行う予定であったが、自己判断で受診を中断、視力視野障害が出現したため再来された。右視力は 1.0 であったが、RAPD (relative afferent pupillary defect；相対的入力瞳孔反射異常) が陽性であり、視野検査で右眼に鼻下側の感度低下を認めた。CT にて副鼻腔嚢胞が篩骨洞から一部眼窩内壁を破壊して拡大し、視神経と接している像が確認できる (b, c)。再度、嚢胞開放術およびステロイド内服を行い視機能障害は回復した。
(Kimakura M, et al：Sphenoethmoidal mucocele masquerading as trochlear palsy. J AAPOS 2009；13：598-599.)

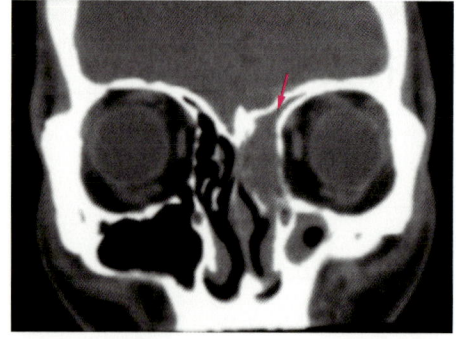

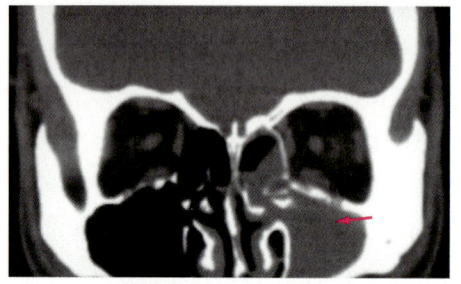

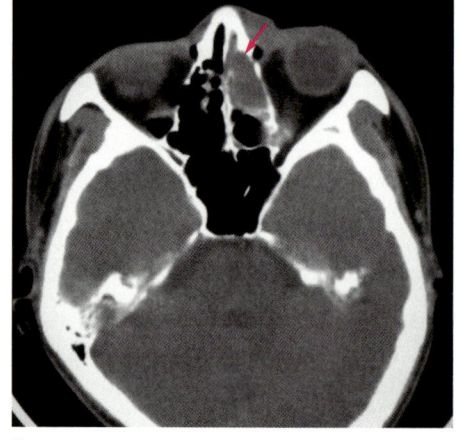

図2 若年者で発症し、保存的治療で回復した鼻性視神経症の症例
(23歳、男性)

1週間前から前額部痛があり、副鼻腔炎の治療中であったが、視力低下を自覚し紹介された。当院受診時 RV＝(1.2)、LV＝(0.9p)、左 RAPD 陽性で、左眼鼻下側に視野障害を認めた。この症例も視神経乳頭は正常所見であった。CT にて左前篩骨洞を中心に前頭洞、上顎洞に副鼻腔炎の所見を認めた (a, b, c の矢印)。後篩洞や蝶形骨洞は比較的保たれていたが、臨床経過より鼻性視神経症として、抗生物質の点滴とプレドニゾロン内服を開始した。翌日にはRAPD は陰性化し、視力、視野障害も速やかに改善した。

ほかの眼球運動障害，眼球突出などを伴っている場合などは，積極的に疑って画像診断を施行することが必要である．また，眼窩周囲で叩打痛があると，活動性の副鼻腔炎を示唆し診断的意義が高い（図2）．

治療

視機能低下があり，視神経に接する副鼻腔炎／囊胞の存在が確認されたら直ちに耳鼻科に連絡する．抗生物質での治療や，多くの場合手術的治療が行われる．エビデンスはないが，消炎や浮腫の軽減を図って術後にステロイドを投与することが多い[*2]．視神経障害が高度でなければ回復する可能性は十分にある．できる限り早く診断して治療を行う必要があるため，放射線科，耳鼻科などとの連携が重要である．

（大石明生）

[*2] 副鼻腔炎のなかでも特に注意が必要なのは，アスペルギルス症に代表される真菌症である．糖尿病や免疫抑制状態などの基礎疾患がない患者ではまれだが，いったん発症すると難治で予後も不良である．真菌症による視神経症を臨床症状のみから視神経炎として安易にステロイドの投与を行うと，感染を助長することになりかねず非常に危険である．特に高齢者や免疫抑制状態の患者では，必ず画像診断を行うこと．

5. うっ血乳頭

偽性うっ血乳頭

定義

偽性うっ血乳頭は，検眼鏡的に視神経乳頭縁の境界が不鮮明でうっ血乳頭（choked disc）のようにみえるが，脳圧亢進を伴っていないもので，視神経炎（optic neuritis），視神経症，腫瘍やサルコイドーシスなどの原疾患がないものをいう．遠視眼での小乳頭，乳頭低形成，また，乳頭ドルーゼンを伴う眼でしばしば認められる[1]．

文献は p.256 参照．

うっ血乳頭との鑑別

偽性うっ血乳頭とうっ血乳頭の鑑別は重要だが，しばしば難しい．小乳頭，傾斜乳頭，高度近視による乳頭異形成で形態評価が困難な場合，もしくは乳頭ドルーゼンの埋没型でドルーゼンが視認できないものなどが問題となる（図1）．まず眼底検査にて，乳頭周囲の神経線維層の混濁，出血，毛細血管拡張などの有無を確認する[*1]．

判断に迷う場合は，蛍光眼底造影や B モードエコーを追加する．うっ血乳頭と異なり，偽性うっ血乳頭は蛍光眼底造影で色素漏出を呈さない．B モードエコーでは，視神経周囲のくも膜下腔をみる．こ

[*1] 乳頭ドルーゼンのない偽性うっ血乳頭では，通常これらの所見はみられない．静脈の拍動を認める場合は頭蓋内圧亢進がないと考えてよいが，正常でも認めないことがあるので逆や裏は真ではない（図2）．

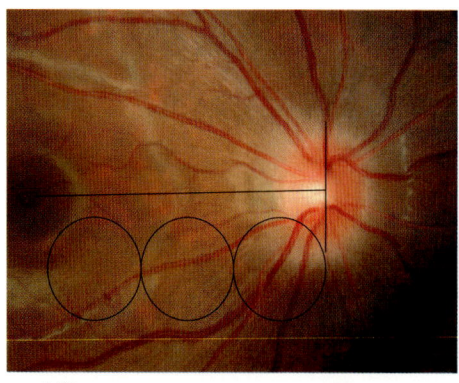

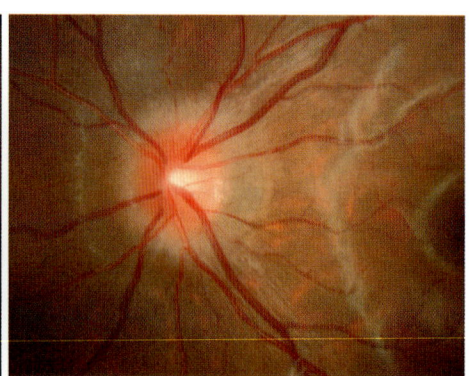

a. 右眼　　　　　　　　　　　　　　　　　　b. 左眼

図1　視神経乳頭精査依頼で紹介された症例（13歳，女児）
視力視野に異常なし．視神経は乳頭黄斑距離／乳頭径（DM/DD）比が 3 以上あり，小乳頭と判断される（a）．視神経乳頭陥凹も小さい．一見，辺縁が不明確であるが，網膜線維層の混濁はなく静脈拍動を認めたため，偽性うっ血乳頭として近医で経過観察の方針とした．

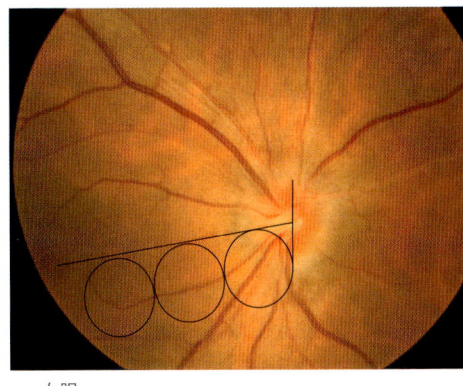

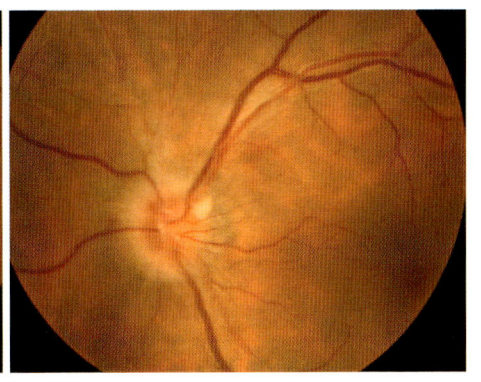

5. うっ血乳頭

a. 右眼   b. 左眼

図2 偽性うっ血乳頭疑いで紹介された症例（38歳，男性）

視力視野正常．やはりDM/DD比が3以上あり小乳頭である（a）．確かに乳頭腫脹は軽度だが，特に左眼では乳頭周囲の神経線維層混濁や白斑様所見があり，うっ血乳頭と考えた．静脈拍動はみられなかった．髄液検査では初圧380 mmH$_2$Oで頭蓋内圧の亢進があり，MRIをはじめ種々の検査を行うも異常は検出されず，特発性頭蓋内圧亢進の診断となった．保存的治療として減量やダイアモックス®内服などを行ったが抵抗性で，脳室―腹腔シャント造設に至った．

れが拡大している所見がとらえられれば，頭蓋内圧亢進がある可能性が高い[*2]．また，乳頭ドルーゼンもBモードエコーで著明な高反射と，その後方のacoustic shadow（音響陰影）として描出され，特に埋没型で検眼鏡的に明らかでない場合の検出に有用である．

それでも，うっ血乳頭が疑われる場合は，頭蓋内疾患の除外のためMRI撮影および髄液検査を行うこととなる．ただし，通常のMRIが正常でも，静脈洞血栓，肥厚性硬膜炎，癌性髄膜症など撮影条件によっては検出しにくい疾患もあり注意を要す[*3]．またドルーゼンの描出には，CTのほうが優れていることにも留意する[2]．

[*2] 最近では多くの光干渉断層計（optical coherence tomography；OCT）で正常データベースとの比較が可能であり，腫脹の程度をみることも参考になる．

[*3] 静脈洞血栓はMRV（magnetic resonance venography），肥厚性硬膜炎は造影MRIで確認する．癌性髄膜症も造影MRIで所見が描出される場合もあるが，なくても否定できないため，やはり髄液検査が必要となる．

カコモン読解　第20回 臨床実地問題 32

38歳の男性．右眼の飛蚊症を主訴に来院した．視力は右0.3（1.2×−3.50 D），左0.4（1.2×−3.00 D）．右眼眼底写真を図に示す．この患者にみられる所見はどれか．2つ選べ．

a 視野異常　　b 自発蛍光　　c 眼球突出
d 頭蓋内圧亢進　　e 弾力線維性仮性黄色腫

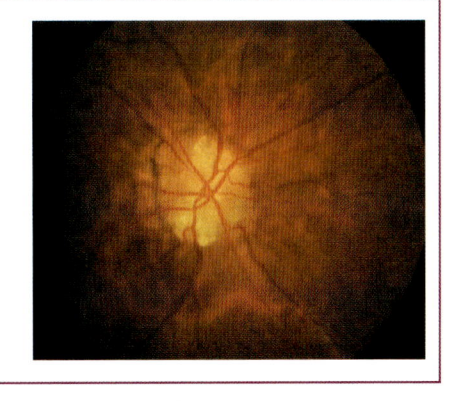

解説　比較的若い男性の非特異的な症状で発見された所見．視力は正常である．図はやや不鮮明であるが，通常の視神経陥凹がなく，

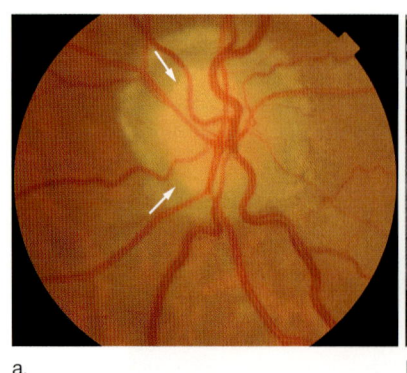

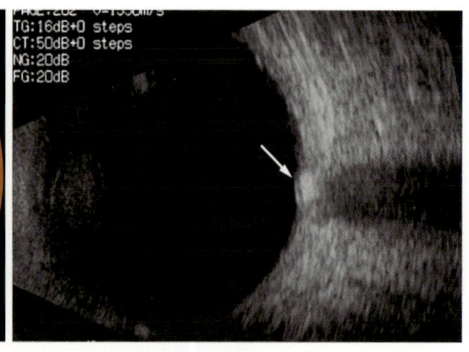

図3 視神経乳頭ドルーゼンの症例
"カコモン読解 第20回 臨床実地問題32"と同様に乳頭上に黄白色の隆起性病変がみられ（a，矢印），Bモードエコーで高輝度の反射が確認できる（b，矢印）．
（写真提供：宮崎大学医学部附属病院眼科 中馬秀樹先生．）

乳頭上に黄白色の隆起性病変があり，視神経乳頭ドルーゼンの所見と考えられる．

視神経乳頭ドルーゼン[*4]は，視神経乳頭上もしくは乳頭に埋没して，時に石灰化を伴うガラス様の構造物である．網膜のドルーゼンは色素上皮の機能低下や加齢性の変化を表すが，それと異なり乳頭ドルーゼンは先天性の所見である．乳頭ドルーゼンは通常，無症状だが，一過性の霧視や視野障害，時に進行性の視野障害を呈すことがある．

乳頭上に典型的な所見があれば診断は容易だが，埋没型では鑑別は難しい．自発蛍光を呈することや，Bモードエコーで高輝度に写ることで確認する（図3）．

模範解答 以上より，解答はaの視野異常，bの自発蛍光となる．ただし，視野異常は必発ではない．cの眼球突出は無関係．dの頭蓋内圧亢進は，図の所見をうっ血乳頭と読んだ場合の選択肢．ただし慢性うっ血乳頭でも，白色で輝いてみえる乳頭ドルーゼンによく似た病変が生じることがあり，pseudoドルーゼンと呼ばれる．今回の症例では，頭痛などの記載がなく，視神経乳頭の辺縁は整で萎縮はなく，血管の径や走行も正常であるため，うっ血乳頭であった可能性は低い．eの弾力線維性仮性黄色腫は，網膜色素線条に併発する皮膚所見である．図では網膜に近視性の変化があり，耳側の乳頭周囲網脈絡膜萎縮と網膜血管が一部，網膜線条のようにみえるための選択肢か．ただし，弾力性仮性黄色腫の約20％に視神経乳頭ドルーゼンがみられたとの報告もあり，ないとはいい切れない[1]．

（大石明生）

[*4] 視神経乳頭ドルーゼンの成因はよくわかっていないが，グリア細胞，特に星状細胞が変性した産物と考えられており，ミトコンドリア機能異常との関連が提唱されている．小乳頭に合併しやすく，強膜輪が小さいことによる軸索流の障害が影響している可能性も考えられている．

脳静脈洞血栓症

分類

　脳静脈洞血栓症は，脳内の海綿静脈洞と上矢状静脈洞，横静脈洞，S状静脈洞，直静脈洞に血栓を形成したもので，症状・画像所見は海綿静脈洞血栓症（cavernous sinus thrombosis）と，その他の部位の静脈洞血栓症で異なる[1]．

海綿静脈洞血栓症（図1）：眼部の腫れと発赤，結膜血管拡張蛇行，眼球突出，眼圧上昇，眼筋麻痺，眼窩深部痛，網膜静脈うっ血，乳頭浮腫がみられる．画像検査でCT（computed tomography）とMRI（magnetic resonance imaging）では上眼静脈の拡張があるが，MRA（magnetic resonance angiography）では描出されない[*1]．

[*1] 類似した前眼部所見を示す頸動脈海綿静脈洞瘻（carotid-cavernous fistula；CCF）では，拍動性耳鳴や眼球突出があり，拡張した上眼静脈はflow voidによりMRAで描出されるが，海綿静脈洞血栓症ではこれらがみられない．

文献はp.256参照．

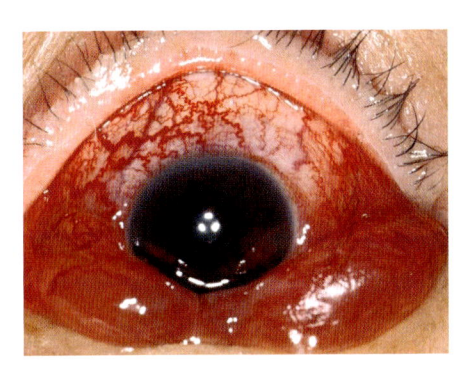

図1　海綿静脈洞血栓症の前眼部写真
眼部の腫れと発赤，結膜血管拡張蛇行がある．

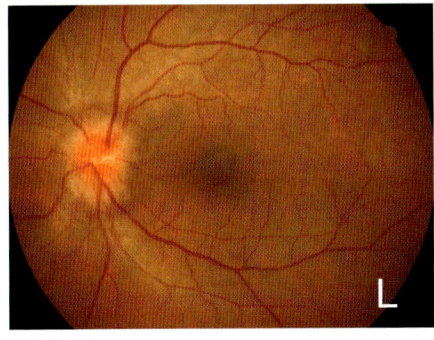

a. 治療前　　　　b. 治療後

図2　上矢状洞血栓症のうっ血乳頭
aは治療前．bは治療後で，改善している．

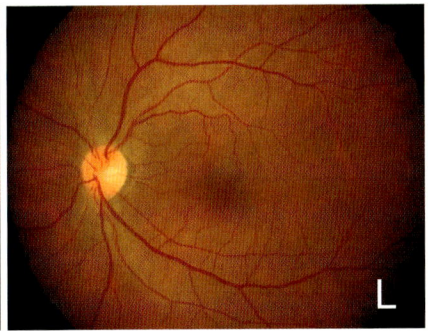

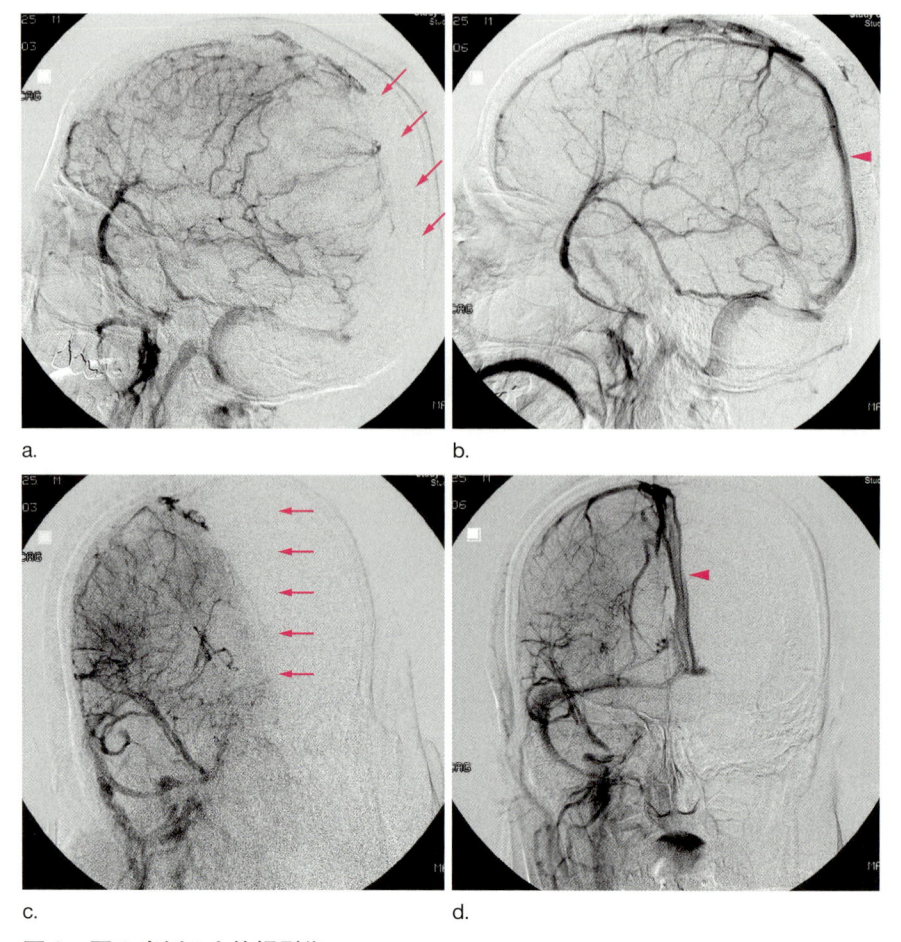

図3 図2症例の血管撮影像
治療前には上矢状洞が描出されない（aとcの矢印）が，治療後には描出された（bとdの矢頭）.

海綿静脈洞以外の静脈洞血栓症：頭蓋内圧が亢進して頭痛，悪心，うっ血乳頭（choked disc，図2）[*2, *3]があり，続発性の脳梗塞や脳出血により運動障害（片麻痺），感覚障害，けいれん，意識障害など多彩な症状を示す．CTでは静脈洞内の血栓が高吸収域となり，MRIではT2強調画像で静脈洞のflow voidの消失，静脈洞内血栓は第5病日まではデオキシヘモグロビンとなりT1強調画像で等信号，T2強調画像で低信号，その後の血栓はメトヘモグロビンでT1強調画像，T2強調画像ともに高信号を呈する．造影MRIでは，血栓を生じた静脈洞が低信号で血栓の周囲が高信号（empty delta sign）となり，MR venography（MRV）や血管撮影では大きな静脈洞の途絶（図3）などの特徴的な所見がみられる[2]．

[*2] うっ血乳頭を示しながら，画像検査で明らかな脳内占拠性病変（腫瘍・血腫）がみられないので，良性頭蓋内圧亢進症や偽脳腫瘍などと診断されることがある．

[*3] 脳静脈洞血栓症にみられるうっ血乳頭の多くは，慢性で中等度の頭蓋内圧亢進により，派手さ（出血や白斑）のない穏やかな乳頭突出を示す．しかし，このうっ血乳頭は長期間を経過すると視神経萎縮へ移行しやすいので要注意．

病因と治療

　病因としては，中耳炎・副鼻腔炎・扁桃炎・細菌性心内膜炎・歯科疾患などの感染症，妊娠・経口避妊薬・抗リン脂質抗体症候群・多血症・脱水・心臓疾患・悪性腫瘍などによる血液凝固能亢進状態，全身性の血管炎（膠原病など），脳腫瘍による静脈壁の圧迫が挙げられる．

　治療は原因となる基礎疾患を詳細に検索し，明らかになれば個々の症例に応じた治療法を決定する．けいれん，頭蓋内圧亢進に対しては迅速適切に対応する．血栓症に対する一般的な治療はヘパリンを用いた抗凝固療法で，活性化部分トロンボプラスチン時間（activated partial thromboplastin time；APTT）値が約2倍程度になるようヘパリン量を調節し，約2週間のヘパリン持続静注後，経口投与が脳出血に留意しながら行われる[3]．その他に血栓溶解薬のウロキナーゼや tissue-plasminogen activator（t-PA）の局所注入治療の報告もみられる．

　　　　　　　　　　　　　　　　　　　　（中尾雄三）

特発性頭蓋内圧亢進症

概念および定義[1)]

文献は p.256 参照.

うっ血乳頭を来たす原因としては，頭蓋内腫瘍，硬膜下血腫，静脈洞血栓，さらに本項の特発性頭蓋内圧亢進症（idiopathic intracranial hypertension；IIH〈偽脳腫瘍〉）は，その他の症候はないまま発症することがあり，その他にも，くも膜下出血，動静脈奇形，頭部外傷，脳髄膜炎，その他，炎症など一次的疾患による脳圧亢進に基づくものがある．IIH はそれら原因となる一次的疾患がなく，頭蓋内圧の上昇（脳圧亢進）のみによる疾患としてみられる[*1]．その症候は，頭蓋内圧亢進，髄液性状正常，脳室拡大なく，静脈洞閉塞なく，唯一脳圧亢進による，うっ血乳頭，頭痛，一過性視蒙発作，眼のかすみ，視力低下，複視（外転神経麻痺）などであり，うっ血乳頭による視力低下，視野障害進行が最大の問題である．一般的には

[*1] 本症の本態はまだ解明されていないが，近年，慢性頭痛，慢性片頭痛などとの移行を一つのスペクトラムとするとの考えもあり，本症の考え方を広くすることも今後大切である．

表1 日本人症例報告（日本神経眼科学会 2006〜2010 年発表例）

報告者（年度）	性別	年齢	症候	脳圧（mmH₂O）	病歴，合併症	体重，身長	MRI, MRVなど	治療	経過，予後
平嶋ら（2007）	男性	1歳7か月	内斜 左外転障害 高度乳頭浮腫	380	40℃感冒 喘息 頭部打撲後	10kg 75cm	静脈洞閉塞なし	アセタゾラミド 150mg 内服	左外転障害消失 うっ血乳頭消失 予後良好
渡辺ら（2008）	男性	69	一過性視蒙 視力低下 （0.4, 0.9） 両うっ血乳頭	200	糖尿病性網膜症	58kg 159cm	MRA MRV 異常なし	ステロイド100mg マンニトール点滴6日間 →ステロイド＋アセタゾラミド内服	乳頭腫脹かなり軽減 視力改善 （0.7, 0.6） 改善
西智ら（2009）	女性	59	症状なし 左うっ血乳頭 左 Mariotte 盲点拡大	380	糖尿病	—	MRI 異常なし	経過観察のみ	変化なし ほぼ良好
磯目ら（2009）	女性	11	複視 頭痛 軽度内斜 両外転不全麻痺 両高度うっ血乳頭	500	特になし 二次性徴発現ずみ	—	MRI 異常なし	アセタゾラミド 3T 腰椎穿刺5回	脳圧 180 mmH₂O 下降 うっ血乳頭消失 複視消失 良好

MRV：magnetic resonance venography

肥満した女性に多くみられ，内分泌，代謝異常，薬物（ビタミンA，テトラサイクリン投与，ステロイド減量中など），感染，貧血，栄養などが関与していることが知られている．米国では10万人に20人の有病率である．しかし，わが国では，これまで報告された症例は年1，2例と，その頻度は少ない（**表1**）．治療としては脳圧下降の目的にてアセタゾラミド投与，腰椎穿刺，腰椎くも膜下腔-腹腔シャント．特にうっ血乳頭による視力低下・視野狭窄進行に対しては，視神経鞘開窓減圧術が行われる．

同義語[1,2]

IIHは，1897年Quinkeが初めて"serous meningitis"として記載し，1904年Noenneに偽脳腫瘍（pseudotumor cerebri）と呼ばれ，長年用いられてきた．良性頭蓋内圧亢進症（benign intracranial hypertension〈Foley, 1955〉）とも呼ばれたが，約10％の失明率と視覚系予後が悪く，用いられなくなった．1969年BuchheitらはIIHの用語を提案し，以後，次第に広く用いられている．

病因（病態生理）[3-5]

本症の病態生理はまだ不明のままであるが，頭蓋内圧亢進が共通にみられ，これと密接に肥満，性別（女性）が関与している．頭蓋内圧亢進には三つの説があり，①髄液吸収障害，②髄液産生増加，③静脈洞圧増大が挙げられる．しかし静脈洞圧亢進が一次的で，頭蓋内圧亢進がそれによる二次的なものかは，後述のKingらにより否定された．一方，静脈洞閉塞症の160例中の54例の症候は唯一うっ血乳頭と頭痛のみで，髄液圧亢進と髄液性状は正常であり，IIHとの強い類似性も知られている．さらに種々の関連事項が知られており，**表2**にまとめる．

疫学

米国ではありふれた疾患で，有病率は10万人に20人という．一方，わが国では少なく筆者らのアンケート調査[6]では年間に数例が経験される，きわめてまれな病態である（**表3**）．また，**表1**の学会発表例でも同様であり，米国の特徴である，肥満，女性優位とはかなり異なる．

表2 IIH発症と関連があると考えられる事項

ビタミンA過剰症
睡眠時無呼吸症候群（男性）
髄液レプチン上昇
起立性浮腫（女性）
多嚢胞性卵巣症候群（肥満，月経不順）
薬物
横静脈洞閉塞症
その他ホルモン
遺伝，種々の頭痛，各種心理的異常

(Friedman DI：Idiopathic intracranial hypertension with Dan and beyond：The 2010 Jacobson Lecture. J Neuroophthalmol 2010；30：380-385.)

表3 わが国の偽脳腫瘍の頻度についてのアンケートの結果

	アンケート回収数／送付数	過去1年間症例数	過去5年間症例数	男性／女性
北海道	2/ 3	3	4	1/ 3
東北，関東，中部地方	8/ 1	2	3	1/ 2
東京	7/ 7	2	9	1/ 5
関西，中国，四国地方	8/10	0	2	1/ 1
九州地方	5/ 6	1	2	1/ 1
全体	30/37	8	20	5/12

次の合併疾患を含む（SLE2例，糖尿病1例，甲状腺疾患1例，トルコ鞍空洞1例，抗菌薬投与1例，妊娠1例．静脈洞血栓症5例は除外）．
(向野和雄ら：わが国における特発性偽脳腫瘍 Pseudotumor cerebri の頻度―アンケート調査による中間報告―．神経眼科 1994；11：52-54．)

表4 特発性頭蓋内圧亢進症にみられる症候 (%)

50例中		1,020例中	
うっ血乳頭	100	一過性視蒙	20
頭痛	94	複視	23
一過性視蒙	72	視力低下	29
耳鳴り（拍動性）	60	視神経萎縮	7
複視	38	外転神経麻痺	19
視力低下	26		
視野検査 Goldmann視野計測 Humphrey視野計測	96（治療にて改善60%，悪化10%） 92（治療にて改善50%，悪化22%）		

(Wall M, et al：Idiopathic intracranial hypertension；A prospective study of 50 patients. Brain 1991；114：155-180.
Fiedman DI, et al：Idiopathic intracranial hypertension. J Neuroophthalmol 2004；24：138-145.)

表5 IIHの診断基準
（修正Dandy基準に追加）

1. 脳圧亢進による症候（頭痛，うっ血乳頭）
2. 局在所見は原則なく（外転神経麻痺を除く）まれに偽局在所見あり
3. 脳画像所見正常（造影CT, MRI, MRVで）特に静脈閉塞疾患なし，脳室拡大なし
4. 腰椎穿刺（側臥位）での脳圧亢進（250 mmH₂O以上）
5. 髄液性状異常なし
6. 意識清明，健常な全身状態
7. 脳圧亢進を来たす原因疾患なし
8. 視力，視野障害以外は良好な臨床経過

(Walker RWH, ed：Idiopathic intracranial hypertension：Any light on the mechanism of the raised pressure? J Neurol Neurosurg Psychiatry 2001；71：1-7.
上記に下記の基準を加筆修正．
Friedman DI：Idiopathic intracranial hypertension with Dan and beyond：The 2010 Jacobson Lecture. J Neuro ophthalmol 2010；30：380-385.)

症候[1,2]

　症候を**表4**にまとめる．最も重要な視力低下を予想する手掛かりは，急な体重増加，高度うっ血乳頭，萎縮性うっ血乳頭，網膜下出血，著明な視野消失，高血圧などである．一過性視蒙，頭痛などはあまり関係ない．

　合併疾患としては糖尿病，甲状腺疾患，SLE（全身性エリテマトーデス；systemic lupus erythematosus），貧血，高血圧，感染症な

診断

診断基準については，表5のように修正 Dandy 基準[4]に，Friedman ら[2]のものも追加修正し示した．

眼底所見，乳頭部診断：うっ血乳頭はほぼ 100％ にみられるが，Digre（2009）は，5％ にはみられないとした．眼底写真で記録し，経過をみることが大切である．近年 OCT などでの検査も行われるようになってきた．小乳頭陥凹は，有意に視力予後が悪かった[1]．また，Geddie（2010）らは cup-to-disc ratio（陥凹／乳頭比）が有意に小さいことを報告した．

視野：Goldmann，Humphrey 視野検査法にて経過観察することが最も大切である．1,020 例でまとめられた視野症候を表6に示す．

視力：早期に障害されやすく，高度うっ血乳頭，網膜下出血，脈絡膜虚血，黄斑部浮腫などで低下する．

contrast sensitivity（空間周波数特性），VEP（視覚誘発電位）：中心機能をみることから，あまり有用ではない．

画像診断[7]：単純 CT は十分でなく，造影 CT，MRI，MRV，特に三次元ガドリニウム造影 MRV がベストであり，脳内の腫瘍，血管異常，脳室異常，特に静脈洞閉塞の有無をみることが必須である．

脳脊髄圧[3,8]：初期脳圧（腰椎穿刺）の基準値は，まだ議論があるが，異常高値は 250 mmH$_2$O 以上，201〜249 mmH$_2$O は境界値，200 mmH$_2$O 以下は正常とする．肥満すると正常上限が高くなる．また，初圧のみでは必ずしも高値がとらえられないことがあり，繰り返しての検査，連続記録などの工夫が必要なこともある．

鑑別診断

類似疾患[9] 第一は静脈洞血栓，第二は二次性頭蓋内圧亢進（炎症，感染，腫瘍として脳神経膠腫，髄膜癌腫症など）が挙げられる．

治療（1）保存的治療[1,2]

適応：視力低下，視野狭窄（わずかの Mariotte 盲点拡大は経過のみ），中等度−高度うっ血乳頭など，視覚障害で治療を開始する．また持続性頭痛も治療の開始時期である*2．

食事：体重減少にて，うっ血乳頭を改善する．低ビタミン A，低チラミン食はよい．

表6 特発性頭蓋内圧亢進症にみられる視野症状
（1,020 症例中，％）

求心性狭窄	29
鼻側狭窄	16
中心暗点	12
失明	7
視野障害	30
視力低下	12

＊2 頭痛の治療
IIH との関係は複雑であり，薬物治療とし，シャント手術は奨められない．

腰椎穿刺（反復）：一時的には用いられるが，あまり効果がないと考えられている．しかし実際はよく使われ，効果がみられている（**表1**）．

炭酸脱水素酵素阻害薬：アセタゾラミドは第一選択薬であり，脈絡槽からの髄液分泌を抑える．

その他の利尿薬：あまり用いられていない（フロセミドなど）．

ステロイド：通常，または長期使用は奨められない．手術を行う際の急激な視力低下に対しては有用．しかしステロイド離脱時の脳圧亢進，体重増加，水分貯留，高血圧などはIIHにとって，逆に不利な問題となる．

　視力，視神経が落ち着き6か月経過したら，脳圧下降薬は休薬し，注意深く経過をみる．

治療（2）外科的治療[1,2)]

適応：① 内科的治療にても視力低下進行，② 発症時から重篤で急激な視力低下で求心性瞳孔反応出現，③ 高度うっ血乳頭（黄斑浮腫，滲出斑）など．

視神経鞘開窓減圧術（optic nerve sheath decompression〈ONSD〉, fenestration）：腰椎くも膜下腔-腹腔シャントよりも，短時間（麻酔，入院），また安全に行われ，50％は片眼手術により他眼も改善することからよく行われる．その作用機序は，① 局所の髄液をフィルターし，圧低下させ，視神経乳頭周囲の循環，軸索流を改善する，② 全体的に髄液圧低下を来たす，③ くも膜瘢痕形成で，脳圧上昇から，視神経乳頭を保護する（サル，ヒトで証明）などである．

　合併症は，眼筋麻痺，瞳孔異常が多く，網膜中心動脈閉塞，動脈下枝閉塞，脈絡膜虚血，梗塞，その他視覚障害は少なく，失明は視神経への虚血性障害によりまれにみられる．Arnoldら（2002）によると，317例中42例（13％）が術後，進行性視覚障害，または再手術を要したという．

脳脊髄液シャント術（cerebrospinal fluid shunt, diversion procedures）：腰椎くも膜下腔-腹腔シャント（lumboperitoneal shunting, lumbal subarachnoid-peritoneal shunt；LP）は挿入，保持が比較的容易であり，脳室腹腔シャントよりもよく行われる．しかしシャント閉塞，低脳圧その他で，再手術は38〜64％（52％，78/150例）に9〜27か月後に行われている．シャントが機能していても視覚障害が現れることがある．

肥満予防，治療手術：著明な肥満者に対して，長期計画にて行われる．

その他の留意すべき事項

悪性 IIH：急激な視力低下，視野狭窄進行，高度うっ血乳頭が数日ないし週にて進行する．迅速高度の保存，外科的治療が必須．

妊娠と IIH：必ずしも IIH のリスクではないが，妊娠中に発症，進行する例はみられる．産婦人科医師との共同で治療する．

小児と IIH[10]：成人とは大きな差はないとされるが，小児では 50～80％に合併状態（associated conditions）がみられる．内分泌（合成成長ホルモン，甲状腺治療），薬物（テトラサイクリン，ビタミン A 過剰症），感染症（急性副鼻腔炎，水痘）貧血，栄養障害，Fisher 症候群，その他やさらに静脈洞血栓症後にみられる．8 歳以下では，うっ血乳頭があり，脳圧は 180 mmH$_2$O 以上で IIH と判定．

予後と予防

Corbett ら（1982）が，57 例について 9 例が視力障害を残し，7 例が一眼または両眼失明したという報告をした．Wall ら[1] は，50 例の治療経過を Goldmann 視野で評価した．アセトゾラミドにて改善 11，不変 1，悪化 1．以下，それぞれフロセミド（改善 9，不変 5，悪化 3），コルチコステロイド（改善 5，不変 0，悪化 4），外科的処置（ONSD）（改善 3，不変 2，悪化 1）となっている．肥満についての予防・治療が大切である．

将来への問題[3,11]

IIH は多因子によるものであろう．Bono（2010）らは慢性片頭痛，慢性緊張性頭痛の 98 人（男 13 人，女 85 人）について造影 MRI，MRV を施行し，48 例に横静脈洞血栓症を認め，44 例に連続腰椎脳圧測定にて脳圧亢進を証明している．これから頭痛と本症との関係を考える大きな方向があろう．2010 年，"The Eighth Hoyt Lecture" で，Schatz は IIH の脳静脈洞の流れの評価が重要となるであろうと述べている．また，Liu ら[12] による報告では，上記記載と一致して IIH は台湾（中国人）の男性に多く（12 例中 5 例），肥満との関係は少なく，視野予後もよい結果であった．

（向野和雄，原　直人）

6. 先天性視神経疾患

視神経低形成

症状と病型

　視神経低形成（optic nerve hypoplasia）は，先天的に神経節細胞と神経線維が正常より少ない非進行性の疾患である．両眼性あるいは片眼性で，その視機能は正常なものから，重篤な視力障害を来すものまで多岐にわたっており，最も多い視神経の先天異常といわれている[1)*1]．一般に神経線維の少ないものほど視機能障害が重篤になる[2)]．そのなかで臨床的に重要なものは，全体的な視神経低形成（total optic nerve hypoplasia）で，小乳頭を呈し視力障害を来す病型と，部分的な視神経低形成（segmental optic nerve hypoplasia）で，視力良好であるが部分的な視野障害を呈する病型である．

全体的な視神経低形成

　全体的な視神経低形成の特徴は，小乳頭と double ring sign である．乳頭の大きさを診断する方法として DM/DD 比[*2]が Awan[3)] より提唱されたが，乳頭の横径と長径を加味した若倉[4)]の方法（図1）が推奨されている．若倉は比の値 3.2 以上を小乳頭，2.2 以下を巨大

文献は p.257 参照．

[*1] 視神経低形成は最も多い視神経の先天異常であり，弱視，斜視，眼振の原因疾患となりうる．斜視，視力不良，眼振などを呈する乳幼児をみた場合には視神経低形成，ひいては SOD を念頭に置き，眼底検査をする必要がある．

[*2] **DM/DD**
distance between the centers of the disc and macula/disc diameter.

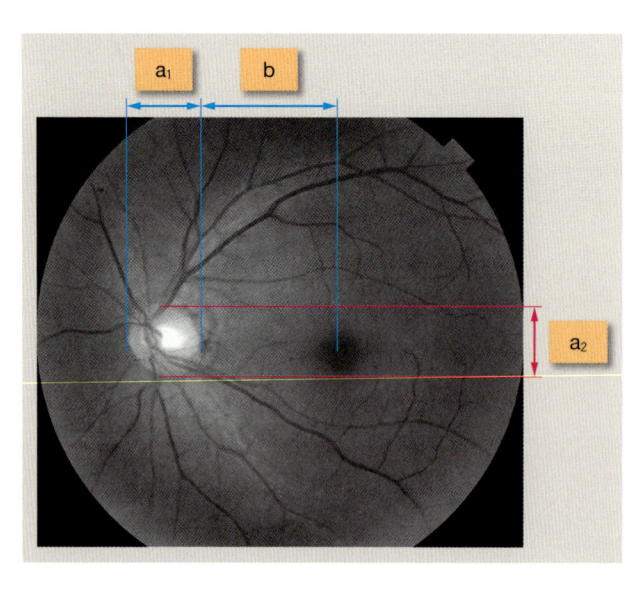

図1　DM/DD 比

視神経乳頭の横径を a_1，長径を a_2，黄斑部から乳頭までの距離を b とすると，

$$\text{DM/DD 比} = \frac{\frac{a_1}{2}+b}{\frac{a_1+a_2}{2}}$$

となる．
（写真提供：群馬大学医学部眼科学教室　大谷倫裕先生．）

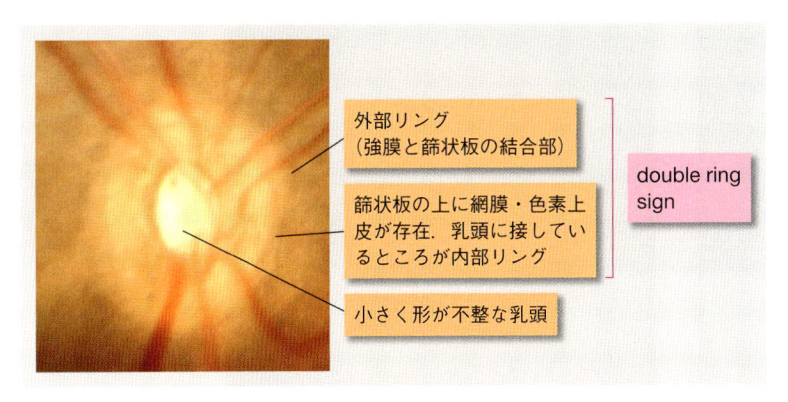

図 2 **double ring sign**（図 3a の乳頭部の拡大）
強膜と篩状板との接合部が外部リングで，その内側は篩状板の上に網膜・色素上皮が存在し，乳頭との接合部が内部リングとなる．

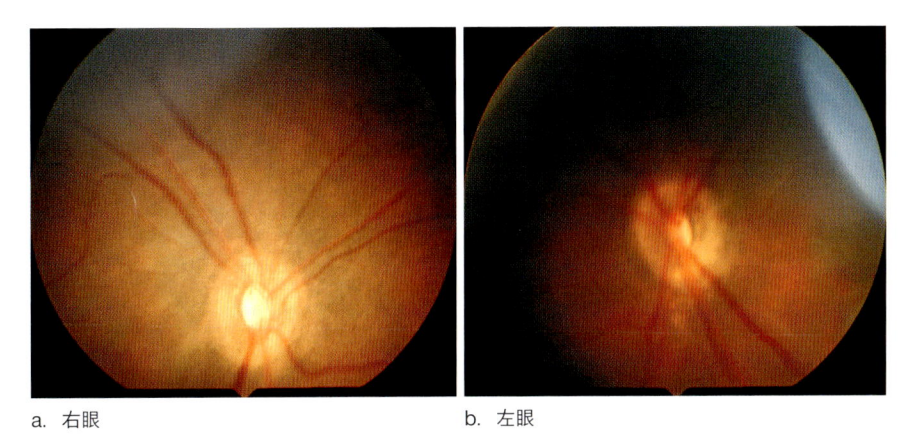

a. 右眼　　　　　　　　　　　　　　b. 左眼

図 3 眼底所見
日齢 15 日，SOD 男児の眼底所見．両眼とも小乳頭であり，全周に double ring sign を認める．

乳頭としている．double ring sign は，視神経乳頭周囲の橙色の ring と乳頭縁とをあわせて二重リングにみえることから名づけられた．リング外周は強膜と篩状板の境で本来の視神経の大きさを示している．リング外周の内側は篩状板の上に網膜・色素上皮が存在し，リング内周の乳頭部に達している（**図 2**）[5]．

中隔視神経異形成

　小児において視神経低形成をみた場合は，中隔視神経異形成（septo-optic dysplasia；SOD）を精査する必要がある．SOD は透明中隔欠損と視神経低形成を合併する症候群として報告されたが，その後，下垂体機能不全を合併することが報告された．現在では，視神経低形成，透明中隔欠損を中心とする大脳中枢部奇形，下垂体機能不全の三徴候のうち二徴候を認めた場合，SOD と診断される[6]．

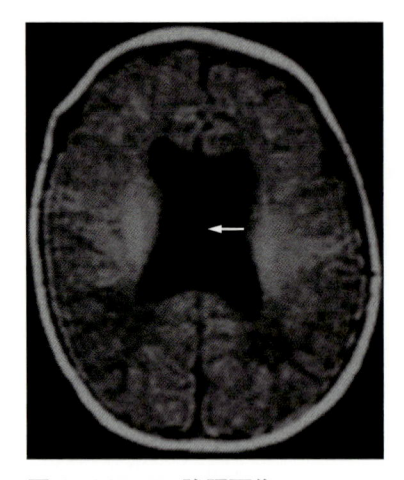

図4 MRI T1 強調画像
透明中隔が欠損している．

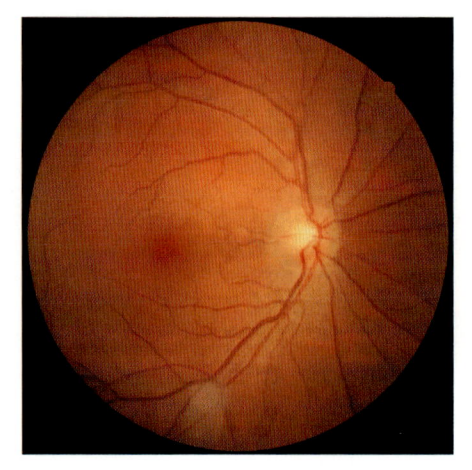

図5 眼底所見
47歳，女性．鼻側視神経部分低形成の眼底．鼻側に double ring sign を認める．

図3はSODで両眼性視神経低形成の症例の眼底で，視神経乳頭は小さく，全周に double ring sign を認める．MRI検査で透明中隔欠損があり（図4），さらに下垂体機能不全も認めた．SODを精査する意義は，下垂体機能不全を眼科医が早期に発見できることである．下垂体機能不全は成長障害や突然死を来たすことがあり，SODの早期発見はこれを未然に防ぐことができる．

視神経部分低形成

視神経部分低形成は，最近注目されている疾患である．近年，視力良好で下方視野欠損のある症例が多数報告され，このような症例は視神経上部が低形成と考えられ，上方視神経低形成（superior segmental optic nerve hypoplasia；SSOH）と呼ばれるようになった[7]*3．Kim らは SSOH の乳頭所見として，網膜血管起始部の上方偏位，上方の強膜暈輪，乳頭上部蒼白，網膜上方の網膜視神経線維層（retinal nerve fiber layer；RNFL）の欠損を示した[7]が，診断基準として扱う必要はないという意見もある[8]．また，視神経に double ring sign が部分的に認められる．視神経部分低形成は上方のみでなく，鼻側，下方もあり，診断としては乳頭所見，RNFL 所見，視野所見で行われてきた．視野欠損は Mariotte 盲点を頂点としてある方向に扇状になり，緑内障のような horizontal split を示さない．最近では OCT により RNFL の詳細な検討ができるようになり，診断に有用となっている[9]．図5は鼻側の視神経部分低形成の眼底で，図6は Goldmann 視野，図7は OCT 所見である．視神経鼻側に double

[*3] 20歳前後を対象に，Goldmann 視野検査とOCTを含む眼底検査を実施し，SSOH の頻度を調査した結果は 2.6％ との報告がある．対象が193人と少なく，必ずしも一般化はできないと思うが，頻度が多いことを念頭に置くべきであると思われた．

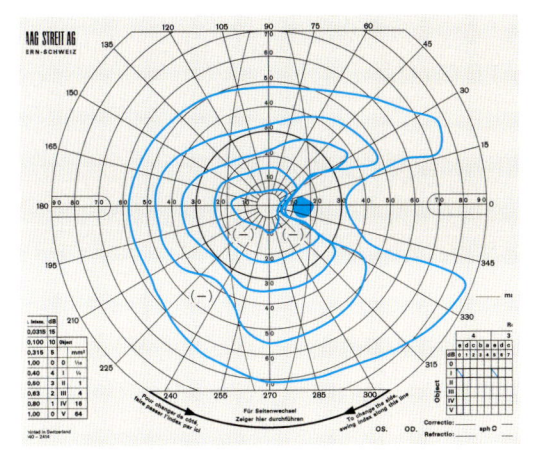

図6 Goldmann 視野
耳側に Mariotte 盲点を頂点とする扇状視野欠損を認める．

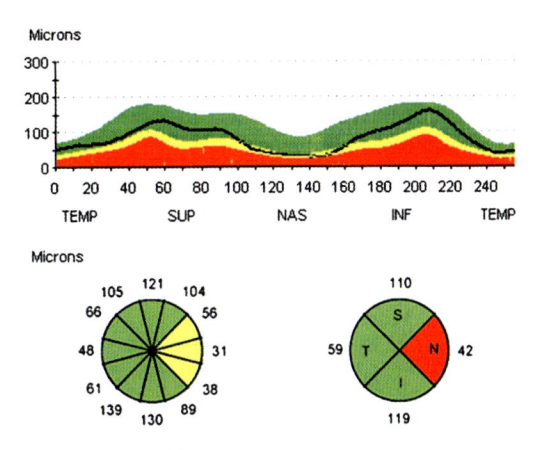

図7 OCT 所見
鼻側に RNFL の菲薄化を認め，視野欠損の部位と一致している．

ring sign があり，視野欠損と RNFL の菲薄化所見が一致している．視神経部分低形成，特に SSOH はいままで緑内障として治療されてきた症例に認められることも多く，緑内障との鑑別が今後も重要な課題となってくると考えられる．扇状の視野欠損を確かめるためには Goldmann 視野検査が有用であると思われる．

カコモン読解　第 21 回　一般問題 68

視神経乳頭の形態異常で正しいのはどれか．3つ選べ．

a 巨大乳頭は一般に視力不良である．
b 乳頭小窩は黄斑剝離の危険因子である．
c 小乳頭は前部虚血性視神経症の危険因子である．
d 乳頭傾斜症候群では下鼻側視野障害を来しやすい．
e 上方局所視神経低形成では緑内障類似の視野変化を呈する．

解説　a．巨大乳頭は DM/DD 比が 2.2 以下のもので，陥凹が大きいため緑内障や種々の視神経萎縮と間違えられやすい．本症は視神経線維束の欠損はなく，視力は良好である．したがって a は間違いである．

b．乳頭小窩は眼胚裂閉鎖不全が関与して生ずると考えられ，非典型的な乳頭コロボーマとも呼ばれる．小窩より液が漏れ，黄斑部に漿液性剝離が起こりやすい．したがって b は正しい．

c．小乳頭でも視神経低形成でないものは，狭い篩状板を正常数の網膜神経線維が通過するために積み重なり，偽うっ血乳頭を呈する．

偽うっ血乳頭は，乳頭ドルーゼンを合併しやすい．このような病態では，前部虚血性視神経症などの循環障害を来たす危険が高い．したがってcは正しい．

　d. 乳頭傾斜症候群は胎生裂の閉鎖不全が乳頭下方に限局して生ずると考えられ，下鼻側への乳頭の傾斜，下方または下鼻側コーヌスを特徴とする．したがって視野欠損は上耳側にみられるため，dは間違いである．

　e. 上方局所視神経低形成では，上方の網膜視神経線維の菲薄化とMariotte盲点を頂点とした扇型の視野欠損を生ずるため，緑内障における視野と類似する．したがってeは正しい．

[模範解答]　b, c, e

（菅澤　淳）

クリニカル・クエスチョン

視神経の低形成と萎縮の違いについて教えてください

Answer 視神経低形成は視神経乳頭の先天異常に含まれていますが，視神経萎縮は何らかの後天性疾患により網膜神経節細胞とその軸索が二次的に変性脱落した状態です．その違いは，臨床経過や視神経乳頭の検眼鏡的観察で容易な場合もありますが，鑑別に苦慮することもあり，視野検査や，近年は OCT 所見が有用です．

視神経低形成と SSOH

狭義の視神経低形成は乳頭が小さく[*1]，一般に視力不良である[1]．典型例では脱色素輪が乳頭周囲にみられ，網膜血管の走行は正常である．しかし，近年は非典型的な報告例も増え，疾患概念が拡大している．そのうちの上方視神経部分低形成（superior segmental optic hypoplasia；SSOH）は，良好な視力と下方視野欠損を特徴とする．

視野による鑑別

SSOH でみられる下方視野欠損が有名であるが，低形成の視野異常としては，ほかに耳側や鼻側，上方欠損などもある．視神経萎縮は検眼鏡的に炎性萎縮，単性萎縮，網膜性萎縮，緑内障性萎縮など

[*1] **DM/DD 比**
眼底写真を用いて，乳頭の中心から中心窩までの距離（DM）を乳頭の縦横の径の平均（DD）で除したものをいい（正常者は 2.67±0.19），臨床上は 3 以上を小乳頭とする．

文献は p.257 参照．

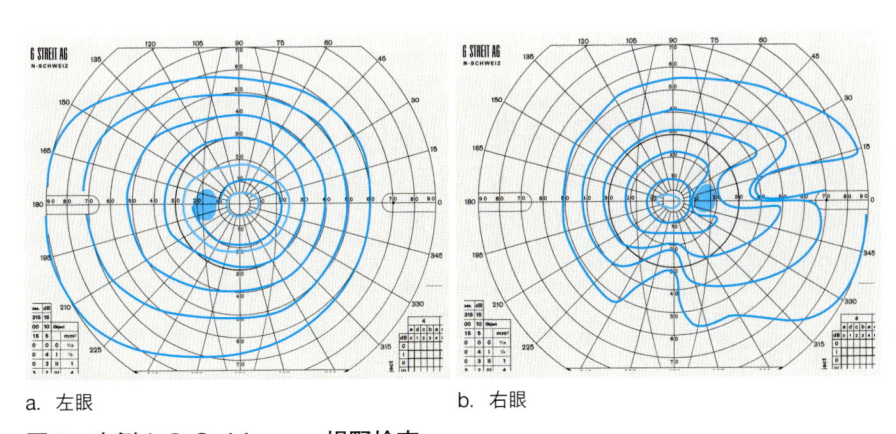

a. 左眼　　b. 右眼

図 1　症例 1 の Goldmann 視野検査
43 歳，男性．職業は眼鏡士で，2002 年 9 月に受けた視野検査で，右眼のみの視野異常（下方および耳側の視野欠損）を偶然に指摘された．

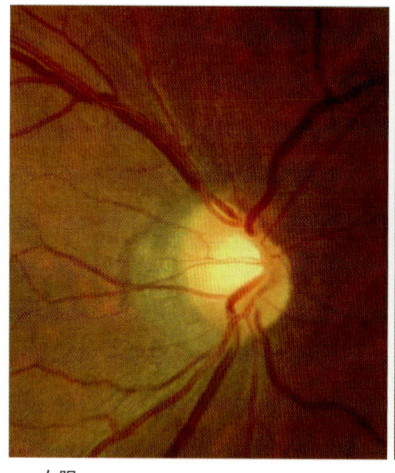

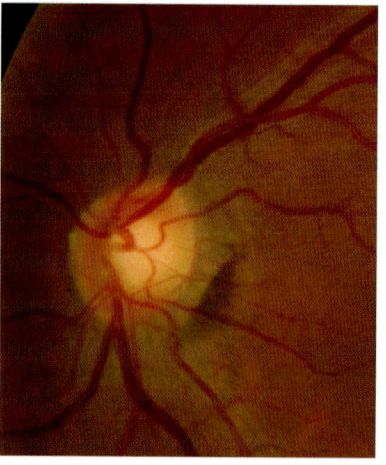

a. 右眼　　　　　　　　　　　　　b. 左眼

図2　症例1の乳頭所見
乳頭の大きさに左右差があり，DM/DD比は右3.3，左2.9で右眼の小乳頭がみられた．

に分けられるが*2，視野変化はそれぞれの原因疾患によって異なる*3．

OCTによる鑑別

視神経低形成，特にSSOHでは上鼻側の網膜神経線維層の菲薄がみられるが[2]，網膜色素上皮層が鼻側乳頭縁を越えて過伸展する，という最近の報告がある[3]．視神経萎縮のOCT所見は，緑内障性萎縮ではすでに多くの知見があり，虚血性視神経症後の萎縮では下方の水平半盲に一致して上方の網膜神経線維層が薄くなる．

自験例（下方視野欠損のみられた2例）

視神経低形成との鑑別に迷う萎縮の原因として，緑内障のほか，頭蓋内疾患や虚血性視神経症後などがあるが，自験例で解説する．

症例1　視神経低形成に下垂体腫瘍が併発した例：自覚症状はなく，偶然に右眼の視野異常を指摘された（図1）．CT検査では異常なく，視神経乳頭の所見（図2）からも視神経低形成と診断された．8年後に他医で同様の視野異常からMRI検査を奨められて，下垂体腫瘍（プロラクチノーマ）が発見された．再検された視野検査でも進行変化はなく，OCT（図3）も行われた．視野異常，特に耳側の変化も現時点で下垂体腫瘍と無関係として手術は行われていないが，このような視神経低形成に視神経萎縮を来たしうる疾患が併発することもある．

*2 炎性萎縮は乳頭の境界不鮮明などを特徴とし，乳頭炎やうっ血乳頭などの経過後でみられる．これに対し単性萎縮は境界が鮮明で，球後視神経炎やLeber遺伝性視神経症などが原因となる．

*3 うっ血乳頭や緑内障が原因の場合は，Mariotte盲点と連なる，あるいはBjerrum領域などの視神経線維束障害型欠損を来たし，視神経炎やLeber遺伝性視神経症では乳頭黄斑線維束が障害されて中心暗点や盲中心暗点を示す．

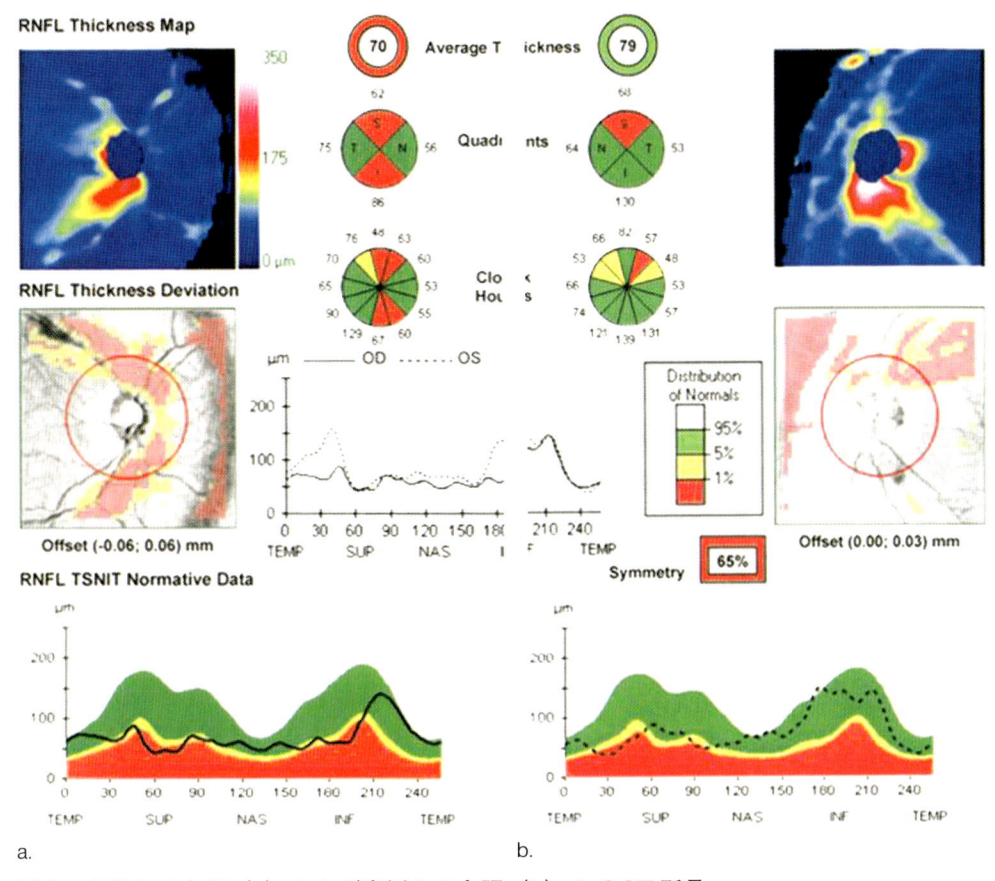

図3 症例1の右眼（a）および症例2の左眼（b）のOCT所見
症例1では，上方および下方の著しい網膜神経線維層の菲薄化がみられた．症例2でも，発症2か月後には乳頭所見や視野所見と一致する上方の網膜神経線維層の菲薄化がみられた．

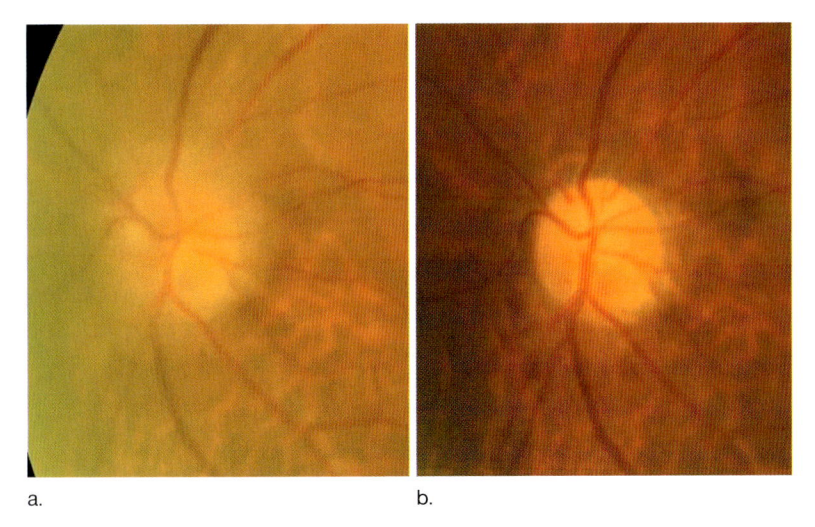

図4 症例2の左眼乳頭所見の経過
63歳，男性．職業はトラック運転手．1年前より高血圧と糖尿病で加療中．1週間前から左眼の下方視野異常を自覚した．発症時（a）は乳頭上方に蒼白浮腫がみられたが，2か月後（b）には萎縮となった．

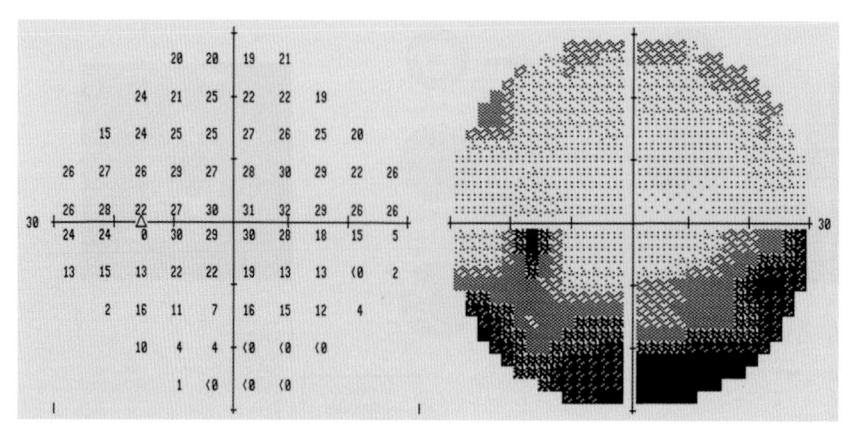

図5 症例2の左眼Humphrey視野検査
乳頭浮腫に一致する下半盲がみられた．

症例2 虚血性視神経症後の視神経萎縮：高血圧と糖尿病の既往があり，突然に左眼の下方視野異常を自覚した．検眼鏡検査で乳頭上方に蒼白浮腫がみられ（**図4**），視野検査（**図5**）では下半盲で，（非動脈炎性）虚血性視神経症と診断された[*4]．2か月後には視神経乳頭上方の萎縮となった（**図3, 4**）．本患者は発症時から経過を追え，特徴的な所見や危険因子といわれる糖尿病などの既往歴から，診断は比較的容易であった[4,5]．しかし，高齢者などで発症時の自覚がはっきりせず，しかも特徴的所見に乏しい場合，萎縮の原因がはっきりしないことも多い．

（鈴木利根）

[*4] 非動脈炎性虚血性視神経症を起こしやすい視神経乳頭の特徴として，小乳頭や乳頭陥凹が小さいこと，また緑内障と異なり，慢性期になっても陥凹の拡大を認めないなどの特徴がある．

朝顔症候群

文献は p.258 参照.

どのような疾患か[1]

　朝顔乳頭は，1970年にKindlerによって視神経乳頭部の拡大と陥凹の所見が朝顔に似ていることから命名された，先天性の視神経乳頭異常である．視神経乳頭の拡大と漏斗状の陥凹，乳頭周辺部網脈絡膜の色素の異常，放射状に直線走行している網膜血管，乳頭中心を覆うグリア組織を特徴とする（図1）．通常片側性であるが，両側性のときもある．視力は光覚なしから1.0までさまざまである．眼科的，全身，および中枢神経疾患を合併しやすいので，朝顔症候群と呼ばれる．

全身および中枢神経合併疾患にはどのようなものがあるのか[1]

経蝶形骨脳ヘルニア：朝顔乳頭は，通常，全身的な遺伝疾患の一部ではない．朝顔乳頭は，経蝶形骨脳ヘルニアを合併することがよく知られている（図2）．経蝶形骨脳ヘルニアは，大きな円形の蝶形骨の欠損部を通して髄膜が落ち込んでおり，中に視交叉や視床下部を含むことのある，正中部の先天性の疾患である*1．この髄膜瘤のある小児は，広い頭部，扁平な鼻，軽度の眼間隔離症，中央の上唇裂や口蓋裂をもつことがある．髄膜瘤は，鼻腔に突出し，気道閉塞を起こすことがある．乳児の経蝶形骨脳ヘルニアの症状は，鼻漏，鼻閉塞，口呼吸，いびきである．これらの症状は朝顔乳頭や特徴的な

*1 経蝶形骨脳ヘルニアは，拍動性の後鼻腔の腫瘍や，ポリープとして気づかれる可能性もある．その際，バイオプシーや切除を試みると，致死的な結果に至ることもあり，注意が必要である．

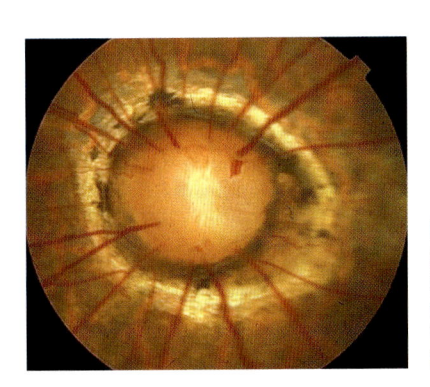

図1　朝顔乳頭
視神経乳頭の拡大と漏斗状の陥凹，乳頭周辺部網脈絡膜の色素の異常，放射状に直線走行している網膜血管，乳頭中心を覆うグリア組織を特徴とする.

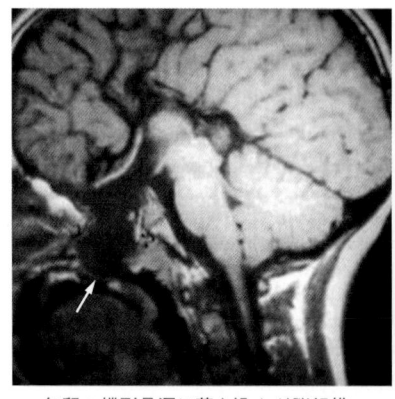

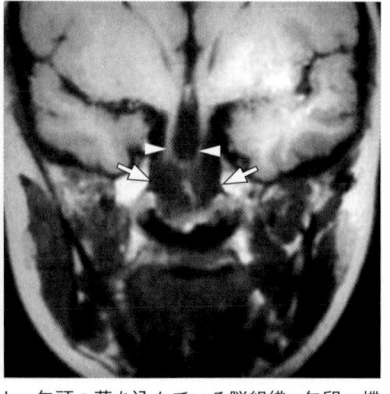

a. 矢印：蝶形骨洞に落ち込んだ脳組織　　b. 矢頭：落ち込んでいる脳組織，矢印：蝶形骨洞.

図2　朝顔乳頭に合併することの多い経蝶形骨脳ヘルニア

顔貌に気づかないと見逃される可能性がある．

　経蝶形骨脳ヘルニアは，全身麻酔の挿管を邪魔することで気づかれることもある．合併する脳奇形は，透明中隔欠損と，後部側脳室の拡大である．手術や剖検により，視交叉の欠損が約3分の1にみられる．経蝶形骨脳ヘルニアをもつ多くの患児は，極端な知的または神経学的異常はみられないが，汎下垂体機能低下はしばしばみられる．経蝶形骨脳ヘルニアへの手術は，禁忌と考えられている．視床下部-下垂体や，視神経，視交叉，前大脳動脈など，生命に重要な構造物が含まれており，術後の高い致死率も報告されているからである．ほかの異形乳頭と同様に，下方のV型，あるいは舌形の下方の色素欠損は，経蝶形骨脳ヘルニアのひとつの臨床サインであると考えられている．

頭蓋内血管の異常：MRAの発達，普及により，同側の頭蓋内血管の発達不良（内頸動脈や頭蓋内大血管の低形成で，もやもや病を合併していたり，していなかったりする）があることが見いだされてきた（図3）．多施設の後ろ向き調査では，朝顔症候群20人中9人（45％）に頭蓋内血管の奇形が見つかった[2]．何人かには，二分された下垂体柄がみつかった．これらの所見は，朝顔奇形のある症例には，積極的な画像診断が必要であることを示している．

その他の合併症：Holmstromらは，朝顔奇形が，同側の顔面血管腫に合併していることを報告した．Metryらは，この合併は，女児だけに発症するPHACE症候群[*2]のスペクトラムに入ることを指摘した[3]．朝顔奇形は，神経線維腫症2型やOkihiro症候群[*3]に合併することも報告されている．

[*2] **PHACE症候群**
posterior fossa malformations（後頭蓋窩の先天奇形），large facial hemangiomas（巨大顔面血管腫），arterial anomalies（動脈奇形），cardiac anomalies and aortic coarcation（心奇形と大動脈縮窄症），eye anomalies（眼球の奇形）．

[*3] **Okihiro症候群**
Duane奇形，橈骨欠損，難聴からなる．これと類似する疾患として，acro-renal-ocular syndromeがあり，橈骨と腎臓の奇形，コロボーマ，特に視神経欠損を認める．これら二つの症候群を，臨床上一つの疾患としてとらえることも考えられており，PAX2遺伝子変異も報告されている．

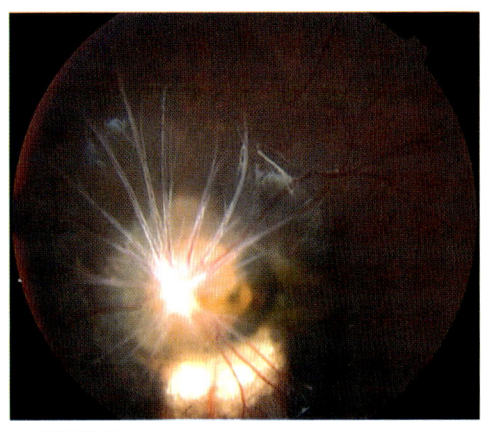

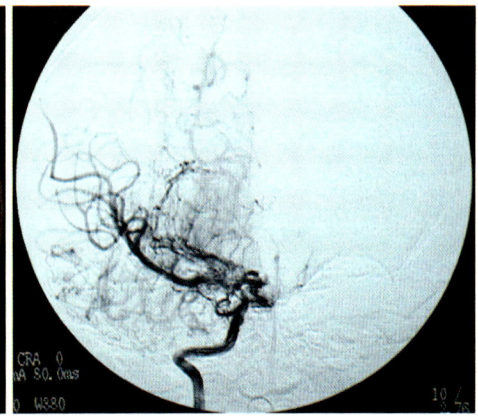

a. 朝顔乳頭　　　　　　　　　　　　　　b. 頭蓋内血管の血管造影所見

図3　朝顔乳頭の患者にみられたもやもや病

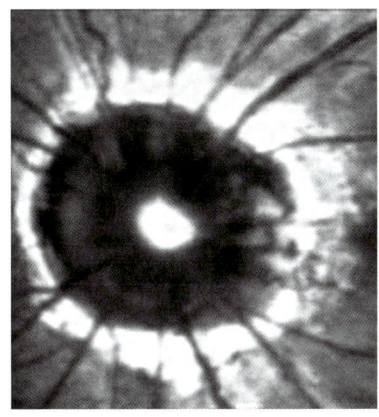

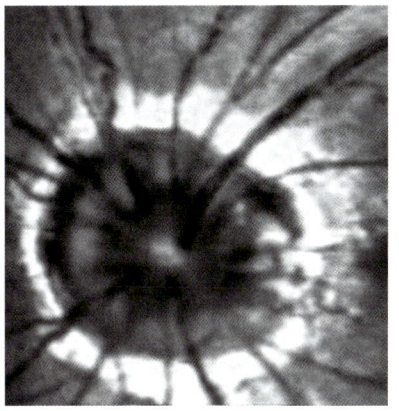

a. 拡大期　　　　　　　　　　　　　　b. 収縮期

図4　朝顔乳頭の収縮運動

眼科的合併症にはどのようなものがあるのか[1]

　朝顔奇形は，後から視覚障害を起こす可能性が高くなる危険がある．朝顔奇形の26～38％に漿液性網膜剥離を生ずることが推察されている．これらの剥離は乳頭周囲から始まり，後極部に広がり，全剥離に至る．網膜裂孔はまれに見つかり，視神経乳頭と接する部分に認められたとの報告がある．網膜下新生血管が朝顔乳頭の周りにある色素上皮異常の部分に生じた報告もみられる．網膜剥離に加えて，注意深く観察すれば，朝顔乳頭周辺に，放射状に接着していない網膜ひだが観察される症例があるようである．これらの網膜下液の起源はいくつかあるのかもしれない．Irvineらは，朝顔乳頭に合併した網膜剥離を視神経鞘開窓術後，硝子体内ガス注入により治療した．この治療の後，ガスが開窓口を通って外にでている像が確

認されたため，硝子体腔とくも膜下腔は交通がみられることが確認された[4]．Chang らも朝顔乳頭に合併した網膜剝離を視神経鞘開窓術で治療したことを報告している[5]．朝顔乳頭に合併した網膜剝離は，自然改善することも報告されている．

　われわれは，朝顔乳頭が，収縮運動を示す例を報告した（**図4**）．片側の収縮運動を示す朝顔乳頭と同側に一過性視覚喪失を自覚する症例も報告されている．それに関連して，MRA にて朝顔乳頭と同側の内頸動脈の顕著な狭窄があり，6 か月後に改善しており，血管のれん縮が考えられた症例も報告されている．

（河野尚子）

視神経乳頭小窩

視神経乳頭小窩（optic disc pit）は，1882年にWietheによって最初に報告された，視神経乳頭の先天性の陥凹で，まれな疾患である．その本態は眼杯裂の上端の閉鎖不全と考えられており，朝顔症候群，傍乳頭ぶどう腫，および乳頭コロボーマなどと同様の先天的な視神経乳頭の異常の一つと考えられている．

頻度

頻度は0.02～0.19％とされており，男女差はなく遺伝性も明らかではない．85％は片眼性である．

診断

診断は特徴的な眼底所見による（図1）．大部分は乳頭の耳側に位置し，多くは耳側傍乳頭萎縮（temporal peripapillary atrophy）を伴う．大きくて，いびつな形の乳頭に存在することが多い．視神経乳頭小窩は通常は一つであるが，複数あることもある．ほとんどの患者では視野検査で弓状暗点，周辺視野の局所的狭窄，時には鼻側や耳側の階段などの視野異常を示すが，この視野異常は進行しない．また漿液性黄斑剝離（ピット黄斑症候群；pit-macular syndrome）が発生した場合には，中心暗点が生じる．

漿液性黄斑剝離の合併（ピット黄斑症候群）

視神経乳頭小窩の症例のうち，黄斑部の網膜剝離を伴うのは1/2～2/3と考えられている．これは1908年にReisによって最初に報告されている[1]．

自覚症状は変視症，視力低下，中心暗点などである．好発年齢は20～40歳代である．視神経乳頭小窩にみられる黄斑部の網膜剝離は視神経から耳側に伸びて存在する．小窩がより耳側にあり，また，より大きいほど網膜剝離の頻度が高まるとされている．

文献はp.258参照．

ピット黄斑症候群の成因

なぜ黄斑部の網膜下および網膜内に水が貯留するかについては,いくつかの説がある.原因としては後部硝子体異常,くも膜下腔からの脳脊髄液の貯留の二つの説が有力である.

後部硝子体異常説:この説は最も広く信じられているもので,視神経乳頭小窩に伴う網膜内および網膜下の貯留液体は硝子体液であり,後部硝子体の異常が関与しているとするものである.すなわち後部硝子体が液化し網膜から分離した後に,視神経と網膜内層に牽引を生じ,その結果,硝子体液が視神経乳頭小窩に入り,網膜の分離症と網膜剝離を起こす.この説はSugar[2]が1964年に最初に提案した.Brownらは,黄斑症のある患者の3/4は後部硝子体剝離ができているが,黄斑症のない人ではほとんどで後部硝子体剝離がなかったと報告している.Hirakataら[3]は,2005年の報告で11例の患者に対して硝子体手術とガスタンポナーデで治療を行い,硝子体手術が視神経と黄斑部の牽引を除去したので治療が成功したと推察している.

くも膜下腔からの脳脊髄液の貯留説:二番目の説は,脳脊髄液がくも膜下腔から視神経小窩を通じて網膜に通じたことによるとする説である.これは1969年にGassによって提唱された.2004年にJohnsonらは,この説は小児や思春期の患者など,硝子体牽引が原因とするには若すぎる患者の黄斑症を考えるうえで重要だとした.さらに,2006年にKuhnらは硝子体手術とシリコーンオイルタンポナーデを行った患者で9年後にMRIを撮影したところ,乳化したシリコーンオイルが頭蓋内に認められた症例を報告し,硝子体腔が視神経乳頭小窩,視神経に沿ったくも膜下腔を介して脳脊髄腔と交通していると結論している.

ピット黄斑症候群の治療

自然経過:後部硝子体剝離が起こった後,剝離が自然治癒し視力も向上した症例報告があるが,通常は次第に視力低下し0.1あるいはそれ以下になるとされる.したがって,何らかの治療を試みるのがよいとされる.

光凝固:従来は乳頭の耳側縁の網膜光凝固が行われた.一部には網膜剝離の減少をみる症例があったが,多くは剝離が残存することが多かった.

硝子体手術:不完全な後部硝子体剝離を完全に作製し,視神経や網

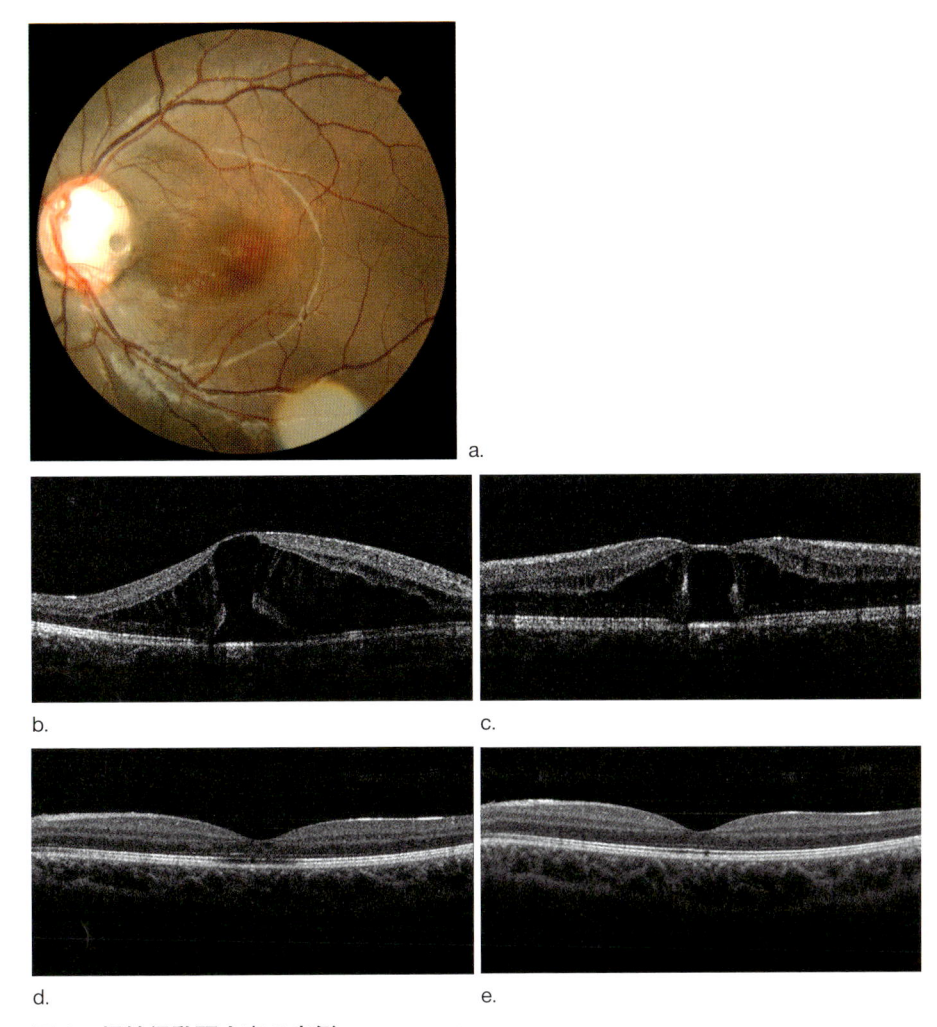

図1 視神経乳頭小窩の症例（14歳, 男性）
a. 大きめの視神経乳頭, 耳側の視神経乳頭小窩, それに連続する黄斑症などピット黄斑症候群の特徴を有する. 視力 0.5.
b. 網膜剥離と網膜内浮腫がみられる.
c. 術後3か月. まだ網膜剥離と浮腫が残存している. 視力 0.5.
d. 術後1年後. 網膜剥離と浮腫は消失したが, 視力は 0.5 で変化なし.
e. 手術後22か月. 視力 1.0 に改善. 最終的に 1.2 まで改善した.

膜への牽引を解除する. 牽引を完全に解除するために内境界膜剥離を追加することも多い. 硝子体手術後も網膜剥離はすぐには引かず, 一年までかかって次第に網膜下液が減少するのが普通である. 自験例を図1に示す. この場合, レーザーを追加することもあるが, Hirakata らはレーザーの必要はないとしている. また新しいテクニックも紹介されており, Spaide ら[4] や Schaal ら[5] は網膜表面に 1/2 から 2/3 の深さの切開を 25G 針や 27G カニューレで作製し, 後部硝子体剥離は作製せず, ガスタンポナーデも行わない方法でも効果があると報告している.

a.　　　　　　　　　　　　　　　　b.

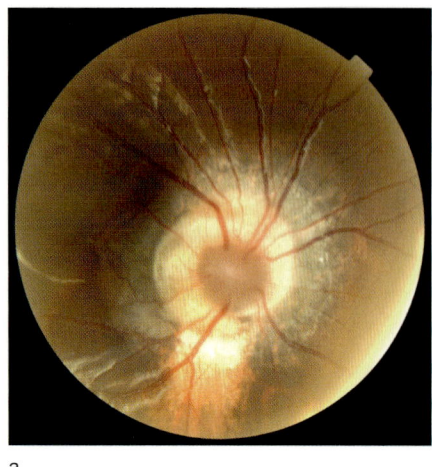

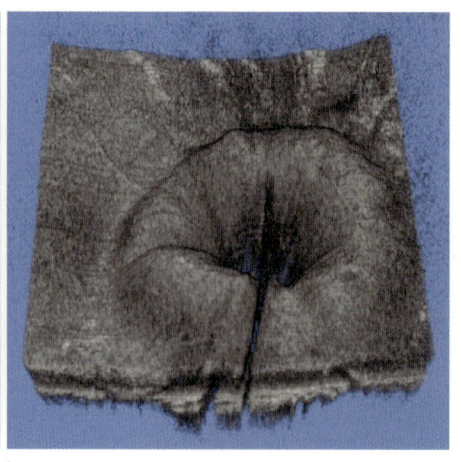

図2　朝顔症候群の眼底（6歳，女児）
a. 視神経乳頭領域の拡大，漏斗状陥凹，乳頭周囲の網脈絡膜萎縮，特に下方の舌状萎縮などがわかる．
b. 3D-OCT．乳頭周囲が膨らみ，漏斗状の陥凹がわかる．

視神経乳頭小窩の類縁疾患

朝顔症候群（morning glory syndrome）：灰白色の視神経乳頭領域の拡大，漏斗状陥凹，陥凹底の乳頭前白色組織，乳頭周囲の網脈絡膜萎縮，網膜血管異常などを伴う先天性疾患である（図2）．

カコモン読解　第18回　臨床実地問題29

6歳の女児．左眼の視力不良を指摘されて来院した．左眼眼底写真を図に示す．注意すべき眼合併症はどれか．

a　白内障
b　緑内障
c　硝子体出血
d　網膜剥離
e　視神経萎縮

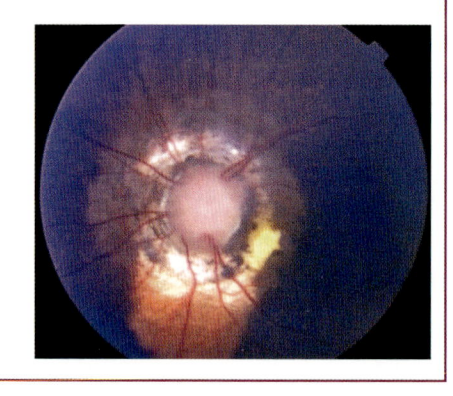

解説　これは視神経乳頭領域の拡大，漏斗状陥凹，乳頭周囲の網脈絡膜萎縮，下方の舌状萎縮があり典型的な朝顔症候群である．注意すべき合併症は網膜剥離であるので，dと解答すべきである．

模範解答　d

カコモン読解 第19回 臨床実地問題27

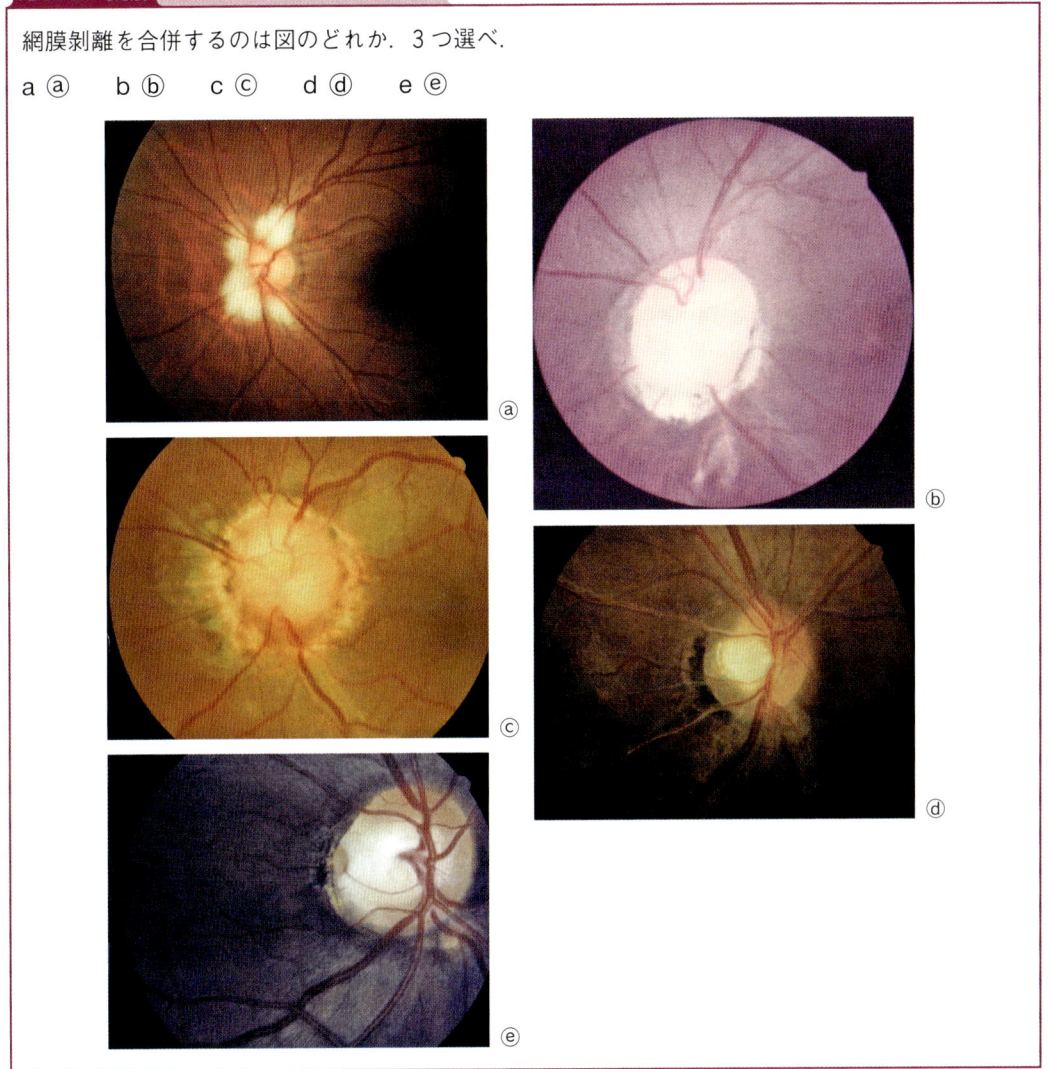

網膜剝離を合併するのは図のどれか．3つ選べ．

a ⓐ　b ⓑ　c ⓒ　d ⓓ　e ⓔ

解説　aは，網膜有髄線維であり網膜剝離は合併しない．

bは，写真が悪くはっきりしない．

cも判別しにくいが，朝顔症候群の可能性を考えて○とした．

dは，視神経小窩であろうか．それであれば網膜剝離の可能性あり で○．

eは，明らかに視神経乳頭小窩であり網膜剝離の可能性がある．

模範解答　c, d, e

（直井信久）

7. 浸潤性視神経疾患

癌性視神経症

視神経と腫瘍

　視神経浸潤を来たす視神経原発の腫瘍には，視神経膠腫，膠細胞性過誤腫，血管腫，メラノサイトーマなどが挙げられる[1]．一方，続発性に視神経浸潤[*1]を来たす腫瘍には，表1に示したようなものがある．視神経浸潤を来たす眼内悪性腫瘍としては，脈絡膜黒色腫と網膜芽細胞腫が代表的なものである[2]．視神経原発腫瘍および眼内原発悪性腫瘍の視神経浸潤は他項に譲り，本項では悪性腫瘍の視神経への転移，あるいは浸潤で起こる癌性視神経症[*2]について述べる．

臨床症状

　一般的に視神経乳頭の腫脹に加え，視力障害，RAPD（relative afferent pupillary defect；相対的入力瞳孔反射異常）陽性などの視神経症[*3]の所見がみられる．ただし，視神経症の所見に乏しい時期もある．また，視神経乳頭の腫脹も必発ではない．腫瘍の浸潤が篩状板近傍であれば，視神経乳頭は顕著に腫脹し，網膜静脈閉塞症の合併など，検眼鏡的な異常がより明らかになる．一方，眼窩内視神経への転移や浸潤では，視神経乳頭の異常所見は乏しい．

　視神経への転移性腫瘍では，腺癌の頻度が高く，女性では乳癌，肺癌，男性では肺癌の頻度が高いとされる[3]．すでに癌診断が確定している場合が多く，病歴の聴取が診断に有用である．癌診断が確定していない場合，さまざまな原因で生じる視神経症との鑑別が必要となる．たとえば眼痛を伴えば，球後視神経炎との鑑別が必要となる．逆に原因不明の視神経症では，常に癌の視神経転移の可能性を考慮する必要がある．

白血病による視神経浸潤

　白血病は視神経浸潤を来たす続発性腫瘍の代表である．白血病の病型はさまざまであるが，骨髄性白血病の頻度が高い．また白血病

文献は p.258 参照.

[*1] 視神経への浸潤経路には，脈絡膜からの浸潤，血管性播種，眼窩からの浸潤，また中枢神経系からの浸潤などが挙げられる．

表1　視神経浸潤を来たす腫瘍

視神経原発腫瘍
視神経膠腫 神経節膠腫
悪性奇形腫型髄様上皮腫
毛細血管腫 海綿状血管芽腫 その他
続発性腫瘍
眼内腫瘍の視神経浸潤
脈絡膜黒色腫 網膜芽細胞腫
血液悪性腫瘍
白血病 リンパ腫 多発性骨髄腫
転移性癌
乳癌，肺癌など
その他

[*2] 悪性腫瘍が転移や浸潤により生じる視神経障害を意味するが，一般に視神経乳頭以外の網膜病変は乏しい．

[*3] 循環障害，圧迫，代謝異常などで視神経障害を来たした場合，視神経炎と区別して，視神経症と総称する．

a. 右眼　　　　　　　　　　　　　　b. 左眼

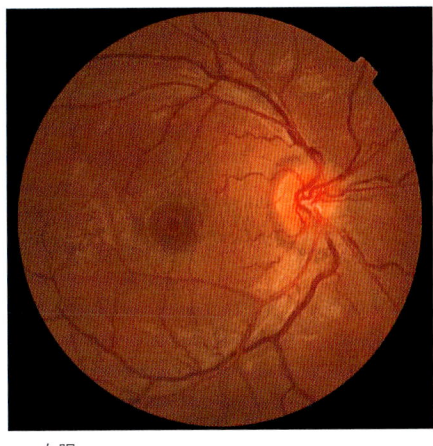

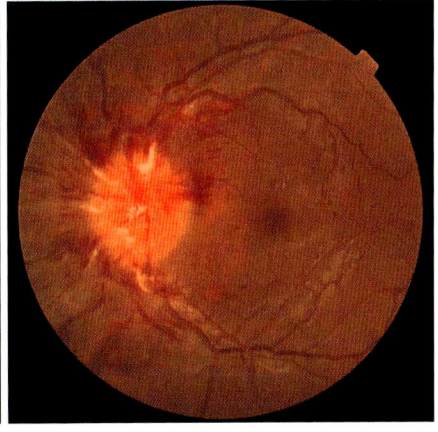

図1　視神経乳頭への白血病浸潤（29歳，男性）
2年前からリンパ芽球性白血病治療を受け，血液学的には完全寛解期であった．視力は RV＝(0.9)，LV＝(0.6)で，左眼（b）にRAPDを認めた．視神経乳頭は両眼性に腫脹しているが，特に左眼の腫脹が顕著で乳頭から線状出血を認める．

の視神経浸潤は，中枢神経系白血病の合併を示唆する重要な所見である．一般に視神経乳頭は腫脹し，視神経の機能異常がみられる．血液学的寛解期でも生じることがあり，臨床的に重要である．白血病患者に視神経乳頭の腫脹と出血（**図1**），さらに視力障害，RAPD陽性などの視神経症の所見がみられれば，まず本疾患を疑い画像診断を行う必要がある．網膜出血，白斑など，いわゆる白血病性網膜症の所見はみられないことが多い[4]．視神経周囲の白血病細胞の浸潤部位は，MRI・STIR[*4]像でリング状に白く描出されることがある．診断が確定すれば直ちに放射線治療が必要になる．放射線に対する感受性は高く，早期に開始すれば視機能の改善が期待できる．また放射線照射を行う場合，白内障の発症を恐れる余裕はなく，眼球が正しく照射されるように指示することが重要である．

*4 STIR
short-T1 IR (inversion recovery) の略．

悪性リンパ腫の視神経浸潤

悪性リンパ腫の視神経浸潤は白血病に比較してまれである．眼内リンパ腫の起源は，① 原発性中枢神経系悪性リンパ腫として発症する場合と，② 中枢神経系以外からの転移が考えられる．MacKintoshらの報告[5]では，中枢神経浸潤を来したリンパ腫105例のうち，原発性8例，続発性97例と，後者が多いとされているが，原発性中枢神経系悪性リンパ腫の発生頻度が近年増加している．

網膜に原発する眼内悪性リンパ腫は，中枢神経系原発悪性リンパ腫に分類される．腫瘍細胞は通常，diffuse large B-cell non Hodgikin's

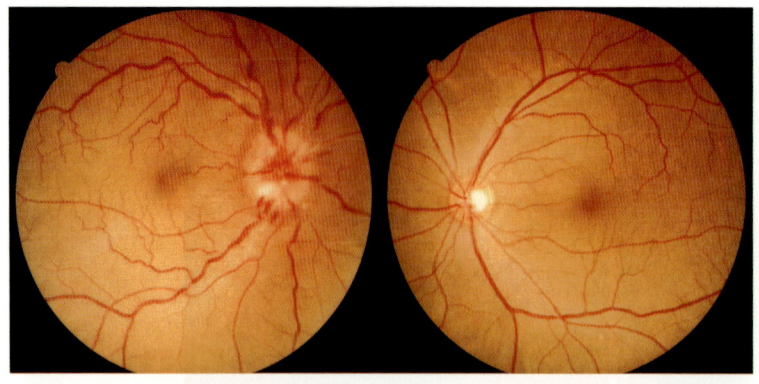

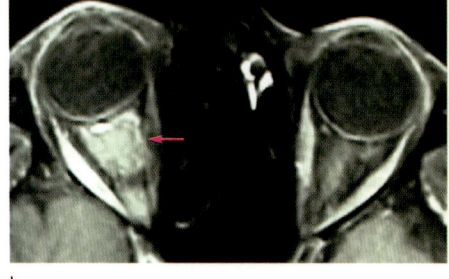

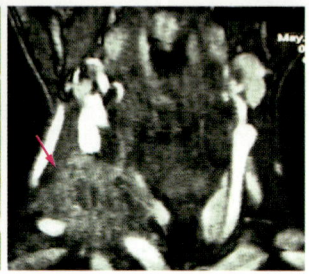

図2 悪性リンパ腫の視神経浸潤（48歳，男性）
右眼（a）の急激な視力低下を自覚．眼痛の自覚はなく，右眼視力（0.05）に低下．臨床的には前部虚血性視神経症との鑑別が必要と考えられた．
a. 左図：右眼，右図：左眼．右眼視神経乳頭は著明に腫脹している．
b. 眼窩MRI造影T1強調像．右眼眼窩，視神経周囲に造影効果が認められる（矢印）．
c. 頸部MRI造影T1強調像．右頸部リンパ節に造影効果を認める（矢印）．
（写真提供：宮崎大学医学部附属病院眼科 中馬秀樹先生．）

lymphomaである．典型例では両眼性に黄白色の網膜下病変が多発し，蛍光眼底造影で色素上皮レベルのblockingがみられる．腫瘍細胞は色素上皮細胞とBruch膜の間に存在するが，通常，硝子体から前房にも腫瘍細胞がみられることが多い．したがって眼炎症性疾患のような仮面症候群を呈し，炎症性疾患全般，サルコイドーシス，結核，原田病などのぶどう膜炎との鑑別が必要となる．逆にステロイドに反応しない眼炎症性疾患をみた場合，悪性リンパ腫を疑う必要がある．全身性のリンパ腫が眼内播種を来たす場合もある．

全身性リンパ腫の視神経浸潤では，網膜病変に乏しく視神経乳頭腫脹，乳頭周囲の出血など，白血病の視神経浸潤と類似の所見を来たす（図2）．

悪性リンパ腫の診断には，摘出組織を用いた遺伝子検索が必要なため，診断はしばしば困難である．診断には脳脊髄液や硝子体液からの細胞診でなされることが多く，硝子体液中のIL-10/IL-6比[*5]が有用な場合がある．

[*5] 炎症ではIL-6が高いが，Bリンパ球はIL-10を分泌するので，リンパ腫ではIL-10/IL-6比が1.0以上になることが多い．

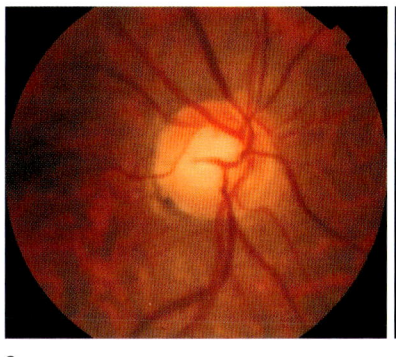

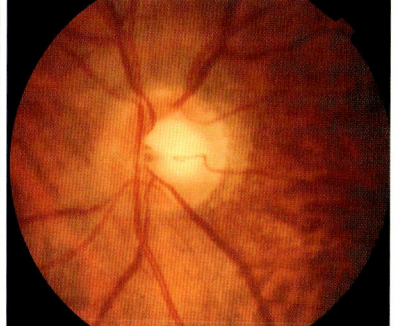

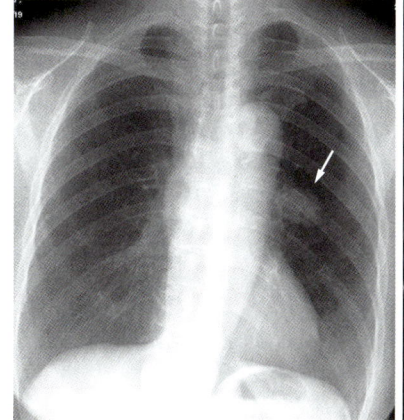

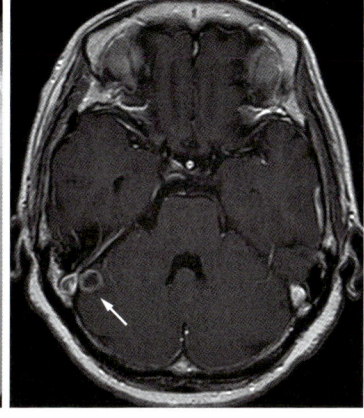

図3 髄膜癌腫症による視神経浸潤
(67歳, 女性)

右滑車神経麻痺で発症. その後, 左視神経症を発症し, 左眼 RAPD 陽性で視力は (0.6) に低下した. さらに右眼顔面神経麻痺, 左眼三叉神経麻痺が出現した.
a. 左図：右眼, 右図：左眼. 左眼視神経乳頭は, 特に鼻側辺縁が不鮮明である.
b. 原発巣の肺癌 (矢印).
c. MR 造影 T1 強調像. 左側小脳半球への転移病巣 (矢印) を認める.

治療には化学療法として CHOP[*6], メトトレキサート, リツキシマブなどが用いられ, 眼局所治療として放射線治療, メトトレキサートの硝子体注射などが行われるが, 再発率が高く予後はきわめて不良である.

髄膜癌腫症による視神経浸潤

癌の視神経への浸潤は, 髄膜癌腫症 (meningeal carcinomatosis) を介して生じることがある (図3). 髄膜癌腫症による視神経傷害は, 視神経のくも膜下腔に腫瘍細胞が広がり, 視神経を圧迫するか, あるいは視神経に浸潤することにより生じる. 臨床的に頭痛, 嘔吐 (頭蓋内圧亢進による), 視力低下, RAPD, 比較的健常な視神経乳頭所見を診断的特徴とするが[6], 画像診断で説明困難な多彩な脳神経症状を伴うことが多い. 確定診断には髄液細胞診が必須であるが, 単回検査での癌細胞陽性率は 54％ と低く[7], 繰り返し検査を必要とすることがある.

(奥 英弘)

[*6] **CHOP**
C：シクロホスファミド
H：塩酸ドキソルビシン (アドリアマイシン)
O：硫酸ビンクリスチン (オンコビン®)
P：プレドニゾロン (プレドニン®)

真菌

真菌はどこからどのような形で視神経に障害を与えるのか

　視神経疾患を来たす真菌は，アスペルギルス（*Aspergillus*）とムコール（*Mucor*）が多い．また，視神経に真菌が浸潤する経路としては副鼻腔が挙げられる．副鼻腔真菌症は，臨床的に，副鼻腔に限局した病変を示す非浸潤型と，眼窩壁や頭蓋底の骨を破壊して発育する悪性腫瘍に類似した症状を呈する浸潤型に分けられる[1]．浸潤型は生命予後が不良で，死亡率が94％であったとの報告[2]もある．主な罹患洞は上顎洞とされる．蝶形骨洞は10％程度とまれであるが，浸潤型の頻度が高く[3]，解剖学的に視神経に近接しており，視神経症を来たしやすい．

文献は p.258 参照.

典型的な臨床経過[4]

　74歳，男性．右眼有痛性視力低下を主訴に前医受診．矯正視力は右眼0.5，左眼1.2．右眼RAPD（relative afferent pupillary defect；相対的入力瞳孔反射異常）陽性．視神経乳頭に異常なし．視野検査（図1）にて，右眼のみに垂直経線で境界された耳側半盲を認めた．頭部MRI検査で異常なかった．球後視神経炎の診断で，副腎皮質ス

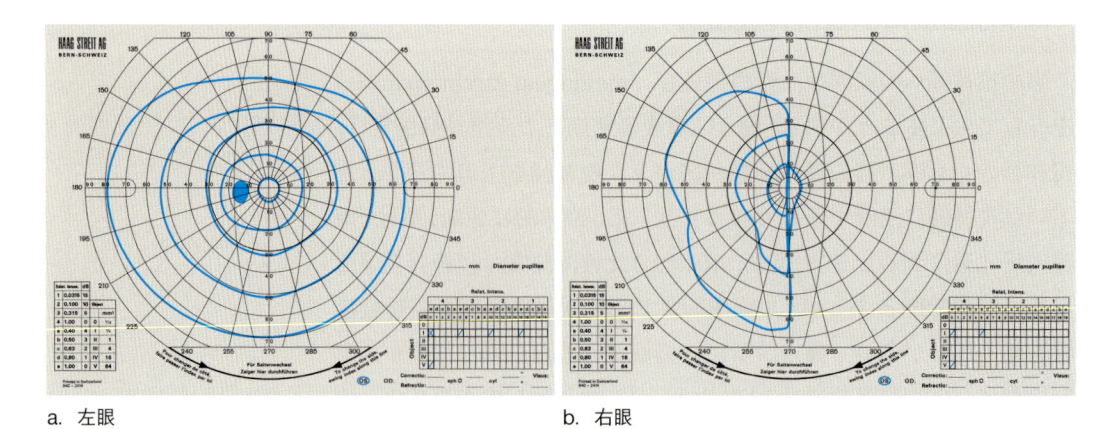

a. 左眼　　　　　　　　　　　　　　　　b. 右眼

図1　視野検査結果（74歳，男性）
右眼は垂直経線で境界された耳側半盲を認め，左眼は異常を認めない．

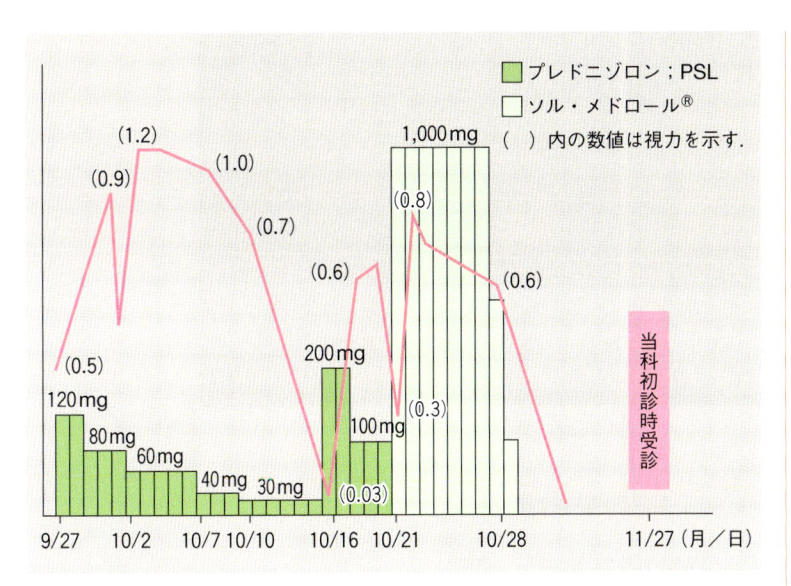

図2　臨床経過（図1と同一症例）
ステロイド依存性を示している．

テロイドによる治療が開始され，ステロイド依存性[*1]の経過をたどった（図2）．肺炎のため，当院へ転院となり，当科初診．視力は右眼手動弁，左眼1.2．右眼RAPD陽性．右眼球後痛あり．視神経乳頭（図3）は異常なし．2か月後の頭部CT検査（図4）では，右眼の蝶形骨洞内を走行する視神経周囲に軟部組織陰影を認め，骨壁が不明瞭となっていた．頭部MRI検査（図5）で右視神経を圧迫する腫瘍を認め，耳鼻咽喉科で右蝶形骨洞を開放，腫瘍の生検を行い病理検査でアスペルギルス症と診断された（図6）．治療開始3か月後に失明した．MRI検査で骨破壊，硬膜浸潤を認め，浸潤型の副鼻腔アスペルギルス症が示唆された．複数の抗真菌薬による治療を行うも，全身状態の悪化により死亡した．

真菌性視神経症の特徴，注意点

アスペルギルスの臨床的表現型：①アレルギー性アスペルギルス症[*2]，②aspergilloma，③浸潤性アスペルギルス症に分けられる[5]．このうち浸潤性アスペルギルス症は，生命予後の観点からも重要な疾患である．多くは眼窩先端症候群となり，眼球運動障害を合併する．しかし，視神経症のみを呈した場合，球後視神経炎や，アレルギー性アスペルギルス症との鑑別が重要となる．なぜなら，これらはステロイド療法が中心で，一方，浸潤性アスペルギルス症はステロイドが禁忌で抗真菌薬の全身投与が中心と，治療法がまったく異

[*1] ステロイド依存性とは，副腎皮質ステロイドによく反応するが，減量に伴い再発する病状．原因として，感染性，圧迫性，サルコイドーシス，膠原病などが挙げられる．

[*2] アレルギー性アスペルギルス症は，アスペルギルスの菌体を構成する糖蛋白に対する免疫反応で起こる．主に喘息などの原因となるが，副鼻腔からの視神経症の報告もある．

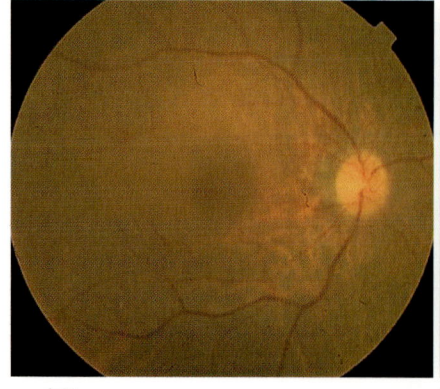

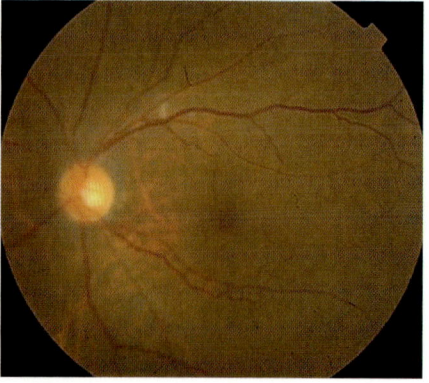

a. 右眼　　　　　　　　　　　　　　b. 左眼

図3　眼底写真（図1と同一症例）
両眼視神経乳頭に腫脹，萎縮はみられない．糖尿病網膜症を認める．

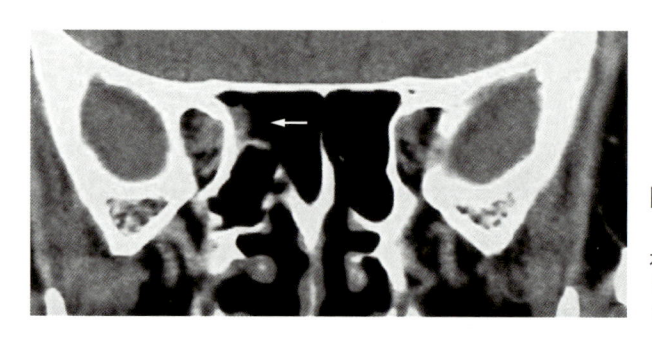

図4　頭部CT写真（冠状断，図1と同一症例）
右眼の蝶形骨洞内に軟部組織陰影を認め（矢印），骨壁が不明瞭となっている．

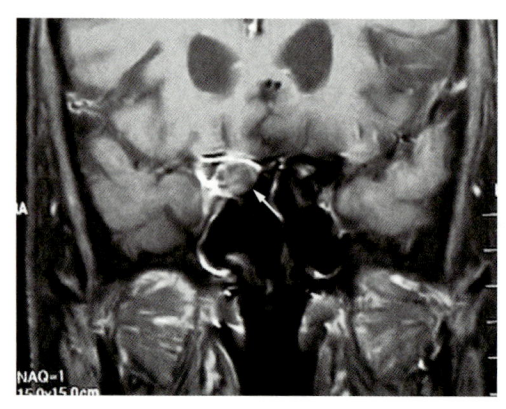

図5　頭部MRI（T1強調画像，冠状断，図1と同一症例）
蝶形骨洞内に腫瘤性病変を認め（矢印），右視神経を圧迫している．

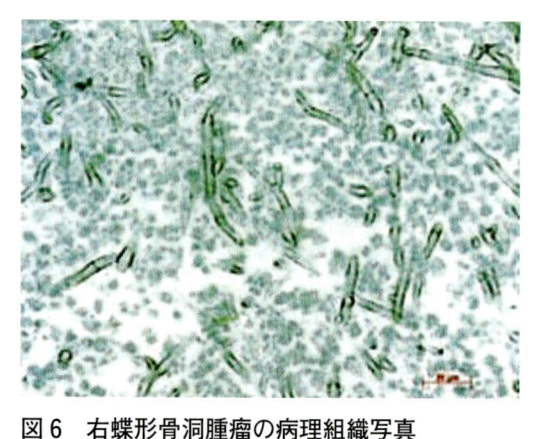

図6　右蝶形骨洞腫瘤の病理組織写真
（図1と同一症例）
枝分かれ状の菌体コロニーを認める（Grocott染色，×400）．

なるからである．特に注意すべきことは，浸潤性アスペルギルス症はしばしばステロイド依存性[*1]の経過をとり，副腎皮質ステロイドに一時的によく反応するため，原因不明の球後視神経炎として治療され，経過中に浸潤が拡大し，生命に影響を及ぼすほど重症化してしまう点である．

検査上の重要な点：浸潤型では，血清中の β-D-グルカン[*3]が上がりやすいとされる．視野検査での接合部暗点[*4]は，本症を疑う根拠となりうる．画像診断は，CT，MRI による骨破壊像を特徴とするが，初期では画像所見に異常を認めない例も多く，初回の画像検査で異常所見が出なくても，繰り返し画像検査を行うことが大切である．確定診断は病理組織検査，あるいは真菌培養検査による菌体の証明によりなされる．培養検査では陽性率が低いとされる．

治療とハイリスク患者：治療は確立されたものはなく，局所の感染病巣の除去を可及的速やかに行い，宿主の栄養状態，基礎疾患などを考慮したうえで抗真菌薬の全身投与を行うこととされる．

　本疾患は，高齢者で，糖尿病患者，免疫抑制状態にある患者には，日和見感染の形で発症し，生活環境の変化，抗菌薬の多様による菌交代現象，抗癌剤や，副腎皮質ステロイドの頻用などにより今後増えていくと予想されるため，危険な視神経症として注意を払うべきものである．

（杉本貴子）

[*3] β-D-グルカンは，真菌の細胞壁の骨格を形成する主要な多糖体であり，菌種ごとの特異性はないが，真菌としての特異度は高いとされる．しかし，病初期では β-D-グルカン値が増加しなかった症例の報告[4]もある．

[*4] 接合部暗点は，垂直経線で境界される片側のみの半盲であり，視交叉に接合する部位の一側の交叉神経線維のみが障害されることにより生じるとされ，視交叉近傍病変が疑われる[5]．

8. 遺伝性視神経疾患

Leber 遺伝性視神経症

概念

Leber 遺伝性視神経症（Leber hereditary optic neuropathy；LHON, Leber 病）は，1871 年にドイツの眼科医 Leber[*1] が臨床事項を詳しく記載した遺伝性視神経症である．その本態は長く謎であったが，1988 年のミトコンドリア遺伝子（mtDNA）変異発見をブレークスルーとして，その病態が確立されてきた[1]．

臨床像

性差・発病年齢：思春期の男性に好発する．これまでの報告を総括すると，発病者の 80〜90% が男性である．発病年齢は 1〜70 歳で，平均発病年齢は 24〜34 歳とされる[1]．自験例（mtDNA 変異陽性）では 48 例のうち 44 例が男性であった．また，44 例での発病年齢は 7〜58 歳で，平均は約 25 歳であった．ヒストグラムをみると，思春期に鋭いピークを示すが，30 歳以上にもなだらかなピークがある（図 1）．

定型例：まず，片眼の急激な中心視力低下を自覚する．数週間のうちに視力が 0.1，あるいはそれ以下に低下する．濃厚な中心暗点がみられるが，周辺視野は保たれることが多い（図 2）．色覚検査では

[*1] **Theodore Leber**
（1840 – 1917）
Göttingen 大学および母校 Heidelberg 大学の眼科学教授をそれぞれ 20 年間務めた．Leber 病のほかに，Leber's congenital amaurosis などのさまざまな眼科疾患の概念を確立した分析的医学研究の巨人である．

文献は p.259 参照．

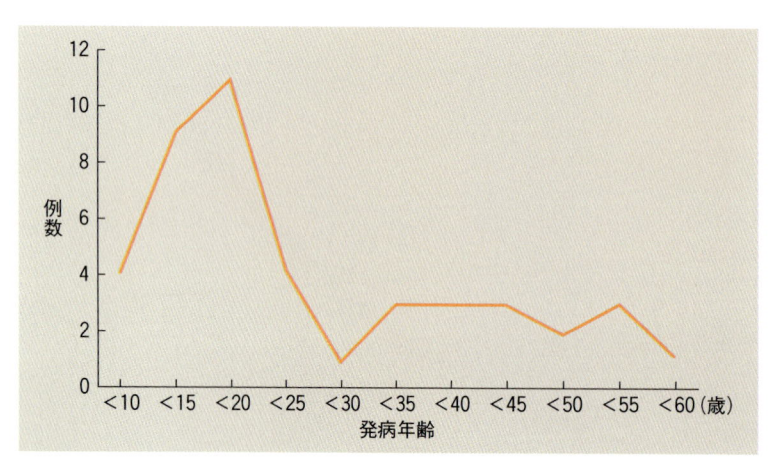

図 1　Leber 病の発病年齢
発病年齢は 5 歳刻みで，たとえば "<20" は 16〜20 歳での発病である．思春期に発病することが多いが，30 歳代以上にもなだらかなピークがある．

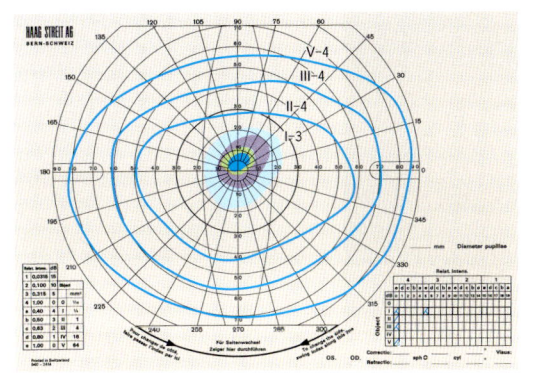

図2 両眼開放で測定したLeber病症例の動的視野所見(21歳,男性)
左右対称性に中心視野が障害されて,日常生活に不自由がある.

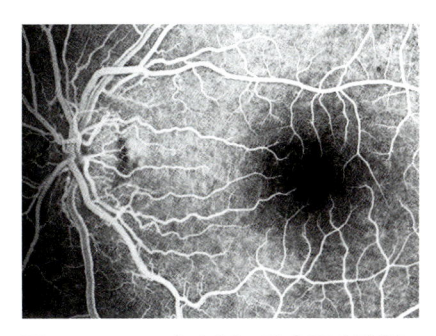

図3 Leber病症例の蛍光眼底造影所見(15歳,男性)
太い血管の拡張・蛇行とともに,乳頭周囲の微細血管にチリチリした拡張(telangiectasic microangiopathy)がみられる.蛍光色素の漏出はない.

3型色覚(tritan)を示すことが多い.mtDNA変異陽性の家系で色覚を検討すると,正常保因者(男性)の半数以上に何らかの色覚異常がみられたとする報告がある[2].発病後数日〜数か月の経過で他眼も同様に発病する.左右の平均発病間隔はおよそ2か月であるが,左右同時に発病することもある.急性活動期間の平均は3.7か月とされ,両眼の視力が低下して半年から1年で徐々に安定する.その後も年余のオーダーで改善や悪化をみることがある.指数弁以下の視力を除外して,発病後1年以降の自験例35例での矯正視力を単純に平均すると,右(0.12),左(0.16)で左右の有意差はなかった.

急性期には視神経乳頭が発赤腫脹し,網膜血管が拡張蛇行する.視神経乳頭炎やうっ血乳頭(choked disc)との類似性があるが,網膜浮腫はなく,視神経乳頭の境界は鮮明である.蛍光眼底造影で蛍光色素の漏出がないことが特徴的で,乳頭周囲微細血管のチリチリした拡張(telangiectasic microangiopathy)がみられる.後者は蛍光眼底造影画像を拡大すると観察しやすい(図3).まれに黄斑部の小点状病変をみることがあるが,この場合も蛍光眼底造影所見に異常はない.急性期を過ぎると視神経乳頭の腫脹や発赤は徐々に消退し,発病後数か月〜1年で単性視神経萎縮に陥る(図4).OCT(optical coherence tomography;光干渉断層法)で検索すると,発病後6か月以内では網膜神経線維層が肥厚するが,6か月以降では菲薄化する[3].その変化は耳側で強く,鼻側では軽い.また,神経線維層の肥厚は視神経症を発病していない保因者でもサブクリニカルな所見としてみられることが報告されている.

非定型例:発病時期があいまいであったり,視機能の急な変動がみ

a. 右眼　　　　　　　　　　b. 左眼

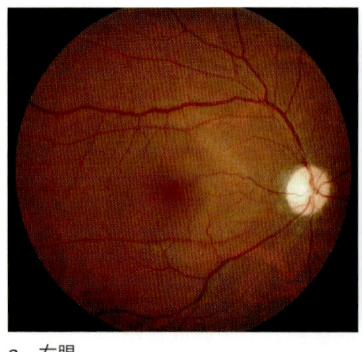

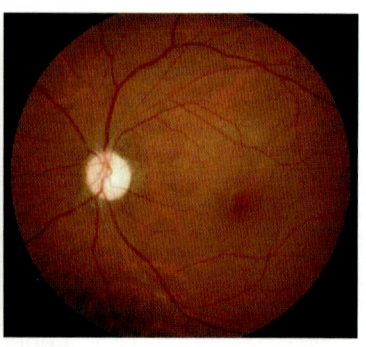

図4　Leber病症状固定期の視神経萎縮（36歳，男性）

られたり，視神経の発赤，腫脹や萎縮が不明であるといった症例がある．球後視神経炎（retrobulbar neuritis, retrobulbar optic neuritis），視交叉病変，アルコールや薬剤による視神経症，外傷性視神経症（traumatic optic neuropathy）などと診断されることがある．特に40歳以降で発病する症例では，このような非定形的臨床像を示す傾向がある．家族歴も陰性であることが多い．喫煙などが本症の発病や悪化のリスク要因であることが示唆されており[4]，非定型例ではしばしば喫煙や大量飲酒の嗜癖がみられる．

合併症：外眼筋麻痺，深部腱反射亢進，運動失調，不随意運動，感音性難聴，不整脈などの徴候を示すことがあり，ミトコンドリア異常を基盤とする全身疾患として理解できる．無症候性あるいは軽度のものが多いが，まれに脳症のような重篤な合併症をみる場合がある[5]．

家族歴

遺伝子変異が女性を経由して受け継がれる母系（ミトコンドリア）遺伝の有無を検証する．男性からは受け継がれないことを念頭に置いて，発病者の同胞および母方の親族を中心に問診する．男性が発病者であることが多いが，女性も発病者になりうる．家系内での発病率にばらつきが大きいので，聴聞情報からは孤発例であることもまれではない．また，遺伝性疾患の場合には患者や家族から直ちに正確な情報を得ることが容易でないことにも留意すべきであろう．自験45例のうち聴聞情報から母系遺伝が示唆されたのは23例であった．2家系の家系図を示す（図5）．

診断・病態

上記のような臨床所見がある場合には本症を疑う．両眼性で特に

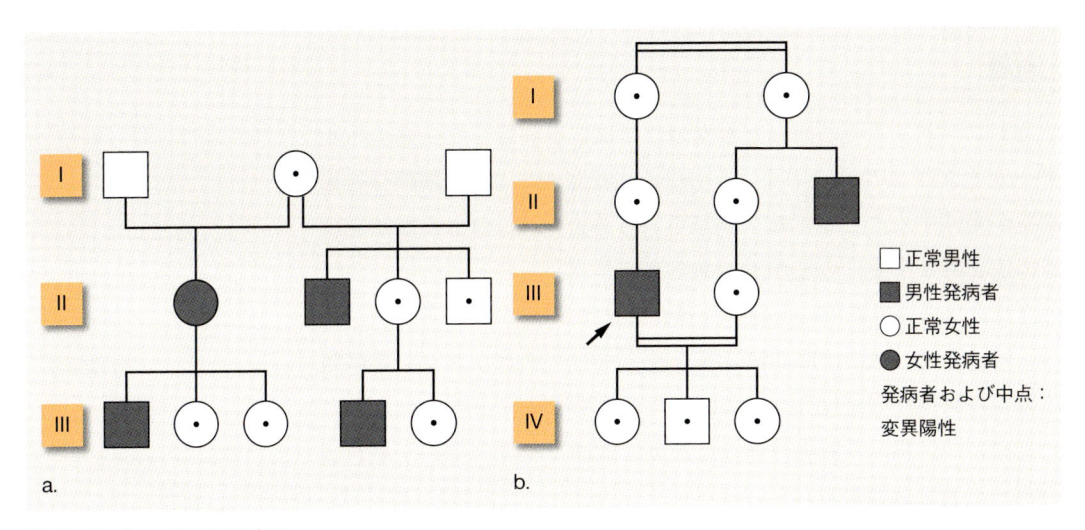

図5 Leber病の家系図
どちらもmtDNA/G11778A変異が陽性である.
a. 典型的な母系遺伝の家系図. 世代Iの女性保因者から変異遺伝子が受け継がれ, 世代II, IIIに男女の発病者がある.
b. 近親婚で修飾された家系図. 男性発病者（39歳, 矢印）の子ども3人に同様のmtDNA変異が検出された. 後日, 発病者とその配偶者とが近親婚であることがわかった（二重線）. すなわち, 発病者の子どもは母親から変異遺伝子を受け継いでいる.

左右の発病に間隔がある視神経症であれば，その可能性が高い．末梢血試料から関連するmtDNA変異を検出することによって診断が確定する．非定型例の場合も同様である．ミトコンドリア呼吸鎖酵素複合体I（NADH CoQ レダクターゼ）をコードする遺伝子にアミノ酸置換を伴う点変異が検出される．3種類のmtDNA変異, G11778A（Arg→His），G3460A（Ala→Thr）およびT14484C（Met→Val）のうちのいずれか一つが検出されることが多い．なかでも，1988年に発見されたG11778A変異の検出頻度が高い．自験例48例では45例がG11778A変異であった．変異型によって臨床症状の程度が異なる．G3460A変異例やT14484C変異例と比較して，G11778A変異例では症状固定期の視力が不良である．また，視力が回復する可能性は, G11778A変異で4%, G3460A変異で22%, T14484C変異で37%である[1]*2,3.

これら3種類の遺伝子変異検索は臨床検査業者に委託することができるが，安易に実施してはならない．遺伝子変異の検査法や結果の意義を熟知した担当者をおいて，できれば医療機関や大学の研究室で検索することが望ましい．なお，まれな変異や新規変異の可能性があるので，既知の変異がすべて陰性であっても本症を否定できない．

＊2 遺伝子変異の意味
たとえば，G11778A変異ではmtDNAの塩基番号11778番目の塩基G（グアニン）がA（アデニン）に変異して，酵素蛋白を構成するアミノ酸のうち340番目のアルギニン（Arg）がヒスチジン（His）に変化する．

＊3 mtDNAの多様性
mtDNAでは疾病と関連しない塩基置換の頻度が高い．特にアミノ酸やRNAをコードしないD-loopと呼ばれる領域では多様性が高く，人類遺伝学的研究はもとより，母子鑑定や犯罪捜査での個体識別にも応用されている．

治療

ミトコンドリアでは酸素と水素の化学反応を利用して，高エネルギー分子 ATP が生成される．その機能に異常が生じて，網膜神経節細胞が変性することが示唆・検証されてきた[6]．このような知見は原因療法的な治療につながるであろう．

グリセオール®などの脳圧降下薬，ビタミン B_{12}，ビタミン B_2，コエンザイム Q_{10} 系の呼吸鎖酵素補助剤，プロスタグランジン系の眼圧降下点眼剤などが投与される．いずれも有効性が証明されたとはいえないが，試みる意義はあるだろう．飲酒や喫煙の嗜癖があれば断酒・禁煙を指導する．

カコモン読解　第18回　一般問題52

Leber 遺伝性視神経症で正しいのはどれか．2つ選べ．
a X 染色体劣性遺伝である．b 片眼性である．c 若年男子の発症が多い．
d 視力は自然に改善する．e 病変の主座は網膜神経節細胞である．

解説　a．精子のミトコンドリアは受精の際に除去されるか，卵細胞中に入っても駆逐される．したがって，mtDNA は母親から100％遺伝し，父親からは子どもに遺伝しない．また，女性の発病率が低いので，X 染色体連鎖性遺伝における保因者との類様性があるが，女性でも男性と同様に発病することがある．

b．発病初期は片眼性であっても，やがて僚眼も発病する．

c．思春期の男性に好発する．

d．視神経萎縮に陥って 0.1 前後の視力に低下することが多い．まれではあるが，自然経過で視力が改善することがある．

e．網膜神経節細胞の変性（アポトーシス；apoptosis）が主な病態であることが示唆されている．

模範解答　c，e

カコモン読解　第19回　一般問題68

Leber 遺伝性視神経症でミトコンドリア DNA の点突然変異がみられる塩基対はどれか．3つ選べ．
a 2411　　b 3460　　c 11778　　d 14484　　e 15806

解説　3種類の mtDNA 変異，G11778A，G3460A および T14484C のうちのいずれか一つが検出されることが多い．この問題の選択肢

にある塩基番号 2411 や 15806 には，何らかの疾患と関連する病的変異の報告はないようである．Leber 病以外のミトコンドリア病では，mitochondrial myopathy, encephalopathy, lactic acidosis, and stroke like episodes（MELAS）における A3243G 点変異，myoclonic epilepsy and ragged-red fibers（MERRF）における A8344G 点変異，アミノグリコシド感受性難聴における A1555G 点変異などがある．これらの変異は Leber 病にみられるアミノ酸置換ではなくて，tRNA 分子もしくは rRNA 分子を変化させることで発症に関与する．

模範解答 b，c，d

カコモン読解 第 20 回 臨床実地問題 34

22 歳の男性．1 か月前からの左眼の視力低下を主訴に来院した．視力は右 1.0（矯正不能），左 0.1（矯正不能）．左眼眼底写真と蛍光眼底造影写真とを図 A，B に示す．この疾患で異常を示すのはどれか．2 つ選べ．

a ERG　　b Goldmann 視野　　c 髄液検査　　d 頭部 MRI　　e ミトコンドリア DNA 検査

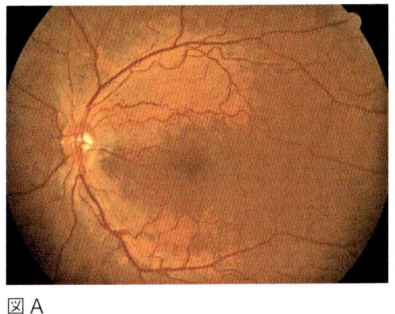

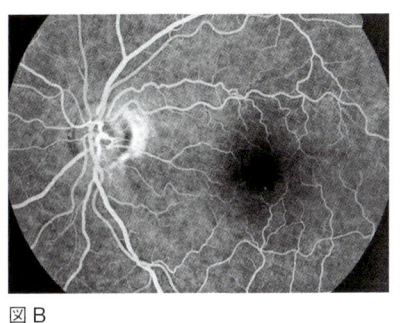

図 A　　図 B

解説 提示症例は，片眼の急性視力低下，視神経乳頭の発赤・腫脹および蛍光眼底造影での telangiectasic microangiopathy があり，Leber 病の急性期が最も疑われる．やがて右眼も発病することが推察される．

a. 網膜電図は正常である．
b. 視野検査で中心暗点が検出されることが多い．
c. 髄液所見は正常である．
d. 多発性硬化症に類似した臨床徴候を示す mtDNA 変異陽性例で，頭部 MRI の T2 強調画像に白質高信号がみられることが報告されているので，この選択肢は必ずしも誤りとはいえない．
e. Leber 病に関連する mtDNA 遺伝子変異が検出されるであろう．

模範解答 b，e

（伊佐敷　靖）

常染色体優性視神経萎縮

疫学と診断契機

　常染色体優性視神経萎縮（autosomal dominant optic atrophy；DOA），または若年性視神経萎縮（Kjer's optic atrophy）は，網膜神経節細胞（retinal ganglion cell；RGC）の変性を示す遺伝性視神経症であり，1万〜1万2千人に一人の頻度でみられる[1]．DOAは10歳前後に発症すると考えられるが，発症時期が不明な例も少なくない．最良矯正視力は（0.02）程度から（1.0）までさまざまである．通常，両眼対称性に障害されるが，左右差が大きい例もみられる．家族内で，また，それぞれの家族間で障害程度が大きく異なることもある[2,3]．大多数のDOA症例は視覚障害に気づかないため，以下のようなケースが多い．

1. 学校での視力検査が不合格となって眼科医を受診し，診断される（弱視との鑑別診断に注意が必要である）．
2. 他の眼疾患などのために眼科を受診した際に発見されることもある[*1]．
3. 家族にDOAがあって，その家族に対する眼科的検査の結果として診断される．

症状（図1〜5）

　DOA症例は色覚障害を示すことが多い．通常は，後天性3型色覚を示す．視野異常は中心暗点，傍中心暗点，軸性暗点などの形をとる．視神経萎縮はごく軽度であったり，視神経乳頭耳側のみにみられたり，また，視神経乳頭全体の退色傾向がみられたり，さまざまである．最も特徴的な変化は，視神経乳頭耳側の三角形，または楔状の陥凹である．さらに視神経乳頭周囲脈絡網膜萎縮，中心窩反射の欠如，軽度の黄斑色素変化，網膜細動脈の狭細化や非緑内障性視神経乳頭陥凹などを示すことがある．高度に視力障害を示す例では眼振が認められることがあり，また，聴覚障害の報告もある．

文献はp.259参照．

[*1] DOAやLHON（Leber hereditary optic neuropathy；Leber遺伝性視神経症）を視神経乳頭所見によって，緑内障から鑑別できるであろうか？ O'Neillらは各15例ずつのDOA，LHON，緑内障および正常眼，計60症例の視神経乳頭ステレオ写真を専門家に見せて診断を評価した．正当率は正常眼85％，緑内障75％，DOA 27％，LHON 16％であった．後期のDOA，LHONは視神経乳頭所見のみでは緑内障との鑑別が困難であり，視力，色覚，視力障害経過，家族歴が正確な診断には重要である[4]．

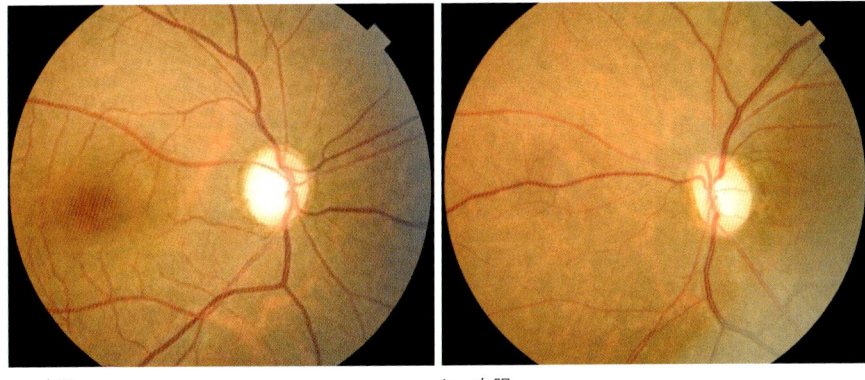

a. 右眼　　　　　　　　　　　　　　　b. 左眼

図1　DOAの眼底写真（27歳，男性）
VD＝0.1（0.1×S＋0.25D＝C－0.25D Ax 165°），VS＝0.1（0.1×S＋0.50D＝C－0.25D Ax 70°）．視神経乳頭が蒼白化している．
（宮崎大学医学部眼科　中馬秀樹先生，大分大学医学部眼科　調枝聡治先生のご厚意による．）

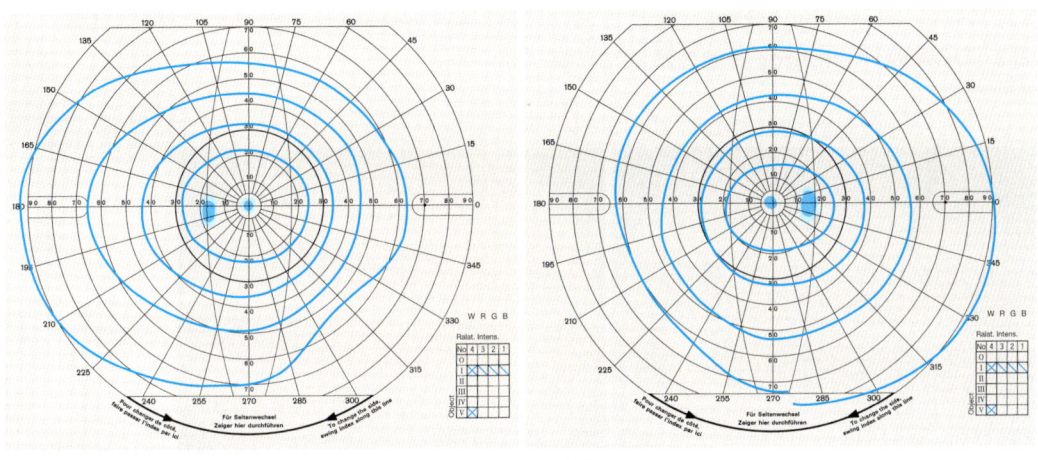

a. 左眼　　　　　　　　　　　　　　　b. 右眼

図2　DOAのGoldmann動的視野（図1と同一症例）
中心暗点を示している．

治療と遺伝学的背景

DOA：DOAの67％の症例では，緩徐に視覚障害が進行することがある[4]．DOAの有効な治療法は確立されていない．DOA家系における遺伝子研究によって第3染色体の3q28-q29に位置するoptic atrophy type 1（*OPA1*）遺伝子内の200以上の部位に異常があることが示された[5,6]．*OPA3*遺伝子異常も報告されているがまれである．*OPA1*遺伝子による産生物は，ミトコンドリアの生体活動およびミトコンドリア細胞膜の機能に関連すると考えられている[7]．
RGC：RGCは，その構造とエネルギー代謝特異性のためにミトコ

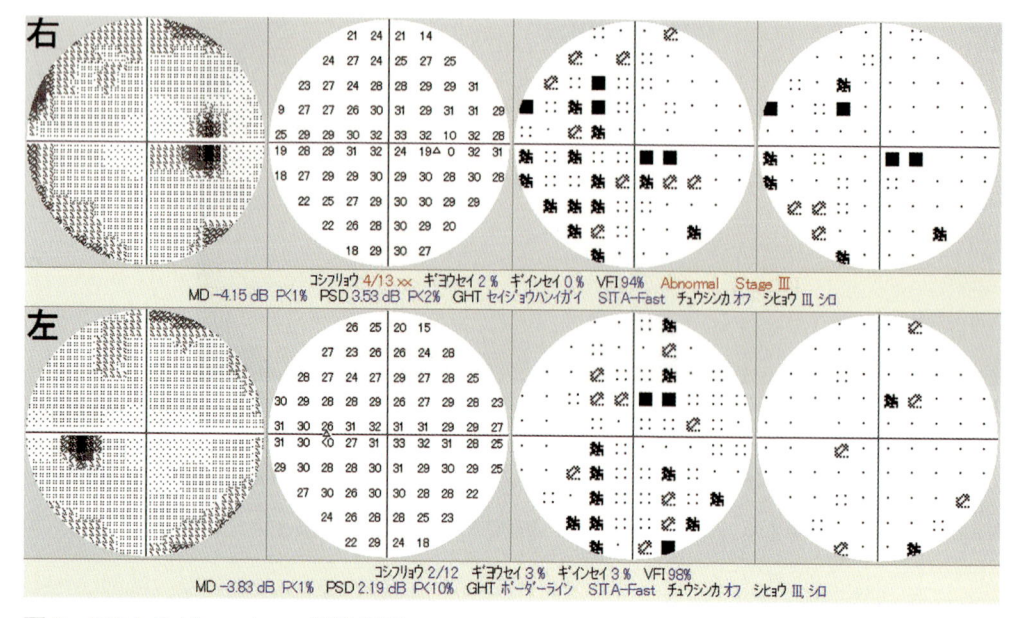

図3 DOAのHumphrey静的視野（図1と同一症例）
傍中心暗点を示している．

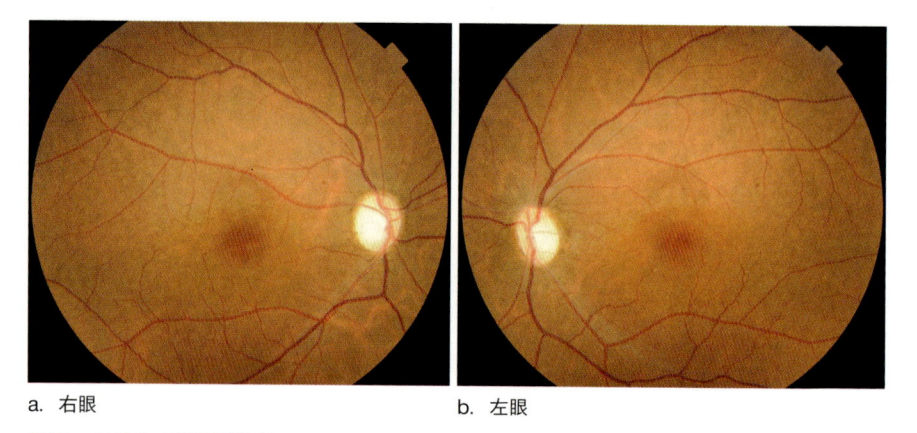

図4 DOAの眼底写真（29歳，女性，図1の症例の姉）
a. 右眼　　b. 左眼
VD＝0.15（0.4×S−0.5D＝C−0.5D Ax145°），VS＝0.15（0.4×S−0.5D＝C−0.5D Ax20°）．視神経乳頭の耳側蒼白が目立つ．

ンドリア機能異常の影響を受けやすい[8]．DOAとLHONは，ともに選択的にRGCの障害を示し，ミトコンドリアDNA異常を示す．DOAやLHONのRGC障害は，遺伝的に決定された生物学的要素のみならず，光曝露，喫煙やミトコンドリア毒性のある化学物質に対する脆弱性も相まって障害を引き起こしているものと考えられる．現在，ミトコンドリア視神経症の動物モデルが確立されつつあり，これらを通じて臨床的治療戦略につながる知見が得られる可能性がある[3,9]．

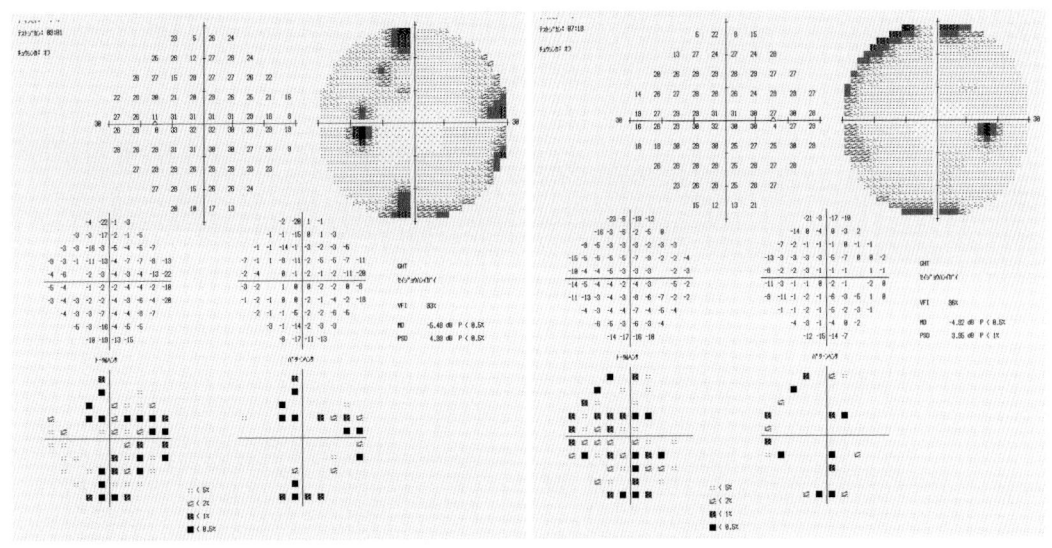

a. 左眼   b. 右眼

図5　DOA の Humphrey 静的視野（図4と同一症例）
傍中心暗点を示している.

　さらに，ミトコンドリア異常による視神経症の研究を通じて，RGC 障害を示す神経変性疾患としての緑内障の原因解明，および治療に眼圧とは別の側面からのアプローチを提供する可能性が期待されている．

（尾﨑峯生）

9. 中毒性視神経疾患

タバコ・アルコール視神経症

発症経緯

　古くはタバコ・アルコール弱視とも呼ばれており，きわめて不規則な食生活に過度の喫煙や飲酒が原因となって起こる視神経症である．

　タバコの場合，ヘビースモーカー（1日40本以上）の症例に多く発症し，ニコチンよりも，タバコに含まれているシアン解毒機構の障害によるシアン中毒の一型と考えられており，ビタミン B_{12} 代謝阻害が原因と思われる[*1]．また，アルコールの場合，アルコール依存症などの患者に発症することが多いが，タバコやアルコールを多量に摂取し，食生活が不規則で著しい偏食をする症例にも認められ，臨床的には栄養欠乏性視神経症と類似した疾患と考えられる．また，アルコールが原因の場合，栄養不良とアルコール代謝のため血中ビタミン B_1，B_2，B_6，B_{12} などが低下，欠乏することがある．

臨床症状

　徐々に低下する視力障害や中心視野欠損が認められる．ほとんど両眼性であるが，片眼性の場合も数週間か数か月の期間を経て，両眼性になることが多い．視神経乳頭は正常のこともあるが，腫脹することもある．進行すると視神経萎縮（視神経乳頭耳側萎縮）を呈することもある．

治療

　治療は喫煙，飲酒を中止し，バランスのとれた食事，ビタミンB群の投与を行うが，これらのことを完全に行うには入院で治療を行ったほうがよい．早期の場合は回復することが多いが，症例によっては禁煙外来や，アルコール依存症の患者では心療内科との連携治療も必要である．

[*1] 血中ビタミンB群が低下・欠乏している場合，タバコ・アルコール視神経症の診断は容易であるが，血中ビタミンB群の低下していない場合もあり（しかし，細胞内ビタミンB群が低下しているとの説もある），このような症例の診断は困難である．また，喫煙や飲酒歴とその量の聴取および食生活の聴取が大切で，診断の手掛かりとなる．

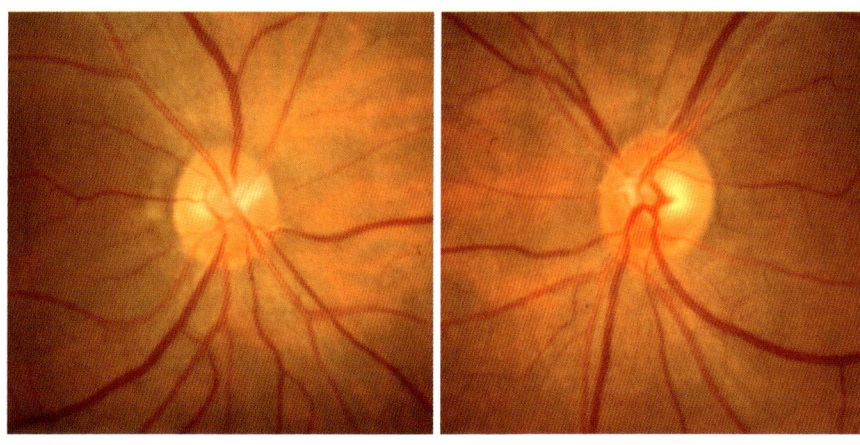

a. 右眼底　　　　　　　　　　　　b. 左眼底

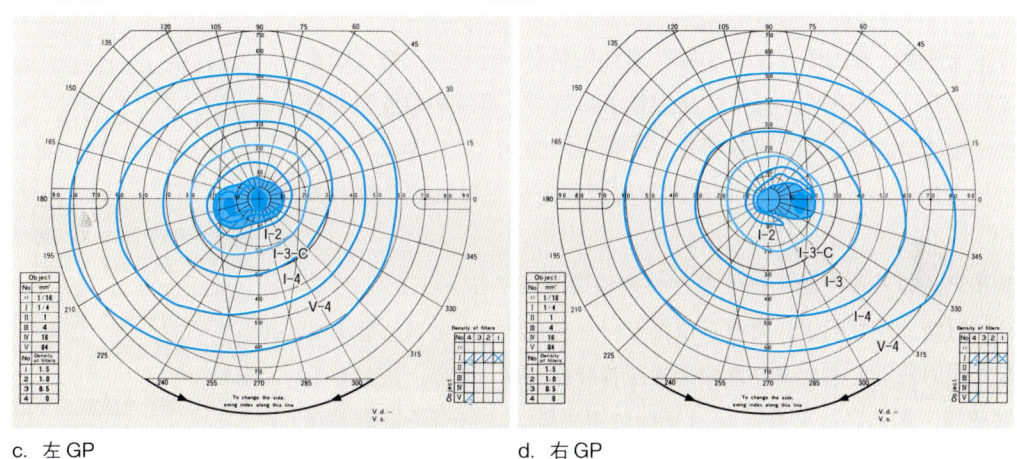

c. 左 GP　　　　　　　　　　　　d. 右 GP

図1　タバコ・アルコール視神経症の症例
a, b. 眼底写真．両眼とも視神経乳頭に異常は認められない．
c, d. Goldmann 視野．両眼とも中心暗点と Mariotte 盲点の拡大を認める．

症例提示

　症例は66歳，男性である．6年前から1日中，ほとんど食事も摂取せず，焼酎を飲酒（3日で1升瓶1本）していた．両眼の視力障害を主訴として受診した．初診時視力，右0.3(0.6)，左0.2(0.3)であったが，2か月後視力は右0.1（矯正不能），左0.05（矯正不能）となった．眼底検査（**図1a, b**）では，両眼とも視神経乳頭に異常は認められなかった．Goldmann 視野（**図1c, d**）で，両眼に中心暗点と Mariotte 盲点の拡大を認めた．本例の血中ビタミンB群の血液検査の結果を**表1**に示すが，ビタミン B_1 と B_6 は低値を示したが，ビタミン B_{12} は基準値であった．入院にて，アルコールを中止させ，ビタメジン®の内服にて，視力および中心暗点，Mariotte 盲点の拡大は徐々に改善した．

（福島正大）

表1　血中ビタミンB群の検査結果

ビタミン B_1	5 ng/mL 以下（基準値 20〜50）
ビタミン B_6	3.5 ng/mL（基準値 6.5〜41.0）
ビタミン B_{12}	298 pg/mL（基準値 233〜940）

シンナー中毒視神経症

シンナーによる中毒とその症状

シンナーは，塗料や接着剤の薄め液として使用される数種類の有機溶剤の混合物であり，視神経症の原因物質として，主にトルエン*1 とメチルアルコール*2 が挙げられている[1]*3．

トルエン中毒：視力障害より小脳性運動失調や歩行障害，構音障害が先行することが多く，徐々に視力低下に気づく慢性中毒性視神経症が一般的である．時に過量摂取して霧視に続き一両日中に光覚以下の視力低下が生じる例，起床時重篤な視力低下に気づく例もある[1,2]．

メチルアルコール中毒：誤飲などの過量摂取後半日から1日後に，頭痛，腹痛，呼吸困難，循環不全などの全身症状とともに，急激で重篤な視力低下を来たす急性中毒性視神経症がみられる．酩酊からの覚醒後，あるいは全身症状治療後に視力低下に気づくことが多い[1]．

眼科的所見

前眼部・中間透光体：トルエン中毒では特徴的所見は認めないこと

*1 **トルエンの毒性**
血液-脳関門を容易に通過し脳内に取り込まれ，酸化される際に発生されるエポキシドが細胞毒性を発揮する[2]．中枢神経系においてミエリン鞘の脂質に親和性が高く，有髄線維である大脳白質，視神経に重篤な疾患を来たす[3]．

*2 **メチルアルコールの毒性**
経口的・経気道的に容易に血液中に移行し，毒性の高い蟻酸に変化して，血中や組織中に蓄積される[1,2]．蟻酸は細胞内ミトコンドリアの酸化的リン酸化を阻害し，低酸素による代謝性アシドーシスを来たす．そのため視神経に，髄鞘の崩壊，軸索輸送障害が起こる[1]．

文献は p.260 参照．

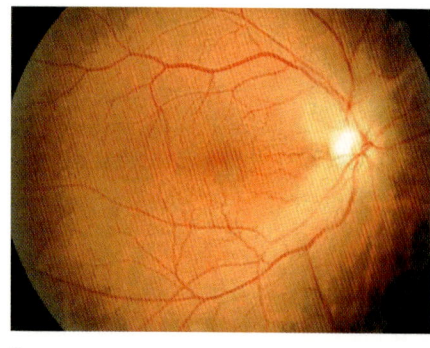

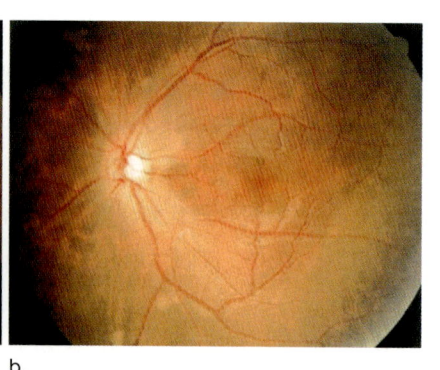

図1 シンナー常習者における視神経症（発症急性期の眼底写真）
視神経乳頭周囲と耳側大血管に沿って網膜神経線維の浮腫を認める．
（山縣祥隆：有機溶媒による視神経症〈シンナー中毒性視神経症〉．三村 治編．新臨床神経眼科学．東京：メディカル葵出版；2006．p.40-42．）

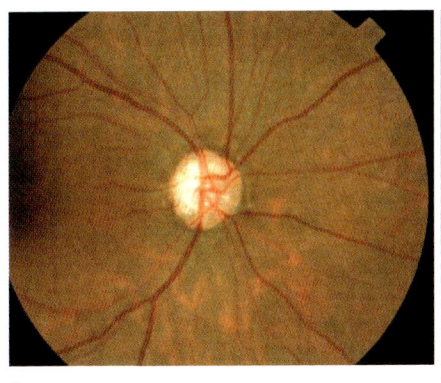

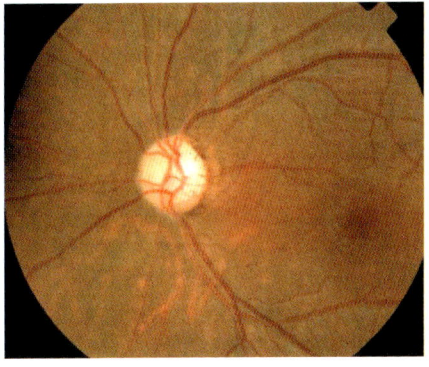

a.　　　　　　　　　　　　b.

図2　シンナー中毒性視神経症（発症1か月後の眼底写真）
耳側蒼白を呈し，視神経の単性萎縮がみられる．
(三村　治：シンナー中毒性視神経症，メチルアルコール中毒性視神経症．眼科における薬剤副作用．
あたらしい眼科 2008；25：471-477．)

が多い．メチルアルコール中毒では，瞳孔は散大，対光反応は遅鈍ないし消失し，調節力低下がみられる．

網膜：トルエン中毒では異常を認めないことが多いが，トルエン，メチルアルコール中毒ともに，急性期には後極部での脱色素，視神経乳頭周囲網膜の浮腫がみられることもある（図1）．光干渉断層計（optical coherence tomograph；OCT）では，急性期に乳頭周囲神経線維の浮腫と網膜内液の貯留がみられ，慢性期には網膜厚の減少をみる[5]．

視神経：トルエン中毒では，耳側蒼白の視神経萎縮を認め，通常，単性萎縮[*4]である（図2）．メチルアルコール中毒では視神経乳頭の軽度の発赤・腫脹を認め，視神経萎縮が進行すると，視神経乳頭陥凹の拡大を来たすこともある[1]．また，脱髄性疾患でみられる網膜有髄神経線維の消失や，Uhthoff現象[*5]も認め，有機溶剤中毒の本質が脱髄によることを裏づける[1]．

検査所見

視野：中心暗点を呈することが多いが，求心性狭窄，神経線維束欠損型もみられる．

中心フリッカ値：低下することが多い．回復過程では視力より遅れて改善する．

蛍光眼底造影：びまん性顆粒状過蛍光，乳頭周囲の輪状過蛍光を認めることがある．

網膜電図（electroretinogram；ERG）：正常が多いが，subnormal

[*3] シンナーの主な液相成分はトルエンであることが多いが，気相成分では，その揮発性の違いにより，メチルアルコールのほうが多く検出された報告もある[4]．

[*4] **単性萎縮**
視神経陥凹を伴わない視神経萎縮のこと．

[*5] **Uhthoff現象**
脱髄性視神経症の患者で，運動や入浴などで身体が温まると霧視を自覚する現象のこと．

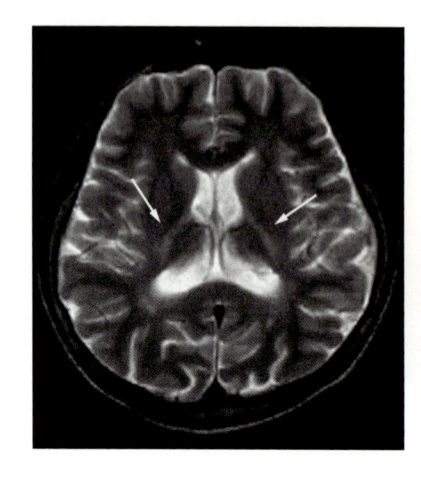

図3　トルエン中毒のMRI
（T2強調像）

20歳代，男性．T2強調像にて両側内包後脚が左右対称性に特徴的な"ハ"の字形の高信号を示している（矢印）．年齢に比して脳溝の開大が目立ち，中等度の大脳萎縮が認められる．
（和田昭彦：CO中毒，その他中毒・成人代謝疾患．川原信隆ら編．臨床研修医のための画像医学教室　脳神経領域．東京：医療科学社；2008. p.162-167.）

やsupernormalを認めることがある．

視覚誘発電位（visual evoked potential；VEP）：振幅の低下と潜時延長，消失を認める[1]．

画像診断：MRI（磁気共鳴画像）が病変描出に有効である．以下に特徴を示す．

トルエン中毒：脳萎縮，T2強調像で脳室周辺部白質，小脳脚の高信号が挙げられる（図3）[1,6]．また，STIR（short T1 inversion recovery）法で，脳内に異常はみられず，両眼窩内視神経に高信号（造影増強効果なし）を認めた報告もある[7]．

メチルアルコール中毒：急性病変の好発部位である両側の被殻，大脳白質に虚血性壊死および壊死性出血を認める．亜急性の変化としては，脳梗塞に加え視交叉から前の視神経の萎縮がみられる[1]．STIR法では，急性期両側視神経腫脹とまだら状信号変化の報告がある[8]．

尿検査：トルエンの代謝物質である尿中馬尿酸の上昇をみる．

治療

　トルエンやメチルアルコールに明確なキレート作用をもつ薬剤は存在しないため，実質的に有効な治療法はない．循環改善薬，ビタミンB群の内服，副腎皮質ステロイド内服またはパルス療法，星状神経節ブロックでの視力の改善が報告されているが，効果は一定していない[1,2]．トルエン中毒は初期には軽症であり，シンナーからの隔離後50〜80％で0.8以上の視力まで回復するという報告がある[9]．メチルアルコール中毒は予後不良なことが多い．

（貝田智子）

栄養欠乏性視神経症

欠乏により視神経症を来たす栄養素

ビタミンB_{12}，ビタミンB_1，ビタミンB_6欠乏などで視神経障害を来たすことがあり，栄養欠乏性視神経症として知られている[1,2]．ビタミンB_{12}はDNAやRNA合成の補酵素であるとともに，神経伝達物質であるアセチルコリンの合成や，髄鞘を構成するレシチンの合成に必要であり，またシアンを無毒化する働きがある．ビタミンB_1は糖代謝の補酵素として必要であるほかに，神経伝達にも関与している．ビタミンB_6は，種々のアミノ酸代謝に関与し，ヒトでは腸内細菌から供給されるので欠乏に陥ることはまれではあるが，抗生物質内服の継続で欠乏することもある．

近年，食生活が豊かになり，栄養欠乏性視神経症は昔に比べて著明に減少した．しかしながら，胃切除後，萎縮性胃炎，消化管疾患などの消化・吸収障害の際や，過度の飲酒・喫煙に伴う極端な栄養障害で発症することもある．

タバコ・アルコール弱視

栄養欠乏性視神経症は，過度の飲酒や喫煙に，インスタント食品などのきわめて不規則な食生活が原因で引き起こされることもあり，タバコ・アルコール弱視として知られている[1]．アルコール代謝に際してビタミンB_1が消費されるため，大量のアルコール摂取が続くとビタミンB_1欠乏になる．臨床現場では極端な低栄養の患者に接する機会も皆無ではなく，忘れてはならない疾患である．しかしながら，ビタミンB_1，ビタミンB_6に関しては，単一の栄養素の障害のみでは視神経萎縮まで至るかどうかに関しては異論もあり，通常，ビタミンB_{12}も含んだ複合的な栄養障害で視機能障害を来たすのではないかとされている[2]．ビタミンB_1欠乏ではWernicke脳症[*1]を伴うこともあり，眼球運動障害にも注意が必要である．

原因不明の中心暗点，あるいは盲点中心暗点を呈する視機能障害に遭遇した場合は，食生活や飲酒・喫煙歴，消化管疾患の有無や消

文献はp.260参照．

[*1] Wernicke脳症
ビタミンB_1欠乏で発症する．眼球運動障害，精神障害，運動失調（特に歩行時に著明）を三主徴とする病態．さまざまなタイプの眼球運動障害を生じる．

a. 右眼　　　　　　　　　　　　　　　　　　b. 左眼

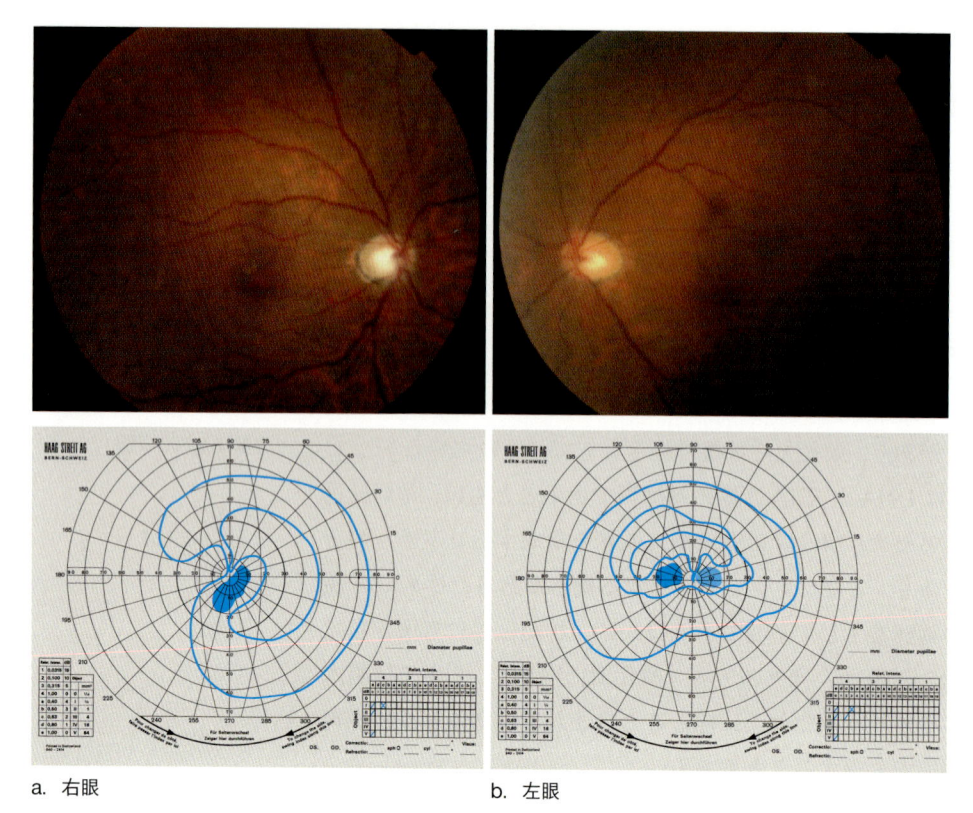

図1　ビタミン B_{12} 欠乏性視神経症症例の視神経乳頭所見と視野障害

75歳, 男性. 視力は右0.3, 左0.5. CFF（限界フリッカ値）は右13.7Hz, 左33.6Hzであった. 既往歴として萎縮性胃炎を指摘されていた. 血中ビタミン B_{12} 値は非常に低下しており, 100pg/mL未満であった（基準値：233～940pg/mL）. 全身的には, 抗内因子抗体陽性の巨赤芽球性貧血を呈していた.

化管手術の既往などに関する注意深い病歴の聴取が必要であるとともに, 疑わしい場合は血清中のビタミン B_{12}, ビタミン B_1, ビタミン B_6 を測定してみることも必要である.

治療としては, タバコやアルコールの摂取を制限するとともに, 食生活のバランスをとることが重要で, また, ビタミンB類を主体とする総合ビタミン剤投与を行う.

ビタミン B_{12} 欠乏性視神経症（図1）

長期間のビタミン B_{12} 欠乏により視神経症を生じる[2]. ビタミン B_{12} は DNA や RNA 合成の際に必要な補酵素であり, ビタミン B_{12} が欠乏すると, 赤血球の分化段階での細胞分裂がうまくいかず巨大な細胞が発生し, 巨赤芽球性貧血を生じることはよく知られている. 末梢血のみならず, 骨髄中にも大量の巨赤芽球が認められる. ビタミン B_{12} 欠乏による神経症状としては, 視神経症のほかに, 亜急性連合性脊髄変性症[*2]や末梢神経障害などを呈する.

[*2] **亜急性連合性脊髄変性症**
主として脊髄の白質, 特に後索と側索に変性が起こる. 四肢末端の痺れと痛みで発症し, 進行すると感覚障害が高度, 広範囲になり, 失調性痙性歩行, 下肢筋力低下を来たすようになる. さらに進行すると, 膀胱直腸障害, 両下肢の弛緩性麻痺, 腰部以下の感覚脱失が起こる.

ビタミン B_{12} は胃の壁細胞で分泌される内因子と結合して小腸で吸収される．胃切除後，あるいは抗内因子抗体や抗壁細胞抗体が存在する高度の萎縮性胃炎では，内因子の分泌障害を来たし，ビタミン B_{12} の吸収障害を生じる．ビタミン B_{12} は通常，必要量の3～4年分が肝臓に貯蔵されているので，欠乏症状が出るのは数年後である．

　ビタミン B_{12} 欠乏性視神経症の特徴は，両眼性であること，中心暗点あるいは盲点中心暗点を来たすことが多いこと，初期には視神経乳頭に異常を認めないが，進行すると高度の視神経萎縮を来たすことなどが挙げられる．高度の視神経萎縮を来たす前にビタミン B_{12} 投与を開始すれば，ゆっくりではあるがある程度の改善を期待することはできる．消化・吸収障害がある可能性も考え，ビタミン B_{12} の治療には筋注や静脈注射での投与が必要である．動物実験では，ビタミン B_{12} 欠乏により貧血を発症する以前に，すでに視神経萎縮を呈していたという報告もあり，原因不明の中心暗点あるいは盲点中心暗点を呈する視力障害例では，貧血を伴わない場合も本症を疑って血中ビタミン B_{12} 値を検索する必要がある[1,2]．

（松井淑江）

薬剤性視神経症

薬剤・化学物質による視神経症のとらえ方

　視神経症の原因のなかで，薬剤性視神経症はその首座を占めるものではない．しかし原因不明の視神経症のなかで注意深く病歴を聴取していくと，薬剤性視神経症による視力低下であることもまれではなく，決して避けて通れない分野である．ここに記す薬剤はその原因の一部であると考えていただき，どのような薬剤，もしくは化学物質であっても各個人の反応は異なり，視神経症発症の原因となりうることを，まず理解すべきである．眼球およびその付属器には，さまざまな組織が含まれ，さらにメラニン色素も豊富に存在するため，薬剤の作用が長期にわたることも中毒，副作用を生ずる大きな要因である．さらに視神経は網膜神経節細胞の延長と考えると，網膜，眼底に異常を来たす多くの薬剤は視神経症を生ずる可能性が高い．

　一般に，薬剤・化学物質にて惹起される状況は，大きく分けて，①過敏性，②内分泌系反応，③循環系反応，④造血，血液異常，⑤肝，腎毒性反応，⑥催奇性，⑦神経毒性，⑧精神反応，⑨常習性などが挙げられる．中毒性視神経症は，一般には神経毒性そのものによる反応であることが多いが，全身的中毒の二次作用により発現することもある．

　メチルアルコール中毒を除き，薬剤，中毒性視神経症は，比較的ゆっくりと両眼性に，いわゆる亜急性，慢性に進行するタイプのものが多い．典型症状があるわけではなく，ほかの原因が除外されて診断がつくことがほとんどである．慢性的に進行したものでは瞳孔反応が比較的保たれ，初発症状は色覚異常，特に赤，赤緑異常のみであることも多く，眼底検査上も特徴ある視神経乳頭所見を呈さないことが多い．障害の程度は比較的軽いものもあり，初期に発見されれば，かなりの程度まで回復するのも特徴といえよう．薬剤性視神経症は一般にその投与中に認められるが，なかには中止後に発現することもある．

a. 右眼 b. 左眼

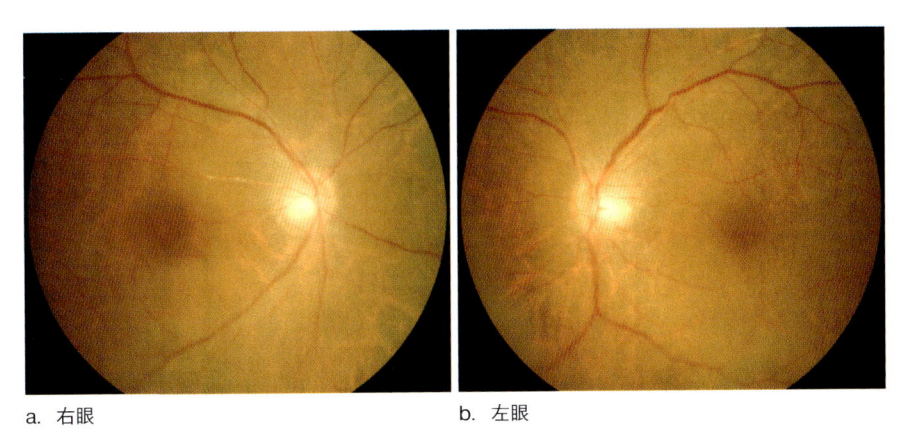

図1 EB中毒性視神経症
72歳，男性．特徴的な視神経乳頭所見を呈さないのが特徴かもしれない．

主な原因物質と所見

抗結核薬：われわれが中毒性視神経症を考えるときには，最も忘れてはならないものである．抗結核薬であるエタンブトール（ethambutol；EB）による視神経症は，EB服用患者の1〜3%に発生し，服用開始から1年以内に発症する傾向にある．霧視感，チラツキ，色覚異常（特に赤緑異常）を初発とすることが多く，視力低下は通常，両眼に発症し，ゆっくり進行する[*1]．視野異常は一般に中心暗点を生ずるが，時に求心性の視野狭窄や両耳側半盲を来たすこともある．中心フリッカ値の低下は比較的鋭敏といわれている．発病率は投与量に依存するとされており，最低量25 mg/日以上の投与，内服総投与量は100〜400 gで発症するといわれている．現在，標準的な肺結核の治療では，エタンブトール錠（250 mg）3錠を2か月は投与する．さらに重症例，排菌陰性化しないものは投与を延長する．すなわち，通常の治療でも副作用が生ずることもある．通常初期には眼底に異常がみられない（**図1**）．さらに，高齢者では若年者の5倍の出現頻度であり，20〜30 mg/日では3%でみられるともいう．

抗腫瘍薬：抗腫瘍薬のなかには視神経毒性を有する薬物が少なくない．しかし，抗腫瘍薬投与中の症例は，悪性腫瘍の転移のもと，治療を受けていることが多い．そのため原発巣から頭蓋内への転移，癌性髄膜播種による視神経症，眼窩内転移による圧迫性視神経症などを注意深く鑑別せねばならない．さらに本薬剤を使用するもののなかには，肝障害，腎障害，免疫機能を含めた血液異常などの背景

[*1] **EBによる視神経症の原因**
亜鉛欠乏患者に視神経症の発生危険度が高いことから，EBの亜鉛に対するキレート作用が発症に関与しているとも考えられている．そのためEB中毒が疑われるときには血漿亜鉛濃度を測定すべきであり，その濃度が0.7 mg/L以下では視力障害の危険が高くなるとの報告もある．

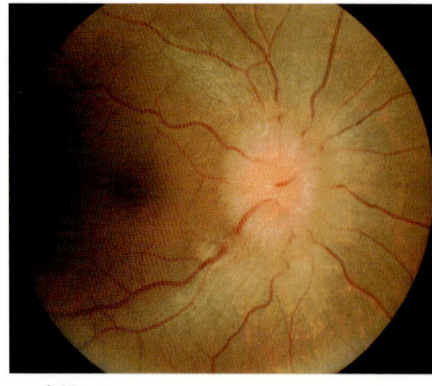

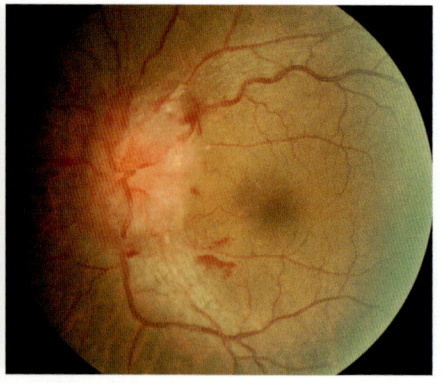

a. 右眼　　　　　　　　　　　　　　b. 左眼

図2　胃癌手術後の薬剤起因性両眼うっ血乳頭の症例
55歳，女性．胃癌手術後，5-FU（フルオロウラシル）とシスプラチンにて化学療法中に両眼うっ血乳頭を生じた．本文中にも記載したが，このような症例では癌の脳・眼窩転移，髄膜播種，癌性髄膜炎など，あらゆる検査後に薬剤起因性うっ血乳頭がみられないか診断する．

にあるリスクによって副作用が発現することもある．視神経症は薬物自体の毒性により脱髄を生ずるもの，微小血管閉塞により虚血性視神経症を生じるものなど，さまざまである．

1. タモキシフェン：抗エストロゲン薬で，乳癌組織などのエストロゲン受容体に対してエストロゲンと競合的に結合し，抗腫瘍作用を発揮する．乳癌の手術後には，再発防止のための微小癌転移に対して治療を付け加える必要がある．一般に後療法は放射線治療やホルモン療法，化学療法などの薬物療法を加えることで，治癒を目指す．本剤は特に黄斑周囲の軸索変性を来たし，黄斑症，囊胞様黄斑浮腫などを生じ，視力低下を来たすことも報告されている．通常の治療量では網膜症，視神経症は発症しないが，1日投与量が90〜100 mgの2回/日投与，総投与量90gを超えると，視神経症の発生が危惧される．しかし，肝障害，腎障害が合併すると適量が過剰量となることもある．

2. シスプラチン：高い腫瘍縮小作用を有する薬剤であり，白金製剤（プラチナ製剤）に分類される．すなわち金属の白金を含んだ薬で，癌細胞のDNAと結合することでDNAの複製を妨げ，分裂，増殖を抑えて死滅させるという作用を有する．睾丸腫瘍，膀胱癌，腎盂・尿管腫瘍，前立腺癌，卵巣癌，頭頸部癌，非小細胞肺癌，食道癌，子宮頸癌，神経芽細胞腫，胃癌，小細胞肺癌，骨肉腫，胚細胞腫瘍，悪性リンパ腫など，非常に広い範囲の悪性腫瘍に用いられるものの，激しい副作用が生ずることが特徴である．本剤により，うっ血乳頭，球後視神経炎を生じる（図2）．

3．ビンクリスチン：ニチニチソウという植物に含まれる成分から生まれた抗癌薬である．細胞分裂の際に，染色体を新しい細胞に移す役目をする微小管の働きを阻害することで，抗腫瘍効果を発揮する．特に急性白血病，慢性白血病の急性転化，悪性リンパ腫，多発性骨髄腫，神経膠腫，神経芽腫，Wilms 腫瘍，横紋筋肉腫などの小児癌では，最もよく使用される．神経に障害を与えやすい特性があり，手足の指のしびれや皮膚の感覚異常，重い場合には，筋麻痺や歩行困難などが起こる．本剤は投与により視細胞層の変性，神経伝達阻害，さらに神経眼科的に眼球運動障害，眼振，眼瞼下垂を生ずるとの報告もある．

アミオダロン（アンカロン®）：抗不整脈薬であり，通常，再発性，難治性の不整脈治療に用いる．心筋のカリウムイオンチャネルを遮断して，異常な心臓の興奮を鎮め，乱れた心拍を整える．本薬剤は角膜障害を生ずることで非常に有名である．一方で，球後視神経炎を生ずる報告もあり注意を要する．

クエン酸シルデナフィル：クエン酸シルデナフィル（sildenafil citrate；バイアグラ®）は勃起不全治療薬であり，特異的ホスホジエステラーゼタイプ 5 に対する選択的阻害薬で，cGMP の分解抑制により血管内皮弛緩因子である一酸化窒素（NO）の作用を増強し，血管を弛緩させる作用がある．近年，眼科領域から非動脈炎性虚血性視神経症の報告が散見されるが，因果関係は薄いとの報告もある．虚血性視神経症の発症は乳頭上の微小血管への NO の作用，全身血圧低下によるものなど，詳細な原因は不明である．

経口避妊薬：経口避妊薬は網膜中心静脈閉塞症を生ずることが知られているが，虚血性視神経症の発生にも注意すべきである．

メチルアルコール，有機溶剤・シンナー：

1．メチルアルコール中毒：メチルアルコール中毒は誤飲，特にアルコール中毒患者に生じることが多い．通常，誤飲後 18〜48 時間程度のインターバルが存在し，その間は軽い頭痛，倦怠感などを認める．その後，代謝性アシドーシスを生じ，頭痛，腹痛，嘔吐，呼吸困難，循環障害が生じ，死に至る例も少なくない．メチルアルコールの経口致死量は，推定 30〜240 mL とされている．さらにごく少量（15 mL 程度）で，非常に強い不可逆性の視神経毒性を生じ，眼科的にはほかの中毒性視神経症に比較し，視神経乳頭の発赤・腫脹が強い．進行は非常に急激で，病理学的には球後視神経の脱髄が発生する．上述の特徴を有し，さらに病歴聴取にて誤飲が発覚すれ

ば，診断は比較的容易であり，血液透析など行うが視力予後が非常に悪い．

2．シンナー中毒：シンナーは数種類の有機溶剤の混合物であり，トルエン，メチルアルコール，キシレン，酢酸エチルなどを含有している．トルエンは揮発性で吸入開始後から急速に肺より吸収され，血中に移行する．ほかの有機溶剤と同様，脂溶性であるため血中に移行後，血液脳関門を容易に通過し中枢神経症状，さらに末梢神経症状を来たす．眼に関しては視神経障害が最も多く，網膜障害がこれに続く．シンナー中毒ではトルエンによる害以外，ガス化したメチルアルコールが相乗作用を呈していること，また視神経症以外に眼に多種多様な症状を来たすことが知られている．

その他の中毒性視神経症：抗生物質，抗けいれん薬，その他，身近な薬剤で視神経症を発症する可能性があり，注意を要する．ハロゲン化ヒドロキシキノリン（halogenated hydroxyquinolines）は，かつてキノホルムとして有名で，亜急性脊髄視束神経炎（subacute myelo-optic neuropathy；SMON）の原因として一時注目された．しかし現在は非常にまれであるうえ，SMONの原因は一元的ではないと考えられている．

その他の薬剤で，視神経障害を起こす可能性のある代表的なものを表1に示した．詳細は省略するが，ステロイドなど，いずれもしばしば用いる薬剤であり注意したい．

鑑別診断

脱髄性，鼻性，感染性，遺伝性，頭蓋内疾患などに起因する視神経症を除外する必要がある．そのためには画像検査（CT, MRI），脳脊髄液分析，遺伝子解析を至急行うべきである．臨床的には比較的緩徐な進行を示し，特徴的な眼底所見，瞳孔反応を示さず，画像上も明らかな異常が生じないなどの理由から，心因性視力障害との鑑別も重要である．しかし，これらを鑑別するうえで，最も重要かつ頼りになるものは，注意深い病歴聴取であり，それに勝るものはない．嗜好品，食生活（ダイエット，インスタント食品），趣味，手術歴，妊娠，加えて職場環境としては塗装業，クリーニング業，造園業などは，しばしば有機溶剤との接触も多い場合もあるので，注意深く聴く必要がある．

表1　視神経症の原因となりうる主な薬剤

ハロゲン化ヒドロキシキノリン
バルビツレート
クロラムフェニコール
クロロキン，硫酸ヒドロキシクロロキン
コルチコステロイド
イソニアジド
非ステロイド性抗炎症薬
経口避妊薬
タモキシフェン
テトラサイクリン
アミオダロン
ビンクリスチン
シスプラチン

治療と予後

　薬物による中毒性視神経症の場合，原因となる薬物の中止が第一である．EBの場合は初期であれば中止後1～2か月は視力低下が持続し，数か月から数年で徐々に回復するが，何らかの障害を残すことが多い．ビタミンの投与は試みるべき治療で，B群，特に重要なのはビタミン B_{12} である．ビタミン B_{12} は，髄鞘を構成するリン脂質であるフォスファチジルコリンや神経伝達物質であるアセチルコリンの合成に重要な働きをもっている．さらにタバコ煙中のシアン化合物をシアノコバラミンに無毒化する作用をもっている．ビタミン B_{12} は食事から摂取されるためダイエットでも欠乏が生じるが，肝臓に多く蓄積されており，徐々に放出されるため欠乏には年余の単位が必要となることもある．一方，ビタミン B_1 はアルコール代謝過程で消費される．そのため，これらビタミンの欠乏はタバコ・アルコール弱視を惹起する要因と考えられている．さらにビタミンC，グルタチオンの投与が有効な場合もある．メチルアルコール中毒では，まず救急処置，代謝性アシドーシスの治療，すなわち血液透析，点滴負荷による強制利尿，重炭酸ナトリウム投与が行われる．その後，高圧酸素療法，ビタミン投与を含め試みるが，ほとんど無効である．

カコモン読解 第21回 一般問題69

視神経症の原因となる薬物はどれか．3つ選べ．
a アミオダロン塩酸塩　　b エタンブトール塩酸塩
c クロルプロマジン塩酸塩　　d シスプラチン　　e ジアゼパム

解説　詳細は本文を参照されたい．どれも中毒性視神経症を生ずる重要な薬剤で，基本問題である．

模範解答　a, b, d

（石川　均）

10. 外傷性視神経疾患

外傷性視神経症

外傷性視神経症とは

　外傷性視神経症は，眼窩部を含めた頭部外傷によって視神経障害を来たす疾患である．視神経前部への障害と後部の視神経管内視神経への障害がある．後部の障害は上眉毛部への外傷により，視神経管内での直接の視神経損傷か，循環障害，浮腫，出血による二次的障害により，視神経管骨折の有無に関係なく，視神経障害を来たす．原則，片眼性である．

診断

　問診により，まず外傷の有無をまず聴取して，外傷部の皮膚に創が認められれば，確実である．外傷部位がはっきりしない場合もある．次に自覚症状で，外傷直後から片眼の視力低下，霧視，視野異常を訴えて，それを視力，視野検査で確認する．視力低下のない場合は，視野異常の有無で判定する．視野異常のパターンは，中心障害，周辺視野障害など，決まった形式はない．次に対光反応で，片眼での遅鈍・減弱・消失を，交互対光反応試験で，外傷側の相対的瞳孔求心路障害（relative afferent pupillary defect；RAPD）を確認する（図1）．前部の視神経障害では，眼底における視神経乳頭の浮腫，出血を来たす．後部では眼底に異常を認めない．前部の視神経障害では1週間程度で，後部の場合，外傷後3週前後から視神経乳頭に蒼白が始まり，1か月後は視神経萎縮となる．光干渉断層計（optical coherence tomograph；OCT）で，視神経周囲の網膜神経線維層厚の経時的な減少がみられる[1]．

　放射線学的な検査は視束管撮影，CT，MRIであるが，CTが骨の情報が多く，推奨される．視神経管周囲の骨折，副鼻腔の出血の有無をみる．視束管撮影は左右差をみる．MRIは脂肪抑制で視神経を描出するSTIR（short T1 inversion recovery）かT2強調画像を用いて，視神経周囲の出血や視神経の高信号で視神経の浮腫の程度を確認できるが，必須検査ではない．

文献はp.260参照．

| 右眼（健眼） | 左眼（患眼） |

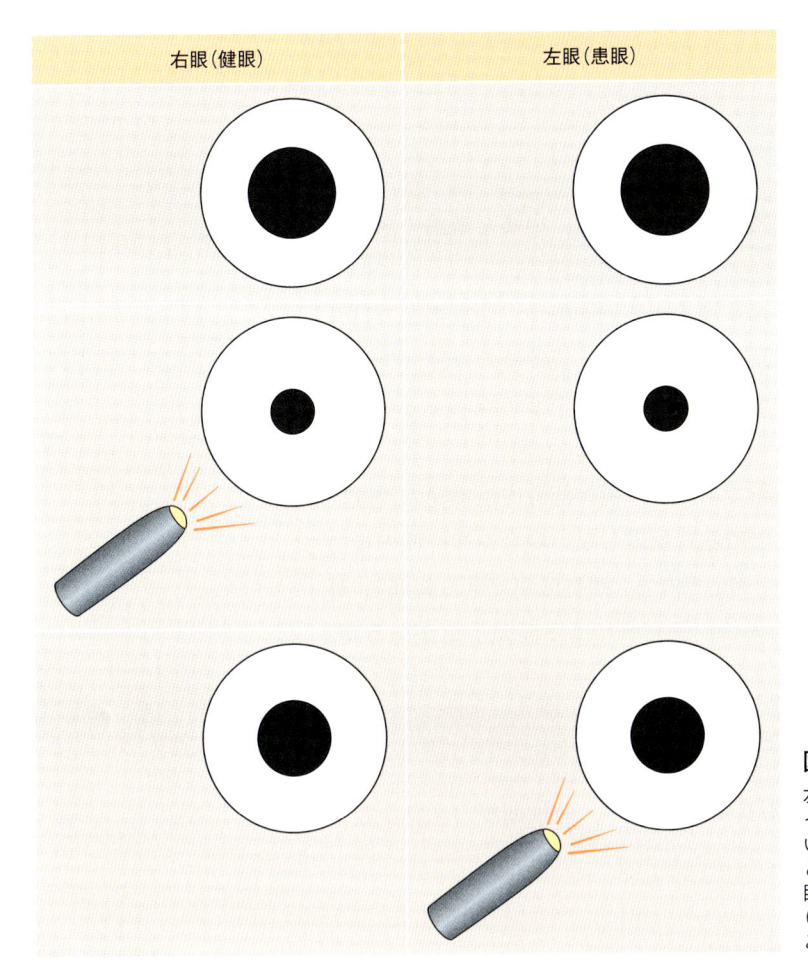

図1　交互対光反応試験
左眼視神経症で，右眼にペンライトを当てたとき縮瞳して，続いて左眼にペンライトを当てたとき散瞳するようにみえる．左眼の直接反応と間接反応の差（間接反応＞直接反応）として，このような現象が起こる．

鑑別診断

外傷性眼球障害：眼球そのものの障害で，外傷性虹彩炎，前房出血，水晶体脱臼，眼球破裂，硝子体出血，網膜剝離，網膜振盪症，脈絡膜破裂などで，細隙灯顕微鏡検査，眼底検査で鑑別できる．

外傷性視交叉，視索障害，頭蓋内障害：基本両眼性で，視交叉では両耳側視野異常，視索以降では同名半盲の視野異常を来たす．画像診断，対光反応だけでは鑑別できず，急性期では両眼性視野異常，外傷後1か月以降の慢性期では視神経の両眼性萎縮，OCTによる両眼性網膜神経線維層厚の菲薄化が鑑別点となる．ただし，外側膝状体以降の障害[*1]では，OCTで網膜神経線維厚に異常がみられるまでには時間がかかる．

詐病：外傷を契機とした片眼性視力，視野障害は，詐病でも起こりうる．鑑別は急性期ではRAPDの有無，両眼開放視力測定で，慢性

[*1] **外側膝状体以降の障害**
外側膝状体でニューロンを替えた後，視放線から後頭葉視覚領までの視路障害である．基本的には視神経萎縮を来たさないが，近年，OCTによる黄斑部神経に異常を来たすことが注目されている．

期では視神経萎縮の有無，OCTの網膜神経線維層所見が決定打となる．

治療

初期治療に薬物治療か手術治療を行うかは，いまだ議論の余地がある[2]．

薬物療法：診断したら直ちに高浸透圧薬点滴静注，開放創がなければ副腎皮質ステロイド薬の点滴静注により，視神経の浮腫，炎症の軽減を図る．高浸透圧薬，副腎皮質ステロイド薬の点滴を2〜3日行う．ビタミンB_{12}投与により神経保護を図る．

手術療法：視神経管の開放術であるが，視神経管内視神経の浮腫の軽減を目的としている．薬物療法に反応しない場合や進行性の視力障害，急性期光覚なしなどで適応となる．眼科医ができる範囲[3]，耳鼻科で行う副鼻腔を介した方法，脳外科による開頭手術があるが，施設によって方法は異なる．

予後

視力改善は50%前後と不良であるが[2,3]，急性期視力光覚なしでも改善しうる．

カコモン読解　第18回　一般問題51

外傷性視神経症で正しいのはどれか．2つ選べ．
a 鼻根部の挫滅創が特徴的である．
b 受傷後数日間で視神経萎縮は進行する．
c 相対的瞳孔求心路障害（RAPD）を認める．
d CTで視神経管骨折を認めることで診断する．
e 早期に副腎皮質ステロイド薬の全身投与を行う．

解説　a. 外傷部位では上眉毛外側部の外傷が視神経障害を来たしやすく，鼻根部ではない．
b. 受傷後数日間で視神経萎縮は進行するのではなく，1か月前後で進行する．
c. 外傷性視神経症の特徴的瞳孔所見がRAPDである．
d. CTでは必ずしも視神経管骨折を認めない．
e. 治療で高浸透圧薬，副腎皮質ステロイド薬の全身投与を行う．

模範解答　c, e

> **カコモン読解** 第20回 臨床実地問題6
>
> 25歳の男性．オートバイで転倒し，右眉毛外側部を強打した．その直後から右眼の視力障害を自覚して来院した．視力は右手動弁（矯正不能），左1.2（矯正不能）．眼圧は右16mmHg，左17mmHg．前眼部と中間透光体および眼底に異常はない．頭部CT写真を図に示す．適切な治療はどれか．3つ選べ．
>
> a 眼窩減圧術
> b 視神経管開放術
> c 眼窩底骨折整復術
> d 高浸透圧薬静脈内投与
> e 副腎皮質ステロイド薬大量投与

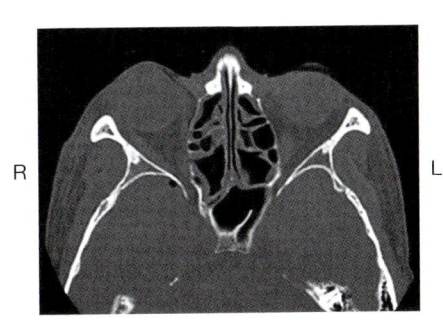

解説 aの眼窩減圧術は，眼窩内圧が上昇したとき（甲状腺眼症）の治療法．bの視神経管開放術，dの高浸透圧薬静脈内投与，eの副腎皮質ステロイド薬大量投与が外傷性視神経症の治療．cの眼窩底骨折整復術は，ふきぬけ骨折（blow-out fracture）の治療．

模範解答 b，d，e

（藤本尚也）

11. 放射線視神経疾患

放射線視神経症

臨床像

　放射線視神経症（radiation optic neuropathy；RON）は視神経〜視交叉周囲の病変に対して放射線療法を行った後に生じる疾患である．片眼性の無痛で比較的急激な視力低下で始まり，数日から数か月以内に両眼性となることもある．数週間から数か月にわたり視機能低下が進行し，最終視力は 45％ で光覚なし，85％ で 0.1 以下となる[1,2]．視野は障害部位によってさまざまで，中心暗点，水平半盲，両耳側半盲などを呈す．

　発症までの期間は，放射線療法後 3 週間から 8 年以上にわたるが，ほとんどの場合 3 年以内に生じ，そのピークは 1〜1.5 年である[1,2]．視神経乳頭所見は発症時には正常であることも多いが，すでに蒼白となっている場合もある．RON を疑った場合には，必ず造影 MRI で精査する[*1]．

　図 1 は，40 歳，女性で副鼻腔横紋筋肉腫に対する 50 Gy の放射線療法を行い，その 2 年後に発症した RON の初診時視神経乳頭所見である．すでに乳頭蒼白を呈しており，視力は矯正（0.5），視野は中心暗点を認めた．造影 MRI では視交叉近傍の視神経が軽度腫脹し，造影効果を示した（図 2）．

放射線量と発症頻度

　従来の外部照射による治療では，1 回照射量が 2 Gy 以下で総照射量が 50 Gy 以下であれば比較的安全と考えられている[3]．50 Gy を超えると発症率が高くなり，50〜60 Gy で 5％，61〜78 Gy で 30％ となる[4]．発症の危険因子としては糖尿病，化学療法の併用，同部位に放射線療法歴があることなどが挙げられる．また，総照射量が多いほど発症までの期間が短い傾向がある．

　近年では放射線療法の進歩により，RON 発症の頻度は低下している．ガンマナイフによる治療では病巣に隣接する正常組織への障害は著明に低減されているため，発症頻度は 0.08〜1.9％ 程度で，1

文献は p.260 参照．

[*1] 造影なしの MRI では，一見正常のことがある．また，視力低下を来たす以前から画像上の変化が現れる症例がある．提示した症例も造影なしの MRI でははっきりとした異常は認めず，視力低下 1 か月前の MRI でも初診時と同じ所見を認めた．鑑別すべき疾患を表 1 にまとめる．

表 1　鑑別すべき疾患

（原疾患による）圧迫性視神経症
虚血性視神経症
続発性 empty sella 症候群
Leber 病
視神経炎
（視交叉）くも膜炎

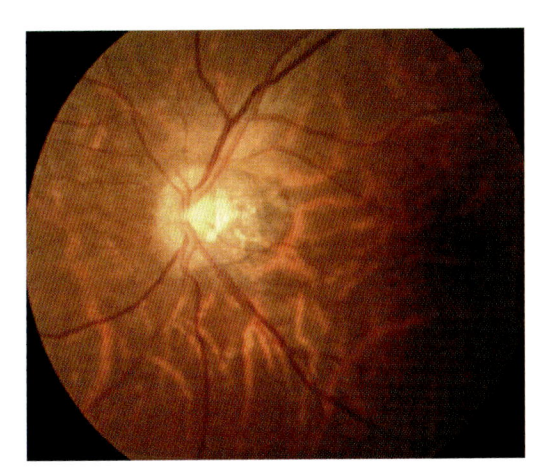

図1 視神経乳頭所見
初診時で,すでに乳頭蒼白を認める.
(菊地雅史:放射線視神経症.柏井 聡編.臨床神経眼科学.東京:金原出版;2008.p.302.)

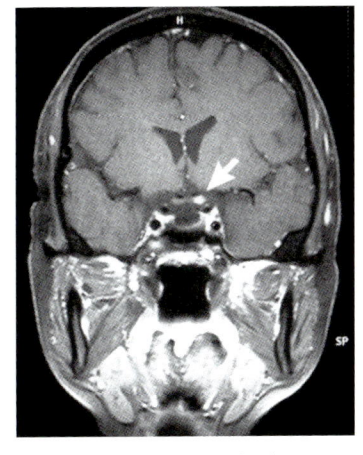

図2 ガドリニウム造影MRI
視交叉近傍で左視神経が軽度腫脹し,造影効果を示している(矢印).
(菊地雅史:放射線視神経症.柏井 聡編.臨床神経眼科学.東京:金原出版;2008.p.302.)

回照射量としては8～10 Gy程度であれば安全であろうとされている[5,6].

病理と治療法

RON発症の引き金は,放射線により発生したフリーラジカルと考えられている.病理組織学的には反応性のアストロサイト増加,軸索やミエリンの消失,そして血管内皮細胞の増殖と血管壁の肥厚を特徴とする閉塞性動脈内膜炎などが認められる[1,7].

効果的な治療法は基本的にはない.発症数日以内で視神経萎縮が生じていない場合には,高圧酸素療法[*2]がある程度有効なことがあるが,本治療を試みる価値のある症例はかなり限定的である[5].

(菊地雅史)

[*2] **高圧酸素療法**
2～5気圧に加圧した純酸素状態にあるチャンバー内に1時間程度入ってもらう治療法である.酸素をヘモグロビンと結合していない状態で直接末梢へ送りこむのが目的で,RONの治療では2.4気圧以上を推奨している[6].

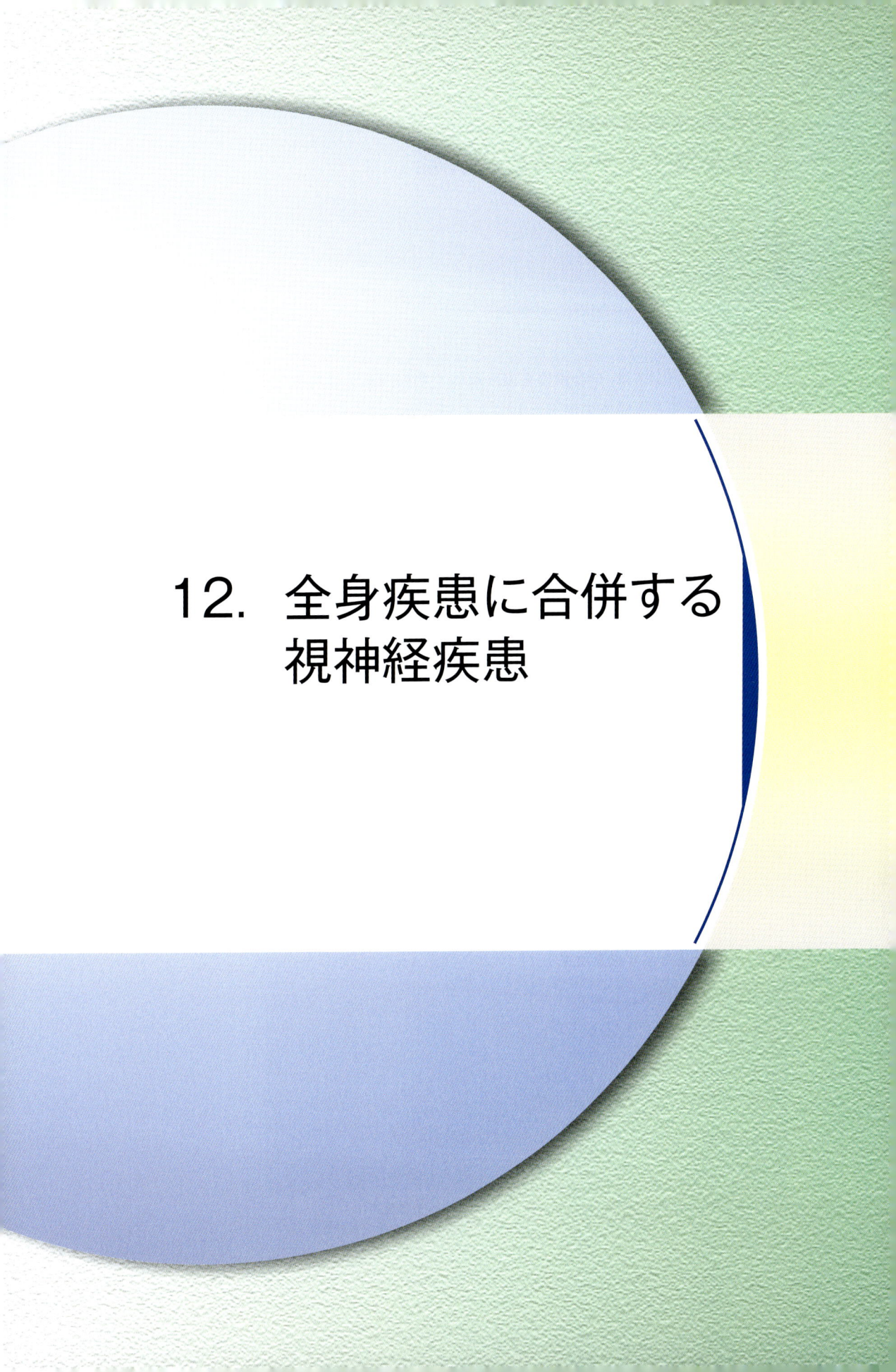

12. 全身疾患に合併する視神経疾患

サルコイドーシスと視神経

疾患像

サルコイドーシスは，全身臓器を侵す原因不明の肉芽腫性疾患で，眼科領域ではぶどう膜炎の原因としてよく知られている．全身の臓器を侵す一方，自覚症状を呈することは少なく，症状の出現頻度からみると，眼，皮膚，呼吸器が多いとされている．神経系病変を伴うこともあるが，これは比較的少ない．

病因および診断

真の原因は不明であるが，細胞性免疫の低下などの自己免疫異常が関与していると考えられている．診断基準は，各臓器に特徴的な臨床所見を認め，さらに全身検査所見にてサルコイドーシスに特徴的な所見を有すること，そして，最終的には非乾酪性類上皮細胞肉芽腫（noncaseating epithelioid granuloma）を確認することである．

日本眼科学会は臨床的診断群と組織学的診断群に分けて，診断基準を示している[1]．すなわち，臨床的診断群とは組織学的には非乾酪性類上皮細胞肉芽腫を証明できないが，二つ以上の臓器においてサルコイドーシス病変を強く示唆する臨床所見がみられ，かつ，表1の全身所見として2項目以上がみられるものとする．組織学的診

文献は p.261 参照.

表1　全身反応を示す検査所見

両側肺門リンパ節腫脹
血清 ACE 活性高値
ツベルクリン反応陰性
^{67}Ga シンチグラムにおける著明な集積所見
気管支肺胞洗浄検査でリンパ球増加，または CD 4/CD 8 比高値
血清あるいは尿中カルシウム高値

ACE：angiotensin-converting enzyme（アンジオテンシン転換酵素）.
（サルコイドーシスの診断基準と診断の手引き〈2006〉要約．日本眼科学会雑誌 2007；111：118-121.）

表 2　サルコイドーシスの眼所見

肉芽腫性前部ぶどう膜炎（豚脂様角膜後面沈着物，虹彩結節）
隅角結節，またはテント状周辺虹彩前癒着
塊状硝子体混濁（雪玉状，数珠状）
網膜血管周囲炎（主に静脈）および血管周囲結節
多発する蝋様網脈絡膜滲出斑，または光凝固斑様の網脈絡膜萎縮病巣
視神経乳頭肉芽腫，または脈絡膜肉芽腫
その他の参考となる眼病変 角結膜乾燥症，上強膜炎・強膜炎，涙腺腫脹，眼瞼腫脹，顔面神経麻痺

（サルコイドーシスの診断基準と診断の手引き〈2006〉要約．日本眼科学会雑誌 2007；111：118-121．）

断群とは，一つの臓器で非乾酪性類上皮細胞肉芽腫が証明され，さらにほかの臓器に非乾酪性類上皮細胞肉芽腫を認める，あるいは，ほかの臓器でサルコイドーシス病変を強く示唆する臨床所見がある，あるいは，**表 1** に示す検査所見 6 項目中 2 項目以上を認めるものとする．

眼所見

　眼科領域は，最も臨床症状が出現しやすい臓器であることから，初発症状として眼症状を訴えることが多い．わが国では症例全体の 60〜80％程度で眼症状がみられるとされる．初発症状で最も多いものは，霧視，羞明，飛蚊症などがあり，よくみられる所見として豚脂様角膜後面沈着物（mutton-fat keratic precipitates），虹彩結節（iris nodule），雪玉状硝子体混濁（snowball vitreous opacity），網膜血管炎（retinal vasculitis）などが挙げられる．**表 2** の眼所見 6 項目のうち 2 項目以上みられた場合，サルコイドーシスを強く示唆し，いずれも特異性が高いと考えられる眼所見である．

視神経障害

視神経症：サルコイドーシスでは 5〜15％程度に神経系病変を伴うことがあり，眼科領域では視神経への浸潤に注意が必要である[2,3]．ぶどう膜炎の経過中に，視神経乳頭に赤発を伴うことがあるが（**図 1**），これは乳頭炎とは異なり，網膜血管炎によるもので乳頭上の血管拡張や蛍光造影撮影では血管からの漏洩に伴う変化である（**図 2**）．視神経炎との鑑別には視野検査や中心フリッカ値（central

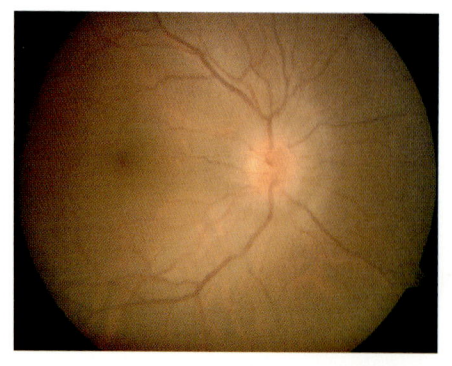

図1　サルコイドーシスぶどう膜炎にみられる視神経乳頭の赤発・腫脹

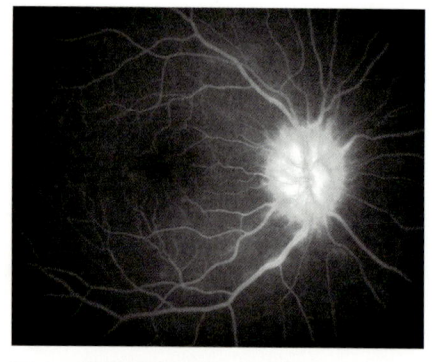

図2　蛍光眼底造影，後期にみられる視神経乳頭からの色素漏出

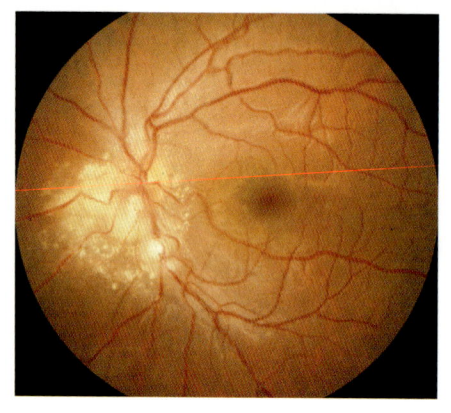

図3　サルコイドーシスが原因の乳頭上肉芽腫

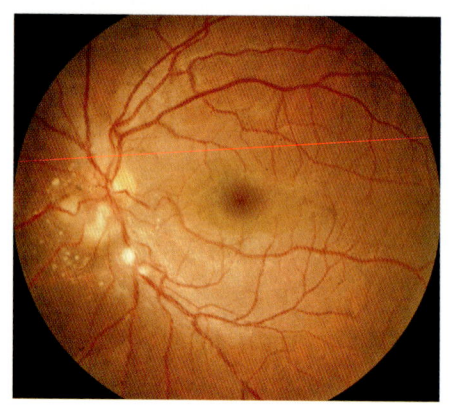

図4　ステロイド治療により，次第に縮小した肉芽腫（図3と同一症例）

critical flicker frequency）測定などを行い，視神経障害が疑われた場合にはMRIなどの検査を積極的に行うべきである．MRIなどでまれに，視神経を取り囲む視神経鞘に炎症が生じた場合には，視神経周囲炎と鑑別が必要である．視神経周囲炎の症状は視力低下や視野障害がみられ，視神経炎に類似する．

　一般的に慢性に経過することが多いサルコイドーシスでは，1〜5％程度に視神経障害がみられるとの報告がある[4]．多くは慢性に経過することから，初診時にすでに視神経萎縮を呈するような例もみられる．

視神経乳頭肉芽腫：視神経乳頭肉芽腫は，まれな病態である．視神経乳頭部に白色調の腫瘍状に増大した肉芽腫が観察された場合，本症を疑い全身検査を行う．眼内組織を得ることは困難だが，他臓器病変や全身検査所見から診断することは比較的容易なことが多い．

　視神経乳頭部に生じた肉芽腫が急激に増大した場合には，急激な

視機能障害が生じることがあり，積極的な治療が必要となる（**図3，4**）．一般的には副腎ステロイドによく反応するため，副腎ステロイドの大量療法やパルス療法が行われる．ステロイドの減量とともに，再発しやすいので注意が必要である．ステロイドに反応の悪い場合，全身疾患などでステロイドの投与が困難な場合には，免疫抑制薬の投与も行われているが，その効果については十分に検討されていない．視神経乳頭ドルーゼン，視神経膠腫，転移性腫瘍などとの鑑別が必要である．

〔村山耕一郎〕

全身性エリテマトーデスと視神経

SLEの疾患像

　全身性エリテマトーデス（systemic lupus erythematosus；SLE）は原因不明の自己免疫疾患で，皮膚粘膜，関節・筋骨格系，腎臓，心臓，中枢神経など，多くの臓器に異常を呈する全身的な疾患である．米国リウマチ学会の診断基準によれば[1]，11項目のうち4項目以上を満たせばSLEと診断する（表1）．病因として免疫異常により大量に生じた病的な自己抗体が，抗原と結合した免疫複合体がさまざまな臓器に沈着し，臓器障害を起こすことによると考えられている．

SLEに合併する眼疾患

　SLEに合併する眼疾患は多彩で，前眼部症状として涙液分泌減少，上強膜炎，虹彩炎などのほか，網膜では網膜血管炎や網膜循環障害に伴うさまざまな網膜病変がよく知られている．網膜病変の多くは血管炎に伴う微小血管の閉塞が原因によるもので，軟性白斑や出血を伴うことが多い．重症例では広範な無血管領域が原因の新生血管が発症し，増殖網膜症（proliferative retinopathy, retinitis），血管新生緑内障（neovascular glaucoma；NVG）に至ることもある．また，急激な視機能低下の場合には，視神経あるいは視交叉より中枢の視路障害にも注意が必要である．SLEのような全身を侵す膠原病以外でも，多くの自己免疫疾患が視神経障害の原因となることが知られている．視神経炎の原因として知られる多発性硬化症（multiple sclerosis；MS）や視神経脊髄炎（optic neuromyelitis）なども自己免疫疾患と関連が指摘され，また，詳細はいまだ不明の自己免疫性視神経炎（autoimmune optic neuropathy）[2]なども存在する．そして近年，網膜症を発症しているSLE患者の多くに抗リン脂質抗体が高率にみられることが報告され[3,4]，疾患との関連が注目されている．

文献はp.261参照．

表1　SLEの診断基準
（米国リウマチ学会の診断基準，1997年改訂）

1. 頬部紅斑
2. 円板状紅斑
3. 日光過敏症
4. 口腔内潰瘍
5. 関節炎
6. 漿膜炎
a. 胸膜炎 　b. 心膜炎
7. 腎障害
8. 神経障害
9. 血液学的異常
a. 溶血性貧血 　b. 白血球減少症 　c. リンパ球減少症 　d. 血小板減少症
10. 免疫学的異常
a. 抗dsDNA抗体の異常高値 　b. 抗Sm抗体陽性 　c. 抗リン脂質抗体陽性
11. 抗核抗体
臨床経過中，経時的あるいは同時に上記11項目中，4項目以上陽性であれば，SLEと診断可能．

表2 抗リン脂質抗体症候群の診断基準（札幌基準〈クライテリア〉1999，シドニー改変2006）

臨床項目の1項目以上が存在し，かつ検査項目のうち1項目以上が存在するとき，抗リン脂質抗体症候群と診断される．

1. 臨床所見
   ① 血栓症：血管炎によらない，画像もしくは組織学的に証明された血栓症．
   ② 妊娠合併症
      妊娠第10週以降，胎児に異常を認めない死亡，子癇，妊娠中毒症，あるいは胎盤機能不全による，妊娠第34週以前の早産，母体に異常がなく，妊娠第10週以前に3回以上，連続した自然流産

2. 検査基準
   ループスアンチコアグラント陽性
   中等度以上の力価の IgG または IgM 抗カルジオリピン抗体陽性
   中等度以上の力価の IgG または IgM 抗 β_2GP1 抗体陽性

臨床所見 ①，② のなかで1項目以上を認め，かつ，検査基準のなかの1項目以上が12週間以上の間隔で2回以上あれば，APSと診断する．

β_2GP1：β_2-glycoprotein 1.

抗リン脂質抗体症候群の診断

　1983年に Harris らによって報告された[5]新しい疾患概念で，報告当初は SLE に合併する疾患と考えられていた．その後，検査方法の確立により，抗リン脂質抗体症候群（anti-phospholipid antibody syndrome；APS）は原発性のものと，SLE などの膠原病に合併する続発性のものに分類された．抗リン脂質抗体症候群は血液中に抗リン脂質抗体が検出され，動静脈血栓症を繰り返す自己免疫疾患で，血栓症以外にも習慣性流産や血小板減少症の原因となる．続発性抗リン脂質抗体症候群の約8割が SLE に合併しており，その半数が SLE 診断以前あるいは診断時に血栓症を発症している．ただし，血清中の抗体陽性者でも必ずしも臨床症状を伴わないものも報告されている．

　本症の診断には，1999年に"札幌クライテリア"と呼ばれる国際的な診断基準が策定され，さらに2006年に"シドニー改変"として改訂された（表2）[6,7]．眼科領域では血管炎，網膜動静脈血栓，虚血性視神経症などが合併することがあり，多発性の血栓や自己免疫疾患の例では鑑別疾患として重要となる．現在，抗リン脂質抗体症候群が疑われた場合には，少なくともループスアンチコアグラント（lupus anticoagulant；LA）と抗カルジオリピン抗体の両者を検査することが望ましく，一方が陽性で，かつ臨床症状（各種臓器に動静脈血管閉塞などによる臨床症状）を伴えば診断することができる．

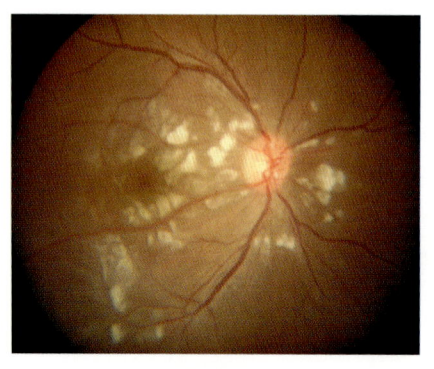

図1 SLE急性増悪期に多発する軟性白斑と網膜浮腫
SLEの急性期にみられる小血管の炎症と，それに伴う血管の閉塞によって，軟性白斑が多発している．

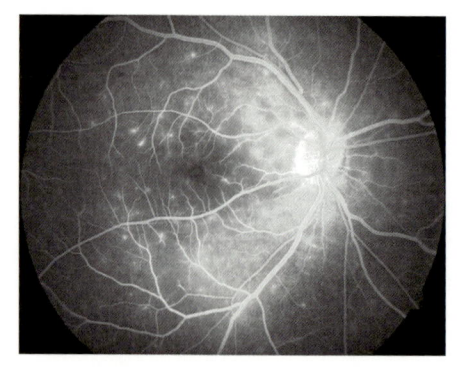

図2 SLE急性増悪期のFA所見
（29歳，男性）
蛍光眼底造影では血管壁に炎症によるものと思われる過蛍光斑と小血管の閉塞が観察される．軟性白斑の多発している部位では，無血管領域が観察できる．

抗リン脂質抗体と病態

これまでに抗リン脂質抗体としてはLA，抗カルジオリピン抗体などが知られている．LAは主としてIgGに属する自己抗体で，生体外では凝固系のカスケードのなかでプロトロンビン活性複合体（prothrombin activator complex）に作用し，活性化部分トロンボプラスチン時間（activated partial thromboplastin time；APTT）を延長させるが，生体内では血栓症を引き起こす．抗カルジオリピン抗体には，β_2-glycoprotein 1（β_2GP1）依存性の抗体と非依存性の抗体が存在する．β_2GP1依存性の抗体は，SLEなどの自己免疫疾患でみられることが多く，リン脂質依存性血液凝固を抑制することが知られているが，血栓形成の機序は十分に解明されていない．

SLEの関連眼疾患

先に述べたように，SLEでは網膜の動静脈に血管炎を伴うことがしばしばみられる．これらの症状は，全身的な病態に関連しており，急性増悪期には急激に悪化することがある．図1はSLEの急性増悪期に，後極部網膜全体に多発する軟性白斑と網膜浮腫がみられた例である．フルオレセイン蛍光眼底造影（fluorescein angiography；FA）では，静脈期に軟性白斑に一致して無血管領域が多発しているのが観察される．また，静脈期後期には静脈の血管壁に血管炎によるものと考えられる過蛍光斑がみられる．このような例では，治療により全身状態が軽快するとともに，網膜の静脈炎も軽快することが多い．SLEで網膜病変の合併は20～30％程度とされるが，多く

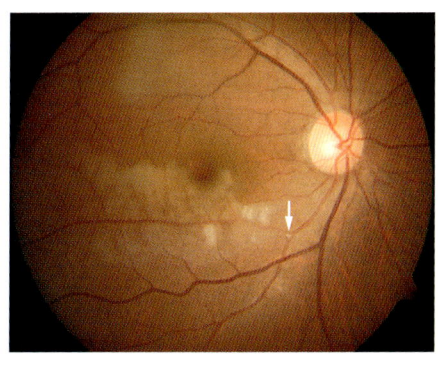

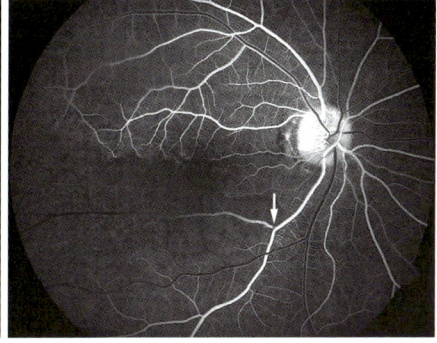

図3 抗リン脂質抗体症候群にみられた網膜中心動脈分枝閉塞（29歳，男性）
a. 網膜中心動脈分枝に発症した閉塞（矢印）．精査の結果，抗カルジオリピン抗体陽性の抗リン脂質抗体症候群と診断された．閉塞領域は白色調となり，浮腫を伴う．
b. 閉塞領域では，血流は遮断され虚血状態となっている（矢印）．

は副腎皮質ステロイドなどによる治療により軽快する．

　一方，SLEの30〜40％に合併するとされる抗リン脂質抗体症候群では，急な動静脈血栓症で発症することがある．このような網膜の動静脈血栓症の場合，心疾患などとともに自己免疫疾患を疑う必要がある．関連する自己免疫疾患には，ほかに血管炎症候群などもあるが，SLEにみられた場合には，抗リン脂質抗体症候群を念頭に検査を進める．**図2**は29歳の男性に生じた網膜血管閉塞（**図3**）で，眼症状と内科的な精査の結果，抗リン脂質抗体症候群と診断された．抗リン脂質抗体症候群は網膜血管閉塞，虚血性視神経症などの原因となり，特に虚血性視神経症では急激な視機能の低下で発症するため，速やかな診断と治療が必要となる．確定診断は容易でないことも多く，血管炎あるいは膠原病などを専門とする医師との連携が必須である．若年者では虚血性視神経症が疑われた場合，血液検査の結果，赤沈亢進，CRP陽性，白血球増多などの所見を呈し，自己免疫疾患の関与が疑われた場合には，抗凝固薬の投与とともに副腎皮質ステロイドの投与の併用が必要である．

〔村山耕一郎〕

Behçet 病

文献は p.261 参照.

疫学・概念[1,2]

Behçet 病は，口腔粘膜のアフタ性潰瘍，外陰部潰瘍，皮膚症状，眼症状の四つの症状を主症状とする，慢性再発性の全身性炎症性疾患である．

発症年齢は，男女とも 20～40 歳に多く，30 歳前半にピークを示す．特に眼病変は男性で重症化しやすい．

病因は不明であるが，何らかの内因（遺伝的素因）と外因（外的環境因子）が関与して発症すると考えられている．内因としては，組織適合性抗原の HLA-B1 と強い相関をもつことから HLA-B1 遺伝子が考えられており，外因としては，細菌・ウイルス感染や熱ショック蛋白の関与が注目されている．

眼症状[1,2]

Behçet 病の眼病変の特徴は，眼内各組織の閉塞性血管炎を主体とした眼組織全体の炎症である．病理学的には，眼組織の血管壁および血管周囲組織に顆粒球を中心とし，ほかにリンパ球，マクロファージなどを伴う細胞浸潤がみられる．血管の内腔は血栓を形成して閉塞する．

代表的な眼症状は，ぶどう膜炎であり，大きくは虹彩毛様体炎と網脈絡膜炎に分けられる．急性発症（眼発作）を繰り返す特徴がある．前眼部発作時には，しばしば境界線が明瞭な前房蓄膿が認められる．後眼部発作時には，網膜のあらゆる部位に網膜血管炎および滲出斑が出現しうる．

神経眼科学的症状[3]

Behçet 病の神経眼科学的症状は，視覚経路と眼球運動システムに現れる．

うっ血乳頭：頭蓋内圧亢進により生じる．本疾患の場合，頭蓋内圧上昇は脳硬膜静脈洞の血管炎性閉塞により生じる．あるいは，びま

ん性の髄膜脳炎により起こりうる．

視神経萎縮：慢性のうっ血乳頭の結果，生じる．前部または後部虚血性視神経症や視神経炎後にも起こりうる．

同名半盲：視交叉より後方の視路を妨げるような脳梗塞を起こした場合に認められる．

眼球運動障害：脳幹部や小脳梗塞による眼振や，核間麻痺や斜偏位などのほかの眼球運動異常が挙げられる．

神経 Behçet 病[1,3]

神経症状が顕著な病型を神経 Behçet 病[*1]と呼ぶ．Behçet 病患者における神経学的異常所見は，① 髄膜炎，② 髄膜脳炎，③ 局所的な脳実質の障害，の三つに分けられる．

髄膜炎や髄膜脳炎は，頭痛，発熱，項部硬直，脳脊髄液の細胞増多症が特徴的であり，Behçet 病患者の約 4〜29% で認められる[*2]．ぶどう膜炎を合併している症例では，髄膜脳炎が初発症状となることはまれである．通常，何らかの初発症状が出現してから，約 1.3 年後に発症することが多い．しかしながら，約 5% の患者に，特徴的な所見が出現する数週〜数か月前に，神経症状が出現する．

脳実質障害のある患者は，片側不全麻痺，四肢不全麻痺，運動失調症，偽性球麻痺，同名半盲，眼球運動神経麻痺などを含むいろいろな障害を起こしうる．脳幹部は，局所病変としては最も侵されやすい部位であり，前述したように，核上性・核間性経路の虚血による眼球運動障害は，脳幹部病変のある患者によく認められる．多くの症例で，中枢神経系の多発病巣による徴候や症状を示しており，神経障害の重症度もさまざまである．

神経 Behçet 病患者の脳脊髄液は，多くの場合，蛋白濃度の上昇を伴うが，γ-グロブリン濃度は正常の，リンパ球増多となる．初圧の上昇を認め，Behçet 病に多く認められる頭蓋内静脈洞血栓症の精査が必須である．

重篤な病態を抱えている可能性のある Behçet 病の視神経症状

前述したように，Behçet 病の代表的な眼症状はぶどう膜炎であり，視神経を病変の主体とすることはまれである．しかし，視神経に異常所見が出現した場合，背景に重篤な病態を抱えていることがあるため，Behçet 病における視神経症状を知っておくことが重要である．

〈河野尚子〉

[*1] 神経 Behçet 病患者において，シクロスポリン製剤を投与した際に神経 Behçet 病症状が悪化したとの報告がある．またシクロスポリン製剤で治療中の眼 Behçet 病患者の 10〜20% に神経 Behçet 病を誘発したという報告もある．したがって，シクロスポリン導入時には，一度神経内科にコンサルトすることが望まれる．

[*2] 通常，髄膜炎の再燃では症状は回復し永久的な障害も残さないが，髄膜脳炎が再燃すると，神経学的後遺症を残し死亡率も高くなる．

Wegener 肉芽腫症

疾患像

　Wegener 肉芽腫症（Wegener's granulomatosis；WG)[*1] は，呼吸器の壊死性肉芽腫，糸球体腎炎，全身性血管炎を特徴とする血管炎症候群（表1）の一つである．肺病変のみで腎病変のみられないものは"limited Wegener 肉芽腫症"と呼ばれ，この型は眼窩内病変を合併しやすいとされる[1]．髄膜や頭蓋内炎症による神経眼科的所見が初発の症例もあり，これらは原発病変としての肺，副鼻腔，腎病変がみられない[1]．

眼科的所見[1-3]

　眼科的異常は generalized WG にも limited WG 患者にも発症し，30〜60％にみられる．眼科的合併症は三つに分けられる．①眼窩病変，②強膜炎，③血管炎による合併症である．ここでは，主に網膜視神経合併症について記載する．

　網膜と視神経の血管炎により，10〜18％の患者に網膜視神経障害がみられる．無症候性の綿花様白斑や網膜出血が起こりうる．しかし，網膜動脈閉塞症や静脈閉塞症，または脈絡膜血管閉塞も起こる．重篤な血管炎が起こり，広範囲の血管閉塞や perivascular sheathing がみられ，その後に新生血管が発生し，血管新生緑内障へ至った症例も報告されている．前部，および球後視神経症も起こりうる．視神経症による視力喪失は永久的であるが，Kirker らは，WG 患者の経過観察中に急性左眼球後視神経症を発症し，プレドニゾロン 30 mg/日で治療し，1週間で完全に改善した症例を報告している[4]．同様に，改善した両眼性の球後視神経症も報告されている．視神経症は，肉芽腫による圧迫，あるは血管炎によるものである．眼窩内肉芽腫は，通常，副鼻腔病変からの波及である．しかし，初発で眼窩内に生ずることもある．Belden らは，両眼同時発症の重篤な視力低下を来たした球後視神経症を報告した[5]．MRI で視神経管内の視神経鞘が造影され，免疫抑制薬の投与でも，指数弁にしか視力改善し

[*1] 厚生労働省の調査によると，1997年の特定疾患申請患者数から人口100万に対して約6人（男女比1：1）の有病率と報告されている．発症年齢は男性30〜60歳代，女性50〜60歳代が多い．

表1　血管炎症候群の Chapel Hill 分類

大血管
側頭動脈炎 高安動脈炎

中血管
結節性多発動脈炎 川崎病

小血管
Wegener 肉芽腫症 Churg-Strauss 症候群 顕微鏡的多発血管炎 Henoch-Schönlein 紫斑病 本態性クリオグロブリン血症

文献は p.261 参照．

a. 右眼 b. 左眼

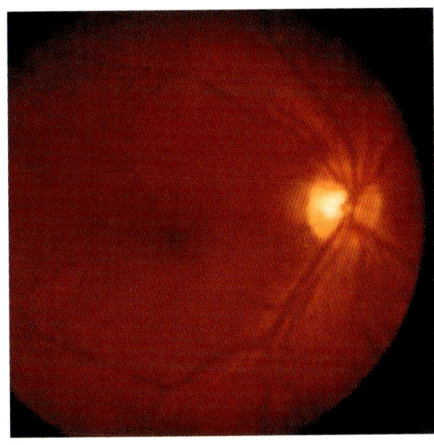

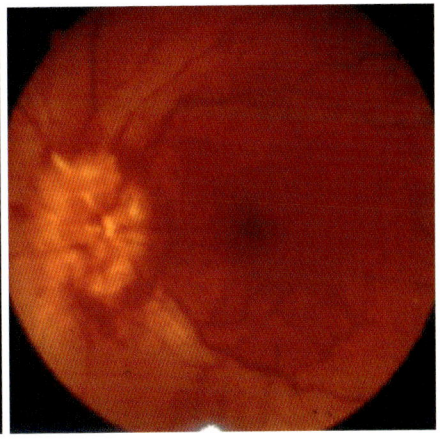

図1 肥厚性硬膜炎の眼底写真（57歳，男性）
左眼に乳頭浮腫を認める．

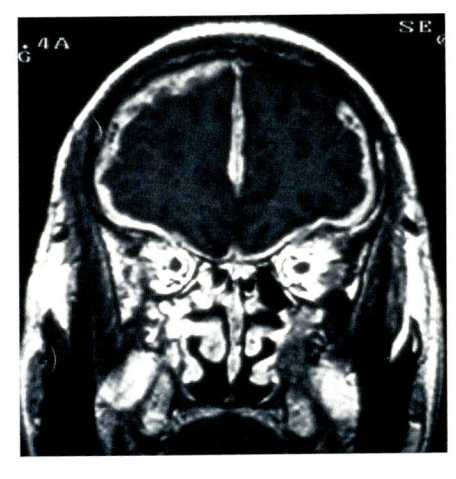

図2 肥厚性硬膜炎の造影頭部MRI
（図1と同一症例）

なかった．

うっ血乳頭もWG患者には起こりうる．頭蓋内圧亢進の原因は，髄膜炎や，静脈洞血栓症，頭蓋内肉芽腫による．

また，頭蓋内病変の一部として，肥厚性硬膜炎を生じることがある．当院で経験した症例は，57歳男性，頭痛と両眼のかすみを主訴に来院した．乳頭浮腫を認め（**図1**），造影頭部MRI（**図2**）にて肥厚性硬膜炎が認められた．PR3-ANCA陽性であり，耳鼻科にて鼻中隔穿孔がみられた．

診断

診断は症状，PR3-ANCA抗体の出現，病理組織所見で総合的に判断する必要がある（**表2**）．PR3-ANCAは70〜80％で陽性になり，

表 2　Wegener 肉芽腫症の診断基準
（厚生省難治性血管炎調査研究班 1998，一部改変）

主要症状	1. 上気道症状：鼻（膿性鼻漏，出血，鞍鼻），眼（眼痛，視力低下，眼球突出），耳（中耳炎），口腔・咽頭（潰瘍，嗄声，気道閉塞）	
	2. 肺症状：血痰，咳嗽，呼吸困難	
	3. 腎症状：血尿，蛋白尿，急速に進行する腎不全，浮腫，高血圧	
	4. 血管炎症状 a. 全身症状：発熱（38℃以上，2週間以上）体重減少（6か月以内に6kg以上） b. 臓器症状：紫斑，多発関節炎，上強膜炎，多発性単神経炎，虚血性心疾患，消化管出血，胸膜炎	
主要組織所見	1. 上気道・肺・腎の巨細胞を伴う壊死性肉芽腫性炎	
	2. 免疫グロブリン沈着を伴わない壊死性半月体形成性腎炎	
	3. 小・細動脈の壊死性肉芽腫性血管炎	
主要検査所見	PR3-ANCA が高率に陽性を示す．	

確実
① 上気道，肺，腎のそれぞれ1臓器症状を含め，主要症状の3項目以上を示す例．
② 上気道，肺，腎，血管炎による主要症状の2項目以上，および組織所見の1項目以上を示す例．
③ 上気道，肺，腎，血管炎による主要症状の1項目以上と組織所見の1項目以上，およびPR3-ANCA 陽性例．

疑い
① 上気道，肺，腎，血管炎による主要症状のうち，2項目以上の症状を示す例．
② 上気道，肺，腎，血管炎による主要症状のいずれか1項目および，組織所見の1項目を示す例．
③ 上気道，肺，腎，血管炎による主要症状のいずれか1項目と PR3-ANCA 陽性を示す例．

その力価は疾患の活動性を反映するとされるが，一方で，20％前後の症例では陰性である．眼窩病変の生検では，WG に特徴的な病理組織像である血管炎，組織壊死，肉芽腫性炎症を示さないこともある．そのような場合，臨床所見や血清学的結果が診断根拠となる．また，眼窩以外の組織からの再生検を試みることも考慮すべきである．

治療

初期に限局型の症例であったとしても，その後に全身的な進展を生じることが多く，眼局所療法のみで対応していくことは難しい．そのため，WG が疑われる際には早期に内科と連携し，全身療法を検討していく必要がある．初回療法（寛解導入療法）では，シクロホスファミドとコルチコステロイドの併用療法が奏効するとされる．寛解に至った後は，維持療法となるが，長期間のシクロホスファミドは副作用を来たすため，メトトレキセートや腎機能不全患者にはアザチオプリンが使用される．現在，新たな治療として抗TNF-α療法としてエタネルセプト（エンブレル®）*2 やインフリキシマブ（レミケード®）*3 が使用されており，小数例の有効であったとの報告もみられるが，有用性に関しては根拠が乏しい状態である．

（前久保知行）

*2 エタネルセプト
ヒトTNF-α可溶性受容体部分が，過剰産生されたTNF-αを受容体として捕捉し，細胞表面の受容体との結合を阻害し，抗炎症作用を発揮する．

*3 インフリキシマブ
抗TNF-αキメラ抗体で，TNF-αに選択的に結合することでTNF-α産生細胞を障害し，TNF-αを受容体から解離させることで抗炎症作用を発揮する．

Sjögren 症候群

視神経障害との関連

　視神経疾患は，その原因として自己免疫の関連がよく注目される．特に，Sjögren 症候群は神経障害を高率に引き起こし，視神経障害は Sjögren 症候群の 16～18％ で併発するとされる[1,2]．Sjögren 症候群に伴う神経障害は，全患者中 81％ で起こるとされているが，そのうちの 61％ で視覚誘発電位（visual evoked potential；VEP）に異常を来たすことが知られている[1]．

　以前から，Sjögren 症候群の視神経障害には，視神経脊髄炎（neuromyelitis optica，Devic 病）の併発例が報告されていた[1,3]．Mochizuki らの報告によると，Sjögren 症候群に合併する Devic 病は，ステロイド反応性で，抗 SS-A（anti-Ro）抗体陽性であった[3]．最近，neuromyelitis optica では，抗アクアポリン 4 抗体が陽性であることが発見され[4]，Sjögren 症候群の関連因子である抗 SS-A 抗体とともに陽性となる症例が散見されるようになった[2]．一方，抗 SS-A 抗体陽性の neuromyelitis optica におけるドライアイ症状は，軽微であると報告されている[5,6]．

文献は p.262 参照．

視神経炎のみられた症例

　50 歳の女性で，抗アクアポリン 4 抗体と抗 SS-A 抗体が陽性であった視神経炎の自験例をここで紹介する．左眼の眼痛および視力低下を主訴に来院し，初診時の左眼視力は 0.04（矯正不能）であった．左視神経乳頭は軽度発赤腫脹しており（図 1），蛍光眼底造影で視神経乳頭に一致して過蛍光が認められ（図 2），左眼視野は中心暗点を来たしていた（図 3）．血清中抗 SS-A 抗体は 500 倍以上，抗 SS-B 抗体は陰性，抗核抗体は 160 倍であった．治療はステロイドパルス療法を 1 クール行い，左眼視力は 1.2 まで回復した．その 1 年後，右眼の視力低下を自覚し，右眼視力が 0.01（矯正不能）にまで低下したが，左眼視力は矯正 1.0 であった．視野は右眼で盲点中心暗点を認め，左眼でも視野欠損が認められた（図 4）．この時の眼窩 MRI

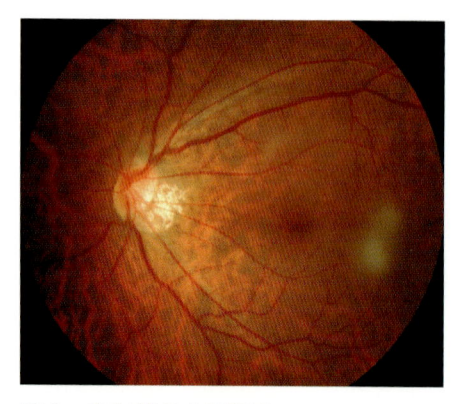

図1　病初期の右眼眼底
右視神経乳頭の発赤を認める.

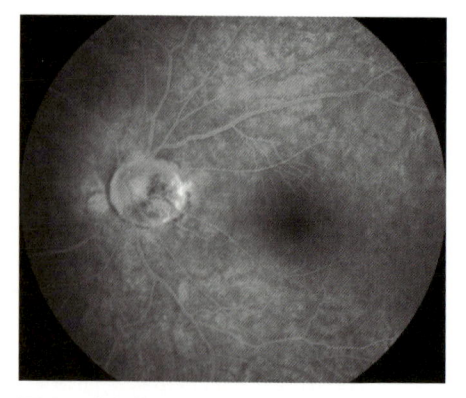

図2　病初期の蛍光眼底造影
右視神経乳頭に一致した過蛍光を認める.

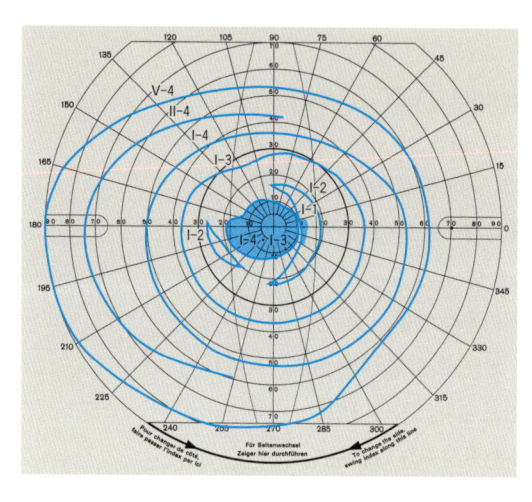

図3　病初期の右眼Goldmann視野
右中心暗点を認める.

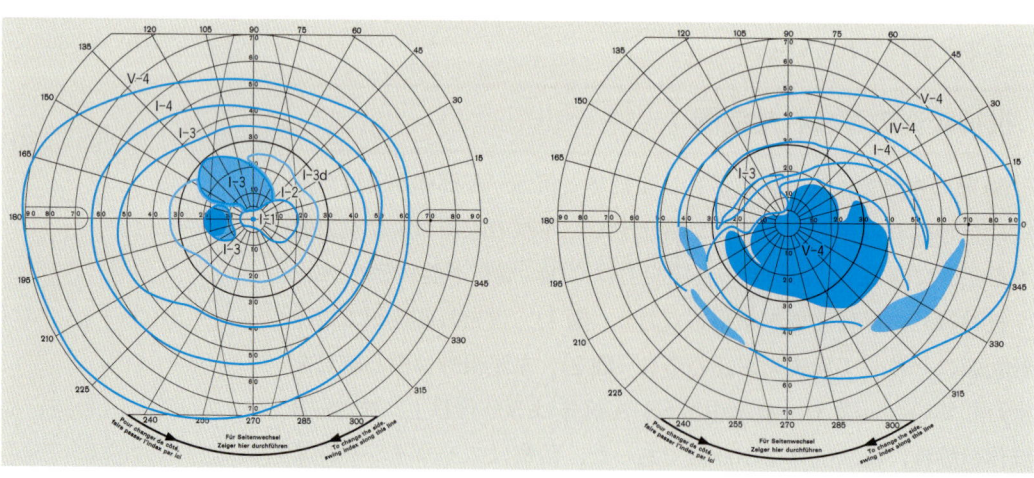

図4　再発時のGoldmann視野
両眼ともに視野狭窄を認める.

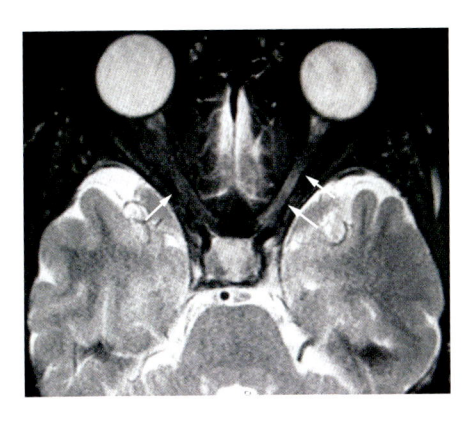

図5 再発時の眼窩MRI
両視神経に一致して高信号域を認める.

は，左眼視神経の複数個所にわたる高信号および右眼視神経の高信号を認めた（**図5**）．右眼の視力低下に対して，ステロイドパルス療法を2クール行い，右眼視力は矯正1.2に回復した．当症例では，ドライアイ症状は軽度で，ステロイド治療が有効であった点が以前の報告[5]と類似している．

ドライアイが軽度でも視神経障害の検索を

Sjögren症候群（および抗SS-A抗体陽性例）に伴う視神経障害の機序は，まだ明らかにされていないが，VEPの異常を伴う例が多いことから，Sjögren症候群が潜在的に視神経障害を来たす可能性は高いともいえる．ドライアイ症状が軽度であっても，Sjögren症候群では，視神経障害を起こす可能性があることを念頭に置かなくてはならない．

（毛塚剛司）

POEMS症候群

疾患の特徴

POEMS症候群とは，慢性進行性の多発神経炎（polyneuropathy），臓器障害（organomegaly），内分泌障害（endocrinopathy），M蛋白血症（M proteins），皮膚症状（skin change）を主徴とする特異な疾患群である．Crow-Fukase症候群や高月病などの名称で呼ばれているものも同一の疾患である．1996年に血清中の血管内皮増殖因子（vascular endothelial growth factor；VEGF）が，高値であることが報告[1]されて以来，VEGFを中心とするサイトカインの過剰産生が病態の中心であることがわかってきている．わが国からの報告が多い[*1]疾患であり，また乳頭浮腫が診断基準に含まれていることから，眼科医としても重要な疾患である．

病態と診断

本症候群の病態の根底にあるのが，単クローン性形質細胞増殖であり，VEGFを中心とするサイトカインの過剰産生が多彩な臨床症状を誘導していることがわかってきている．VEGFの血管透過性の

[*1] わが国における疫学では，2004年の全国調査において国内に約340人の患者がいることが推定されており，多数例の報告において，男女比は3：2，発症平均年齢は57歳と報告がみられる．

文献はp.262参照．

表1　POEMS症候群の診断基準

大基準	1. 多発神経症 2. 単クローン性形質細胞増殖性疾患 3. 血清VEGF高値 4. 骨硬化性変化 5. Castleman病
小基準	1. 臓器腫大（肝脾腫，リンパ節腫脹） 2. 浮腫（四肢浮腫，胸水，腹水） 3. 内分泌異常（副腎・副甲状腺・性腺機能異常．甲状腺異常，糖尿病は除く） 4. 皮膚症状（色素沈着，剛毛，血管腫） 5. 乳頭浮腫 6. 血小板増多あるいは多血症

Definite：大基準3項目および小基準1項目以上
Probable：大基準2項目および小基準1項目以上

VEGF：血管内皮増殖因子（vascular endothelial growth factor）
（桑原　聡：Crow-Fukase症候群．Brain and Nerve 2010；62：395-400.）

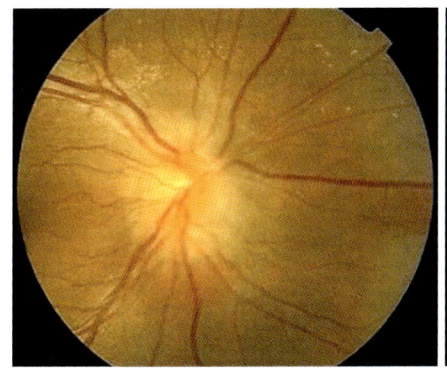

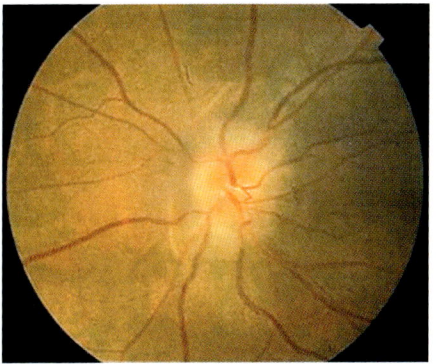

a. 右眼　　　　　　　　　　　　　b. 左眼

図1　POEMS症候群の眼底写真
両眼に乳頭浮腫を認める．

亢進や血管新生作用が，浮腫や胸腹水，臓器腫大などを引き起こすとされる．また，多発神経症に関しても，VEGFが血液神経関門に対して非常に強い透過性亢進作用を有することから，神経内浮腫の原因として関与しているのではないかと考えられる．現在，桑原らにより，このVEGFを診断基準に含んだ新たな診断基準が作成されている（表1）[2]．

眼科的所見

小基準に含まれる乳頭浮腫は，わが国ではPOEMS患者の62％に認められると報告されている[3]．乳頭浮腫のみの症例では，無症状であったものが29％にみられており[4]，眼底検査が有用となる．ほかにも囊胞様黄斑浮腫[5]，脈絡膜新生血管[6]などの報告もみられる．

乳頭浮腫の原因に関しては明らかにはなっておらず，脳圧の亢進，血管炎，視神経への浸潤などの仮説がある．近年の報告では，乳頭浮腫のみられた症例で脳圧の亢進があり，VEGF濃度も高値を示していることから脳圧の亢進にVEGFが関与し，乳頭浮腫を生じる可能性が示唆されている．

症例

本自験例は40歳，女性．原因不明の胸水に対して，当科に別疾患の除外目的にて紹介となり，両眼の乳頭浮腫を認めたことから診断に至った症例である（図1）．診断後，ステロイド，メルファラン療法，自家幹細胞移植治療（auto-PBSCT[*2]）を施行した．

[*2] auto-PBSCT
autologous peripheral blood stem cell transplant（自己末梢血幹細胞移植）．前もって造血幹細胞（CD34陽性細胞）を採取し，骨髄破壊的とされる量の超大量のメルファランを投与し，その後に幹細胞を輸注して造血を救済するというもの．

表2　POEMS症候群の治療

1. 孤発性形質細胞腫が存在する場合には，腫瘍に対する外科的切除や局所的な放射線が選択される．
2. 明らかな形質細胞腫の存在が不明な場合や多発骨病変が存在する場合，全身投与の化学療法を行う．
3. 古典的なメルファラン療法のほかauto-PBSCT[*2]を伴う大量化学療法，サリドマイド療法[*3]が試みられている．
4. ステロイド単独は推奨されない．
5. 血漿交換療法，免疫グロブリン療法の適応はない．

(厚生労働省 免疫性神経疾患に関する調査研究班：POEMS症候群 診断と治療の現状．2007より一部改変．)

治療

POEMS症候群が稀少疾患であるため，現在まで大規模な群間比較試験が行われていない．そのため，明確なガイドラインは存在しないが，2007年の"厚生労働省免疫神経疾患に関する調査研究班"によるPOEMS症候群の診断と治療の現状報告がなされている（表2）[7]．

治療は，1980年代にはステロイド治療を中心に行われていたが，1990年代にメルファランとプレドニン®を併用するMP療法が盛んに行われるようになった．この治療では約半数の患者で効果が得られるが，反復使用により効果が減弱する点が問題となっていた．2000年代に入り，積極的にAuto-PBSCTを伴う大量化学療法が行われるようになった．現在では移植の適応にならない症例では，サリドマイド[*3]の治療治験が2010年9月より上記の調査研究班を中心に始まっており，新規治療として期待される．また，眼科において関係の深い抗VEGF薬であるベバシズマブも亜急性進行例に対して，即効性を期待し，投与が行われているが，いまだ検討が必要な状態である．

乳頭浮腫の評価が診断には重要

POEMS症候群は眼科的自覚症状に乏しいことが多く，眼底検査で乳頭浮腫をきちんと評価することが，診断，治療に重要となる．現在は，治療に関しての新規治験も行われており，さらなる病態の解明や治療の進歩が期待される．

（前久保知行）

[*3] サリドマイド療法
サリドマイドのもつ骨髄腫細胞からのVEGF分泌を抑制し，骨髄の血管新生の抑制作用や細胞増殖抑制，アポトーシスの誘導などの作用による効果を期待するもの．

13. 自己免疫性視神経炎

自己免疫性視神経炎

抗アクアポリン4抗体との関連

　自己免疫性視神経炎は自己抗体が証明され，多発性硬化症など脱髄とは異なる機序で招来される視神経炎[1]とされ，膠原病に併発する場合もある．病態としては視神経栄養血管の炎症と考えられ，1992年にDuttonにより抗核抗体陽性の視神経炎が報告[2]されて以降，表1に挙げられるようなさまざまな自己抗体の関与が報告されている[3-6]．近年，あらたに抗アクアポリン（anti-aquaporin；AQP）4抗体[*1]陽性視神経炎が報告されているが，病理学的にも視神経の脱髄だけではなく壊死性病変を呈し，臨床的特徴および治療方針も異なる[7]ので，抗AQP4抗体陽性視神経炎と抗AQP4抗体陰性の自己免疫性視神経炎をきちんと鑑別する必要がある．抗AQP4抗体陽性例でも，ほかの自己抗体を高率に合併するが，この場合は，抗AQP4抗体陽性視神経炎と考えて治療方針を決定する．これまで不可逆性視機能障害を残し，ステロイド依存性になりやすく，易再発性と考えられていた視神経炎のなかには，抗AQP4抗体陽性例が混在していた可能性が推測される．

文献は p.262 参照.

[*1] 抗AQP4抗体
2006年に視神経脊髄炎（neuromyelitis optica；NMO）の特異的抗体としてNMO-IgGが同定され，2007年にNMO-IgGは抗AQP4抗体と判明し，星状膠細胞膜にある水チャネル蛋白に対する抗体である．

抗アクアポリン4抗体陰性の場合の診断と治療

　抗AQP4抗体陰性の自己免疫性視神経炎の診断基準は，表1に示す自己抗体が陽性で（数種の抗体が陽性となることも多い），抗

表1　自己免疫性視神経炎との関連が報告されている自己抗体

抗核抗体
抗DNA抗体
抗ds-DNA抗体
P-ANCA
抗サイログロブリン抗体
抗甲状腺ペルオキシダーゼ抗体
抗SS-A抗体
抗SS-B抗体
抗カルジオリピン抗体
ループスアンチコアグラント

表2　自己免疫性（抗AQP4抗体陰性）視神経炎

1. 抗AQP4抗体が陰性でほかの自己抗体（表1）が陽性
2. MRIで脱髄所見が確認できない
3. 女性が8割程度
4. 片眼性が8割程度
5. 発症年齢は幅広く分布
6. ステロイドの反応が良好
7. 視機能低下が軽度で自然回復例が存在する
8. 視力予後が良好
9. 再発は2割程度

AQP4抗体が陰性であり，既往歴として多発性硬化症[*2]がなく頭部MRIでも脱髄所見がない視神経炎であり，臨床的特徴は表2のようになる．女性・片眼発症が多く，再発は約2割程度で特発性よりやや多く，ステロイドパルス療法に対する反応は良好で視機能予後も比較的良好である．治療においては抗AQP4抗体発見以前は再発を危惧し，ステロイドをゆっくり減量することが多かったが，今後，抗AQP4抗体陰性の自己免疫性視神経炎のステロイドパルス後の維持療法については，その必要性についてあらためて検討していく必要があると思われる．

[*2] **多発性硬化症**
多発性硬化症（multiple sclerosis；MS）は通常型と視神経脊髄型に分けられ，欧米と比較し，わが国を含めアジアでは視神経脊髄炎型が多くみられる．抗AQP4抗体の発見により，欧米では多発性硬化症と異なる疾患と考えられている視神経脊髄炎（NMO）と視神経脊髄型MSは，同一疾患である可能性が高いとされている．

カコモン読解　第21回　一般問題71

自己免疫性視神経症と関連が深いのはどれか．2つ選べ．
a 抗核抗体　　b 抗リン脂質抗体　　c 抗TSH受容体抗体
d 抗アセチルコリン受容体抗体
e 抗tumor necrosis factor（TNF）-α抗体

解説　a．自分の細胞核に抗原性をもつ自己抗体の総称．抗原特異性に基づき多種類に細分化される（抗SS-A，抗SS-B，抗ds-DNA，抗Sm抗体など）．抗核抗体の基準値は40倍未満であるが，健常者でも40倍や80倍を呈することがある．

b．抗リン脂質抗体は抗カルジオリピン抗体，ループスアンチコアグラント，梅毒反応（STS陽性＋TPHA陰性）の三つの形で検出される．全身の中小血管に好発する血栓症を引き起こし，一過性黒内障や虚血性視神経症のほか，網膜出血や綿花状白斑，網膜中心静脈閉塞や網膜中心動脈閉塞なども報告されている．

c．TSH受容体を阻害する抗体で，慢性甲状腺炎の原因となる抗体．甲状腺抗体に関連する視神経炎の報告としては，抗サイログロブリン抗体，抗甲状腺ペルオキシダーゼ抗体がある

d．重症筋無力症に対する抗体．筋無力症は同じく自己免疫性疾患で甲状腺疾患との合併が多いとされているが，抗アセチルコリン受容体抗体陽性の自己免疫性視神経の報告はない．

e．自己免疫反応を引き起こしているサイトカインの一つTNF-αを抑え込む抗体．診断ではなく，抗サイトカイン療法（レミケード®）としてリウマチやクローン病・潰瘍性大腸炎や眼科領域ではBehçet病や難治性ぶどう膜炎の治療に用いられる．

模範解答　a，b

（山上明子）

14. 視神経変性疾患

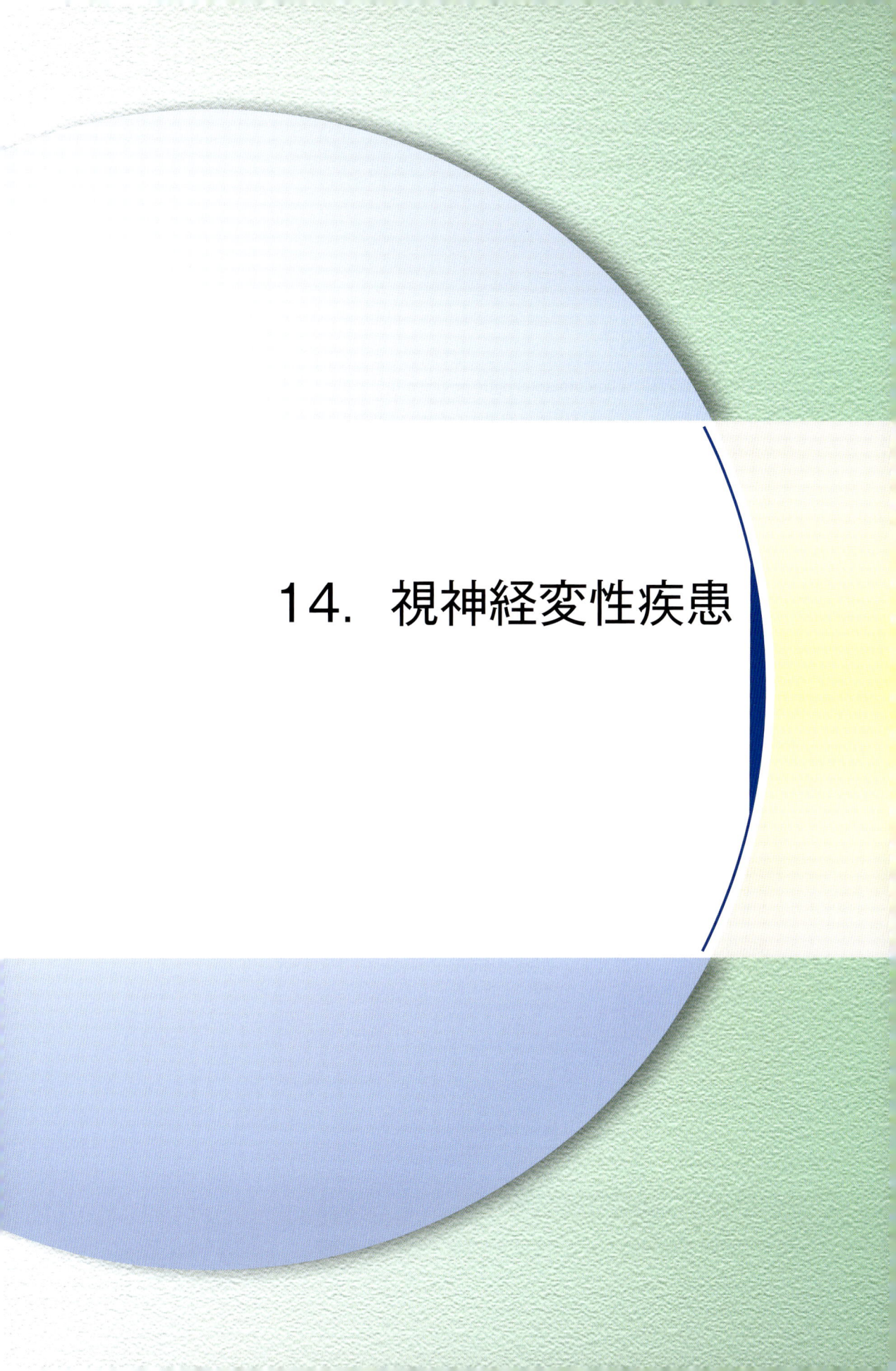

緑内障性視神経症

発症にかかわる因子

　緑内障性視神経症（glaucomatous optic neuropathy；GON）は緑内障の本態である．網膜神経節細胞の軸索とグリア細胞から構成される視神経の乳頭部位で軸索障害が起こり，それに伴い網膜神経節細胞死が起こる．障害の機序は眼圧により篩状板構造が変形することにより，軸索流が障害される機械的障害が主と考えられているが，眼圧以外にも乳頭血流や支持組織であるグリア細胞の機能障害，乳頭の構造異常や眼圧に対する脆弱性などの局所因子，遺伝的な素因も関与していると考えられ，眼圧を主とした複合的な要因により引き起こされる視神経症であるととらえられている．臨床所見や疫学データから**図1**のような因子が関与していることが判明している．

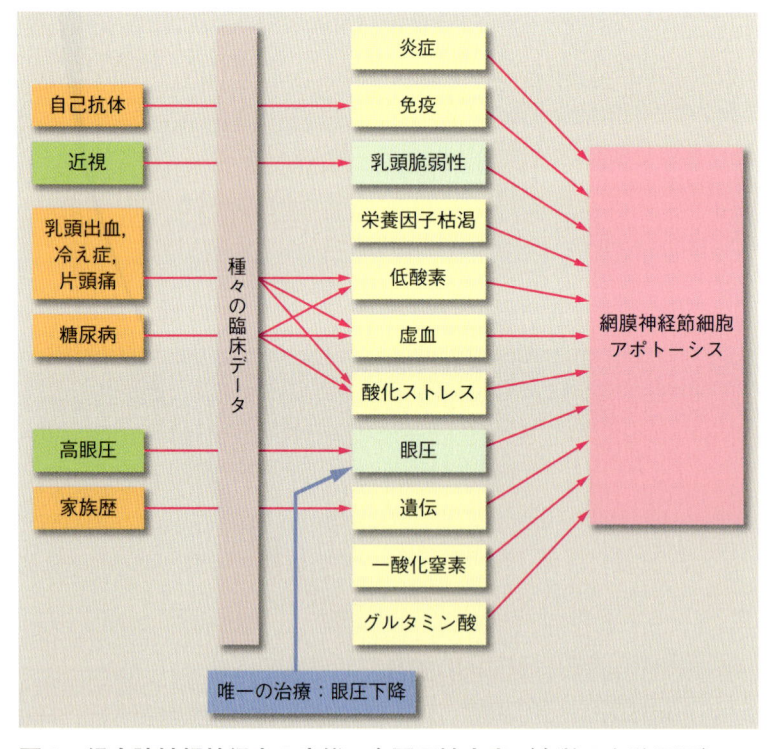

図1　緑内障性視神経症の病態：多因子性疾患（多数の危険因子）

表1　緑内障性視神経症（GON）の診断と治療のポイント

GON 診断のポイント
構造異常である視神経乳頭（disc）と網膜神経線維層（RNFL）の特徴的所見をとらえる．
機能異常をとらえるため，信頼できる視野データを得る．
Disc および RNFL の構造障害と視野による機能障害の整合性を確認する．
特徴的な所見があっても網膜疾患やほかの視神経疾患，中枢神経疾患の存在の有無を確認することを忘れない．

GON 治療のポイント
眼圧上昇の要因が存在するか，存在するならばその治療を優先する．
不可逆性であり，早期発見・早期治療が重要である．
定期的な構造障害と機能障害の把握による進行を確認する．
唯一の治療法である眼圧下降のために，ベースラインおよび治療開始後の眼圧測定は必須であり，その他に家族歴，角膜厚，既往歴などの背景因子や，乳頭出血の出現に留意して長期的に管理する．

RNFL：retinal nerve fiber layer

　日本人のように，統計学的には正常眼圧が多いという背景にもかかわらず緑内障性視神経症を呈している正常眼圧緑内障患者が多数存在することから考えると，正常眼圧でも軸索障害を惹起しやすい要因が複合的に関与している病態が推定されているが，視神経障害の病理学的証明が困難であること，治療的診断によりエビデンスが得られている病因は唯一眼圧しかないことから，いまだに眼圧以外の病因に対して確固たる機序と治療法は確立していないのが現状である．

GON は除外診断！

　GON を診断するには，視神経乳頭と周囲の網膜神経線維層の構造異常，それに相当する視野障害に代表される機能障害を十分把握する必要がある．眼圧は最大の危険因子であり，治療方針として重要であるが，まずは構造障害と機能障害に精通しなければならない．また，GON に相当する所見が存在しても，過去に高眼圧の状態がなく，無治療で進行しない場合は緑内障ではない可能性がある．また，GON に類似した視神経疾患は多数あり，まずは本当に緑内障なのかを疑って診断を進めることが肝要である．正常眼圧ならばもちろん，たとえ高眼圧でも GON 以外の視神経障害も合併している可能性があることを常に念頭に置くべきである．

乳頭陥凹の色, 大きさ, 深さ	
乳頭陥凹拡大	
乳頭蒼白部の拡大	
陥凹拡大による下掘れ	
篩状板孔の明瞭化	
乳頭辺縁部の色と幅	
乳頭辺縁部皿状化	
乳頭辺縁部	
乳頭辺縁部萎縮	
乳頭血管の異常	
陥凹辺縁部での屈曲走行	
鼻側偏位	
血管の露出	

○ : 乳頭血管の屈曲点
→ : 血管鼻側偏位
▶ : 陥凹辺縁部での血管屈曲走行
→ : 篩状板孔明瞭化
▶ : 乳頭辺縁部の萎縮

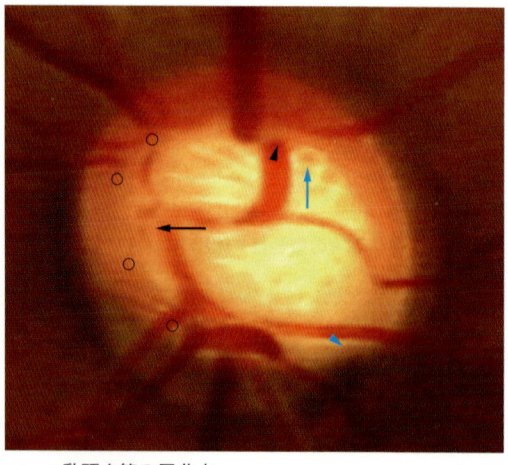

図2 構造異常の把握① 乳頭血管の屈曲点
乳頭血管の屈曲点を探し, 辺縁部と陥凹の境界を決める.

GONの診断と治療のポイントを表1に示す. 本項では, 診断に関する項目について簡単に述べる. GONの診断についての詳細は, 本シリーズ『3. 緑内障診断ガイド』の巻を参照されたい.

構造異常

検査方法は直接観察および視神経乳頭写真, 眼底写真およびレーザー走査検眼鏡などの画像診断機器を用いて, 総合的に判断する. 基本は乳頭写真, しかも立体写真が望ましい. 画像診断機器は日夜進歩しているが, その診断能力には限界があるため, 決して結果をうのみにしてはならない. GONの所見のポイントは主に三つ, 乳頭陥凹, 網膜神経線維層欠損, 乳頭出血である. これらを把握するための診断のポイントは三つ, ①乳頭血管の屈曲点, ②乳頭周辺部の色調変化, ③乳頭形態の把握である (図2～4).

①乳頭血管の屈曲点の探索(図2): 乳頭の形態変化は乳頭陥凹と辺縁部の狭小化を蒼白部, 皿状化, notchingなどの所見からとらえることができる. 乳頭血管の屈曲点が陥凹と辺縁部の境界である.

②乳頭周辺部の色調変化(図3): RNFLの欠損が重要な所見であるが, びまん性欠損や, 近視眼では把握しにくいことがある. 最近のOCT (光干渉断層計; optical coherence tomograph) による画像診断では, RNFL厚が測定可能となり可視化されやすくなった. 乳頭

神経線維層欠損（nerve fiber layer defect；NFLD）

限局性楔状欠損（localized NFLD）：境界明瞭な網膜色調変化（b）
びまん性欠損（diffuse NFLD）：小血管の明瞭化

NFLDなどの周囲の変化は，近視眼の豹紋状眼底やPPAが存在する場合は非常に観察しづらく，限界がある（a, c）．

乳頭出血（optic disc hemorrhage）は，特に正常眼圧緑内障に特異的に多い所見で，視野進行の危険因子であるとされる．健常者では0〜0.21％．

診察時には必ず所見をとることが望ましい（a, b）．

正常眼圧，乳頭正常でも乳頭出血だけ存在する場合には，将来的に出血部位に相当して，rim狭細化，NFLDの所見がみられることが多く経過観察を要する（b）．

乳頭周囲脈絡網膜萎縮（peripapillary chorio-retinal atrophy；PPA）

緑内障眼に多いとされているが，近視眼にも多く，特異的変化とはいえない．

PPAはPOAGの80％にあり，視野進行と相関する．

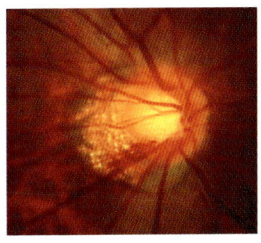

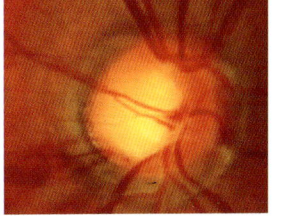

a. 下方乳頭出血とNFLD　　b. 下方乳頭出血とNFLD

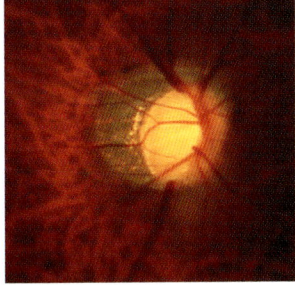

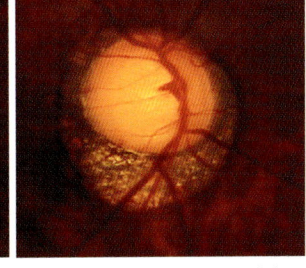

c. 上下の陥凹拡大とPPA　　d. 下方の陥凹拡大，リム減少とPPA

図3　構造異常の把握② 乳頭周辺部の色調変化
乳頭周辺部の網膜と小血管の色調の変化をみる．
POAG：primary open-angle glaucoma（原発開放隅角緑内障）

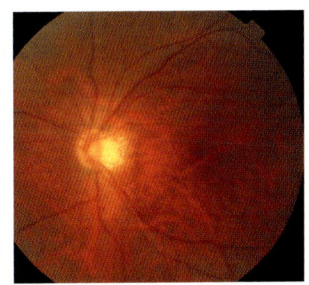

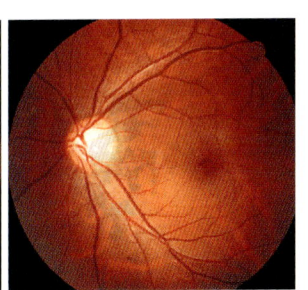

乳頭の大きさと生理的陥凹は，比例する傾向にある

特に小乳頭では陥凹を見逃しやすく，逆に大きな乳頭では陥凹が相対的に大きくなり，緑内障とされやすい（a）．

小乳頭では陥凹が明らかであれば，緑内障の可能性が高い．

傾斜乳頭や先天的な視神経乳頭形態異常も，視野欠損の進行がみられる場合があり，判断に苦慮する．

ほかの形態観察所見と視野所見をあわせて，総合的に判断する必要がある．

乳頭形状の差，C/D比の差0.2以上は緑内障疑いである．ただし，屈折異常の左右差や片眼性の病因検索が必須である．

図4　構造異常の把握③ 乳頭形態
乳頭の大きさに注意する．

a. 小乳頭　　b. 正常乳頭

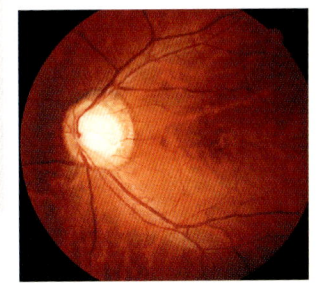

c. 巨大乳頭

出血はGON進行の危険因子であるため，見落とさないように留意する．

③ **乳頭形態の把握**（図4）：乳頭の大きさと形状は個人差が強い．生

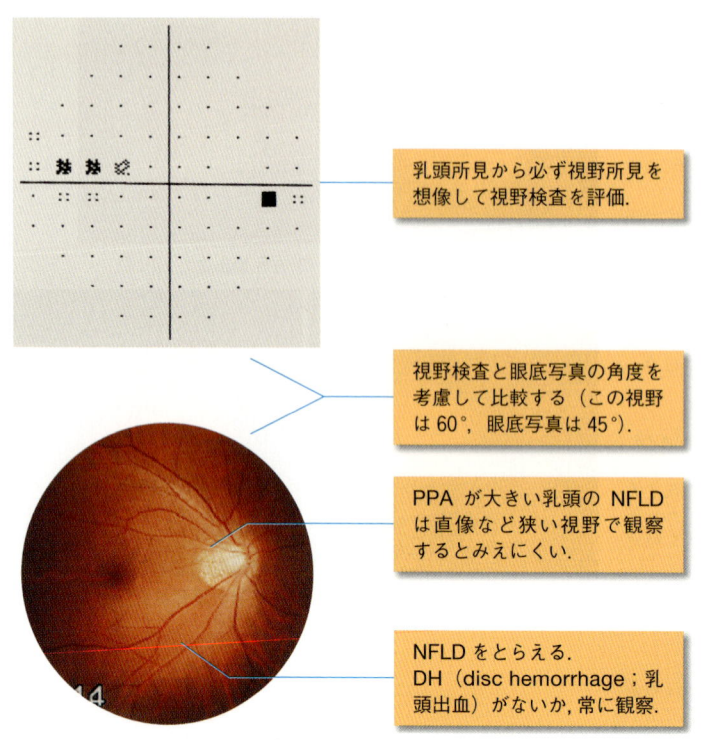

図5 信頼できる視野検査と構造異常との整合性

- 乳頭所見から必ず視野所見を想像して視野検査を評価.
- 視野検査と眼底写真の角度を考慮して比較する（この視野は60°, 眼底写真は45°）.
- PPA が大きい乳頭の NFLD は直像など狭い視野で観察するとみえにくい.
- NFLD をとらえる. DH（disc hemorrhage；乳頭出血）がないか, 常に観察.

来大きい乳頭では相対的に陥凹が大きくなるため，GON と誤診されやすくなり，また小乳頭では陥凹が小さくなるため，GON を見落としやすい．小乳頭は先天性の神経線維欠損による視野障害もあり診断が困難である．

以上のようなポイントから GON の構造異常を判断するが，ほかの疾患との鑑別が困難な例は多数存在するため，眼圧などの危険因子や進行を十分把握して総合的に診断する必要がある．

機能異常（図5）

機能異常は視野検査で把握することができるが，信頼度の高い視野検査を得るにはさまざまな注意点がある．患者の慣れが必要であり，信頼度係数や測定プログラムに精通し，構造異常との整合性を十分に評価する（図5）．同一条件で長期にわたりデータを蓄積して，視野障害の進行を把握することが重要である．そして常に乳頭所見との整合性を確認して，ほかの疾患の存在を否定することも忘れてはいけない．

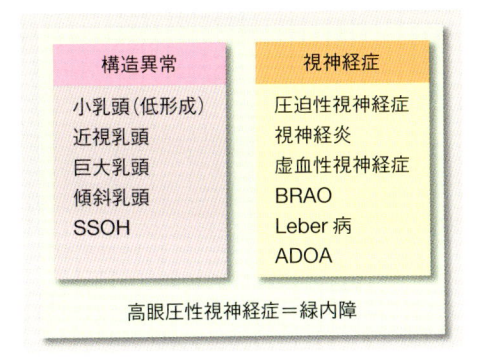

図6　緑内障と類似した視神経疾患と緑内障

構造異常	視神経症
小乳頭（低形成）	圧迫性視神経症
近視乳頭	視神経炎
巨大乳頭	虚血性視神経症
傾斜乳頭	BRAO
SSOH	Leber病
	ADOA

高眼圧性視神経症＝緑内障

ADOA：autosomal dominant optic atrophy（常染色体優性視神経萎縮）
BRAO：branch retinal artery occlusion（網膜動脈分枝閉塞）
SSOH：superior segmental optic disc hypoplasia

緑内障と類似した視神経疾患（図6）

　図6に示すような疾患は，GON類似の視神経乳頭所見や視野障害を呈するため，GONの診断には常にこれらの疾患の有無を十分に把握する必要がある．特に小乳頭，近視乳頭はGONとの鑑別が難しい場合に多数遭遇する．前述のように総合的に判断することが基本である．Superior segmental optic disc hypoplasia（SSOH；上方視神経乳頭部分低形成）は，多治見市の検診によると0.3％の頻度で存在する先天異常であり，GONと誤診されやすいので特に留意する必要がある．

（相原　一）

クリニカル・クエスチョン
緑内障以外に乳頭陥凹を来たす疾患を教えてください

Answer Ambati らは，緑内障以外の眼圧上昇を伴わない乳頭陥凹を来たす疾患として，表1のような疾患を挙げています[1]．緑内障との鑑別には，陥凹拡大のしかた，乳頭出血などの乳頭所見に加えて，年齢・家族歴などの患者背景，関連疾患の除外などが必要です．

文献は p.263 参照．

緑内障以外に乳頭陥凹を来たす疾患

生理的陥凹：乳頭陥凹拡大しているが，リムは全周性に保たれている．比較的大きな視神経乳頭の症例にみられる．

先天性視神経奇形：このなかでは，近年上部の部分低形成を来たす，上方視神経乳頭部分低形成（superior segmental optic disc hypopla-

表1 緑内障以外に乳頭陥凹（乳頭陥凹と間違われやすい変化）を来たす疾患

生理的陥凹拡大	
先天性視神経奇形	乳頭コロボーマ 乳頭小窩（ピット） 視神経低形成（上方視神経乳頭部分低形成）
虚血性視神経症	前部虚血性視神経症（特に動脈炎性） 後部虚血性視神経症（？）
遺伝性視神経症	Leber 遺伝性視神経症 常染色体優性視神経萎縮
圧迫性視神経症	動脈瘤 腫瘍
脱髄性疾患	脱髄性視神経炎 多発性硬化症
外傷	
ショック	
感染症	梅毒
中毒性視神経症	メチルアルコール中毒
放射線視神経症	

(Ambati BK, et al：Nonglaucomatous cupping of the optic disc. Int Ophthalmol Clin 2001；41：139-149.)

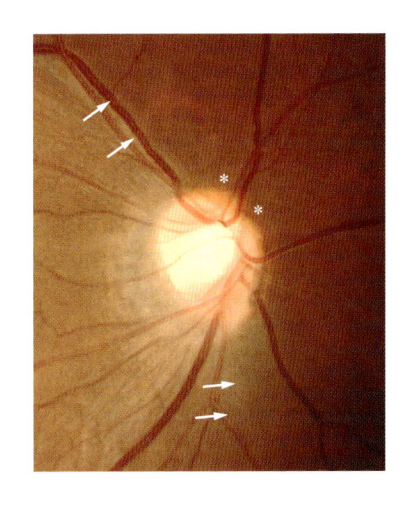

図1 右眼上方視神経乳頭部分低形成（48歳，女性）
上方から鼻側にかけて広範な網膜神経線維層欠損（矢印）と，上鼻側のリムが外側から切り落としたように菲薄化（＊）している．網膜血管の起始部が上方に偏位している．

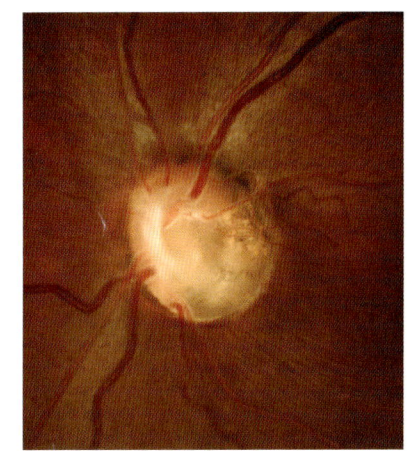

図2 左眼乳頭コロボーマ（44歳，女性）
陥凹は下方が最も深く，下耳側のリムが消失しているようにみえる．網膜血管の起始部は，正常眼では乳頭中心部にみられるが，コロボーマでは乳頭辺縁に複数に分かれて存在する．この症例では腎萎縮がみられ，*PAX2*遺伝子の異常が同定され，腎コロボーマ症候群と診断した．

sia；SSOH，図1）が緑内障との鑑別疾患として注目されている．日本人の有病率は0.3％[2]とされているが，日常診療で時々遭遇する疾患であり注意が必要である．乳頭小窩（ピット）は，視神経乳頭に小さな円形の陥凹がみられ，その部位に対応する網膜神経線維層欠損（retinal nerve fiber layer defect；NFLD）を認めることがある．ピットの位置の70％が，耳側とされている．漿液性網膜剝離（serous retinal detachment）を併発するとピット黄斑症候群といわれ，視力障害を来たす．乳頭コロボーマは，胎生裂後部に限って閉鎖不全を来たした場合に生じる．陥凹は下方が最も深く，陥凹外の網脈絡膜はほぼ正常である．網膜血管の起始部は，正常眼では乳頭中心部にみられるが，乳頭コロボーマでは乳頭辺縁に複数に分かれて存在する（図2）．まれな疾患であるが，緑内障のような視野障害を来たすことがあり，知っておく必要がある．

虚血性視神経症：このなかで，特に前部虚血性視神経症（anterior

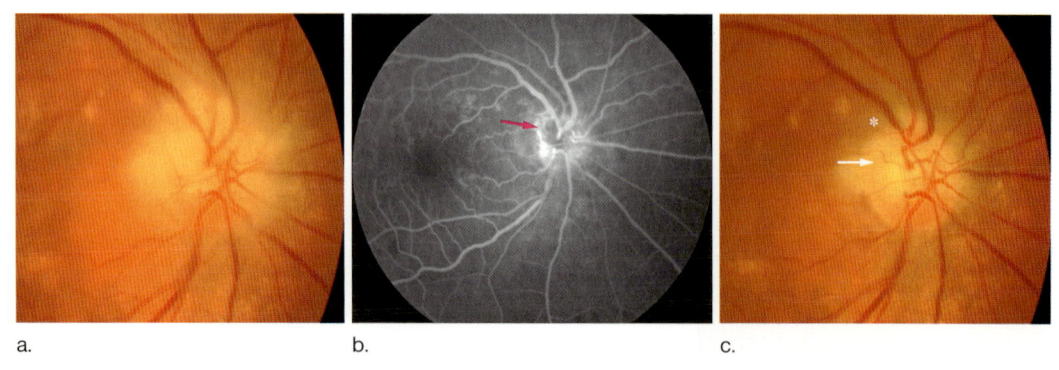

図3 右動脈炎性虚血性視神経症（84歳，女性）
a. 初診時の右眼の視神経乳頭写真．乳頭上方の蒼白浮腫がみられる．側頭動脈生検で側頭動脈炎と診断された．
b. 右眼フルオレセイン蛍光造影写真（注入24秒後）．乳頭の上耳側に充盈欠損を認める．（矢印）
c. 発症後3か月後の右眼の視神経乳頭写真．蒼白浮腫を来たしていた上方，特に上耳側の局所的陥凹がみられる（*）．下方に比べてリムが菲薄化し，血管の走行からも深く陥凹していることが読み取れる（矢印）．

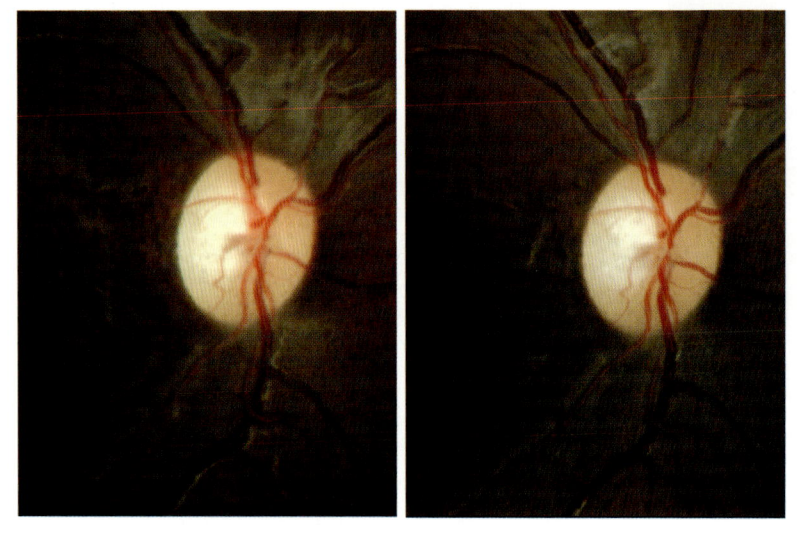

図4 Leber遺伝性視神経症（10歳，男性）
右眼萎縮期の視神経乳頭のステレオ眼底写真．リムの全周の色調は悪いが，特に耳側が蒼白である．乳頭陥凹がやや大きい．

ischemic optic neuropathy；AION）は，水平経線を保った緑内障様の視野障害を来たす場合があり，慢性期では鑑別が困難なこともある．AIONの病因は，動脈炎性（arteritic；A-AION）と非動脈炎性（non arteritic；NA-AION）に分類される．A-AIONは浮腫が引いた後に大多数の症例で，乳頭のリムは蒼白であるが緑内障様の乳頭陥凹を来たすことが知られている（図3）．慢性期においてA-AIONの92％に乳頭陥凹拡大がみられたのに対して，NA-AIONでは2％にしかみられないとの報告[3]があるが，近年の画像解析を用いた研究[4]では，NA-AION発症眼は僚眼に比べて乳頭陥凹が大きく，A-

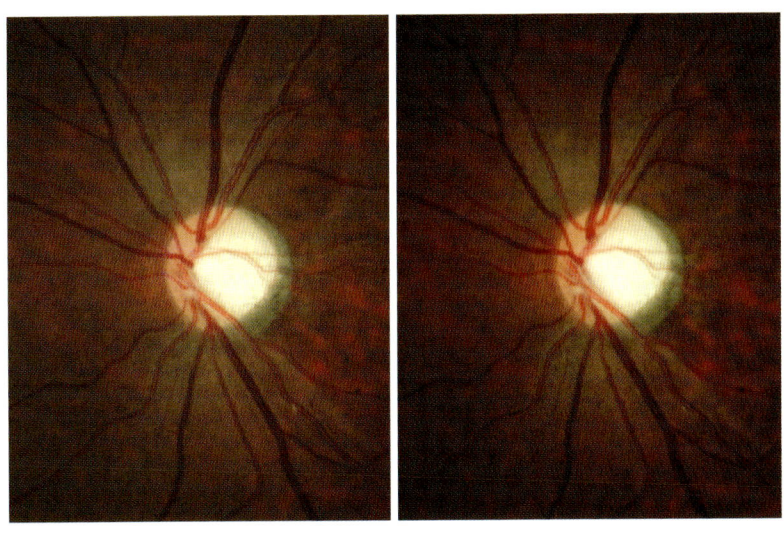

図 5 常染色体優性視神経萎縮（18 歳，男性）
左眼の視神経乳頭のステレオ眼底写真．乳頭の耳側が蒼白である．乳頭の耳側の陥凹が大きい．3 型色覚がみられた．

AION ほど著明ではないが乳頭陥凹拡大を来たすとされている．

遺伝性視神経症：このなかでは，Leber 遺伝性視神経症（Leber hereditary optic neuropathy；LHON）の萎縮期に陥凹拡大を来たすことが知られているが，正常眼圧緑内障に比べて陥凹が浅いとされている[5]（図 4）．常染色体優性視神経萎縮では，耳側蒼白を来たし，その部位に特徴的な三角の陥凹拡大を来たす（図 5）．

その他：圧迫性視神経症，梅毒やメチルアルコール中毒，放射線視神経症，脱髄性視神経炎などで陥凹拡大を来たすことが知られている．

鑑別のポイント

緑内障性乳頭陥凹では，まずは垂直方向に拡大することが多く，リムが菲薄化し，通常，三次元的な陥凹拡大を呈する．リムの色調[*1]や，乳頭出血，乳頭周囲脈絡網膜萎縮（peripapillary chorioretinal atrophy；PPA）[*2] の形状などに注目する．しかし，それらの所見だけでは，緑内障性乳頭陥凹と，それ以外の乳頭陥凹を鑑別するのは困難なことがある．年齢，経過，視力，視野，色覚，家族歴などを考慮し，先に挙げた疾患を除外する必要がある．

（大久保真司）

[*1] 後天性の緑内障以外の陥凹拡大の場合，リムが蒼白であることが多い．逆に緑内障では，通常リムの色調が保たれ，リムの蒼白の有無は鑑別のための重要なポイントである．しかし，緑内障においてもリムの色調のあまりよくないこともあり，リムの蒼白の有無だけでは 100％ 鑑別できない．

[*2] 緑内障では，PPA は，視神経乳頭のリムの消失している部位に関連していて，リムの消失している部位で最も PPA が大きく，視野変化に有意に相関するとされている．一方，AION などの緑内障以外の視神経症では PPA は拡大しないとされている[6]．

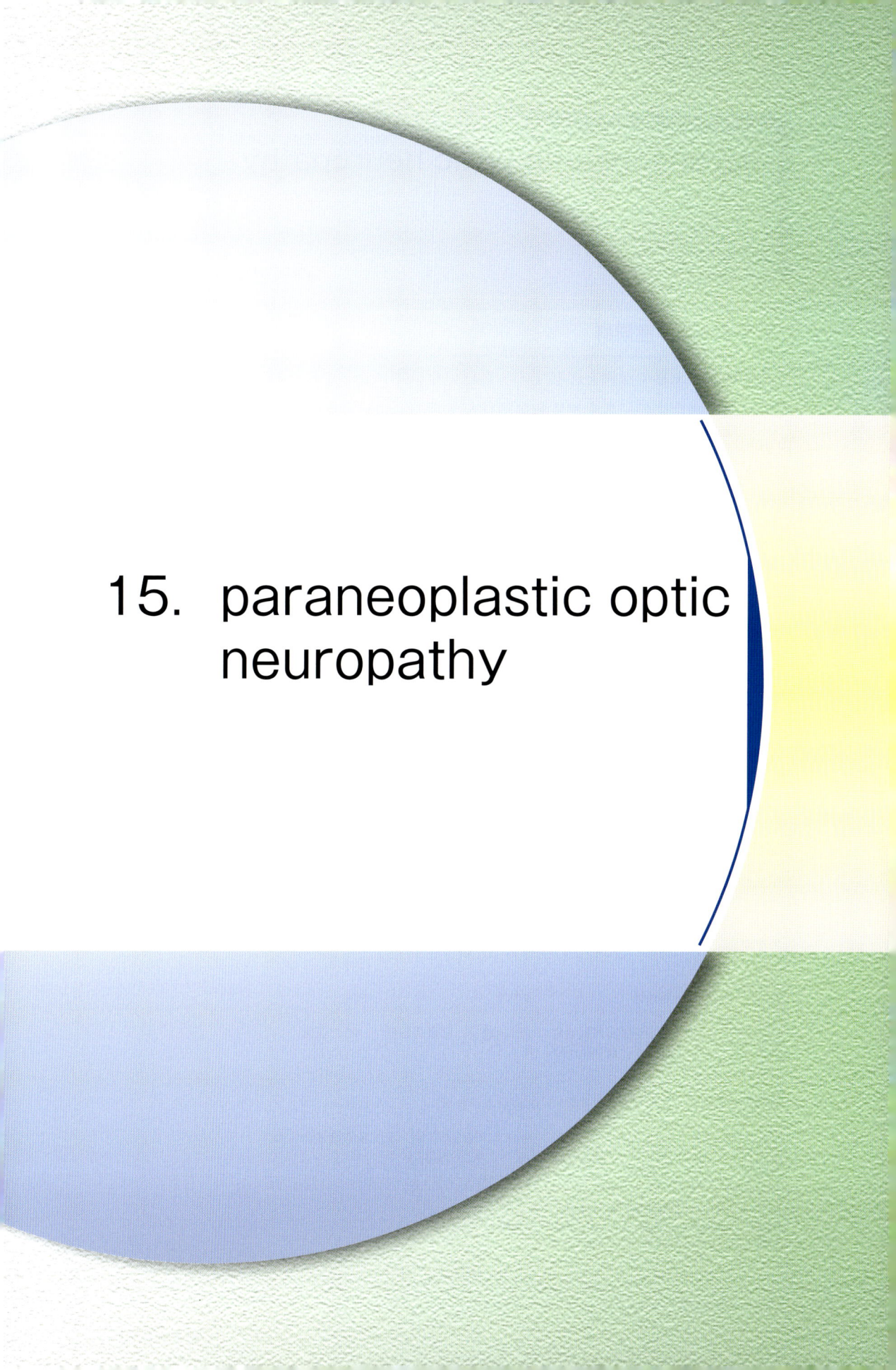

15. paraneoplastic optic neuropathy

paraneoplastic optic neuropathy

文献は p.263 参照.

悪性腫瘍随伴症候群

　悪性腫瘍の転移や浸潤を伴わずに，自己免疫機序により中枢神経系の異常を来たす症候群を悪性腫瘍随伴症候群（paraneoplastic syndrome）と呼んでいる．本症候群の病因は，腫瘍組織に神経組織と共通する抗原が異所性発現することによって血清中に自己抗体が産生され，これが中枢神経組織を攻撃するためと考えられている．本症候群のなかで視覚症状を呈するものに癌関連網膜症（cancer-associated retinopathy；CAR），悪性黒色腫関連網膜症（melanoma-associated retinopathy；MAR）および paraneoplastic optic neuropathy（腫瘍随伴性網膜症）の三者が知られており，それぞれ臨床的，電気生理学的，組織病理学的に違いはあるものの，免疫学的見地からはこれらを大きな一つのスペクトラムとしてとらえようとする考え方もある（表1）．

表1　眼科関連の paraneoplastic syndrome の特徴

	paraneoplastic optic neuropathy	癌関連網膜症（CAR）	悪性黒色腫関連網膜症（MAR）
関連癌	肺小細胞癌，腎癌，甲状腺癌，未分化癌	肺小細胞癌，胃癌，産婦人科領域癌，その他の癌	悪性黒色腫
初発症状	無痛性進行性両眼性視力低下	夜盲，羞明，視力低下，輪状暗点	急なちらつき，夜盲，羞明，中心暗点
発症	亜急性	亜急性	急性
眼底所見	乳頭浮腫，神経線維層出血，後部硝子体に細胞	網膜血管炎，細動脈狭細化	一般に正常
網膜電図の異常	正常～多様な異常	a波およびb波	b波
関連抗体	抗 CRMP-5 抗体，抗トランスデューシン抗体	抗リカバリン抗体，抗 hsc-70 抗体，抗エノラーゼ抗体	抗双極細胞抗体

CAR：cancer-associated retinoathy
CRMP：collapsing response-mediator protein
MAR：melanoma-associated retiopathy

15. paraneoplastic optic neuropathy

```
癌年齢（40歳以上）でみられる原因不明の亜急性（数週から数か月）の両眼性の
視神経症（はじめ片眼で発症することもあり）
                            ↓
診断に有用なチェック項目
1. 精神症状，中枢神経，末梢神経，自律神経症状の有無
2. 羞明の有無（CAR や本症でも重要なサイン）
3. 眼内炎症の有無（CAR や本症でも重要なサイン）
                            ↓
診断に重要な問診および検査項目
1. 全身症状はないか，特に呼吸器症状の有無（肺小細胞癌の報告が最も多い）
2. 一般眼科検査，画像検査で原因特定できない
                            ↓
確定診断へ
1. 内科的全身検索（腫瘍マーカー，PET など）
2. 血清自己抗体の有無
```

図1　診断へのフローチャート
CAR：cancer-associated retinopathy（癌関連網膜症）

paraneoplastic optic neuropathy：発症機序として，癌細胞と視神経の共通特異抗原に対する血清自己抗体が視神経を傷害すると考えられる．古典的には collapsing response-mediator protein-5（CRMP-5）に対する自己抗体が関係するとされている．CRMP-5は成人の中枢，および末梢神経や肺小細胞癌および甲状腺腫に発現している．また CAR 同様，ほかの神経／神経内分泌自己抗体が検出されることもある．病理学的には非特異的血管周囲の炎症，軸索の消失，視神経の脱髄などが知られているが，明らかな細胞死はみられないことから，アポトーシスには至らない可逆性炎症性変化が病態にかかわっていると考えられている．

臨床症状と診断（図1）

CAR および MAR では神経学的症状は眼に限られるが，paraneoplastic optic neuropathy では眼以外の神経学的症状が病期を通じてある時期にみられる．

患者の多くは，炎症性視神経症の症状にさまざまな程度の脳脊髄神経根症状[*1]を伴うことが多い．したがって，脱髄疾患である視神経脊髄炎（Devic disease）と類似の臨床症状を呈し，鑑別が必要で

[*1] 認知症，けいれんなどの精神症状，眼球運動障害，嚥下障害などの脳神経症状，末梢性の運動および知覚障害，Parkinson 様の運動障害や自律神経障害など．

ある．

　典型的には，片側の無痛性の視力低下が数週から数か月の後に両側に進行する．眼がかすんで，眼前に斑点や閃輝が見えたり，羞明が強くなったり管状視野がみられることもある．検眼鏡では視神経乳頭の浮腫やびまん性の視神経萎縮がみられる．そして，これら眼所見に前後して神経症状がみられる．近年の詳細な症例研究から，網膜や硝子体の炎症もかなりの頻度でみられることが明らかにされている．paraneoplastic optic neuropathy を引き起こす原発巣としては肺小細胞癌の報告が最も多く，ほかに腎細胞癌，甲状腺癌などの報告もある．

　臨床所見から本症を疑ったならば，内科医や外科医と連携し血清腫瘍マーカーや画像診断による全身検索を行い，腫瘍が発見され，さらに血清中に視神経組織に対する自己抗体が証明されれば確定診断となる．

治療と予後

　paraneoplastic optic neuropathy の治療は，原発巣の治療に加えて副腎皮質ステロイドの全身投与である．通常プレドニゾン 60〜80 mg/日から開始し，症状に応じて漸減する．急激に進行する場合や視力低下が著しい場合には，メチルプレドニゾロン 1,000 mg/日の静脈内投与も考慮する．ほかに，免疫グロブリンの大量投与や血漿交換の報告がある．

　大部分の患者では，原発巣の治療や免疫抑制療法後に視覚障害はかなり改善する．ステロイド治療に反応すると視力はほぼ完全に回復することが多く，視野もしばしば改善する．しかし，眼以外の脳脊髄神経根症状に関しては情報が不足しており不明である．

〈大黒　浩，大黒幾代〉

文献

項目起始頁	文献番号	文献
		■ 視神経疾患の視野の特徴
11	1	Keltner JL, et al：Visual field profile of optic neuritis：a final follow-up report from the optic neuritis treatment trial from baseline through 15 years. Arch Ophthalmol 2010；128：330-337.
11	2	Hayreh SS, et al：Visual field abnormalities in nonarteritic anterior ischemic optic neuropathy：their pattern and prevalence at initial examination. Arch Ophthalmol 2005；123：1554-1562.
11	3	Feldon SE：Computerized expert system for evaluation of automated visual fields from the Ischemic Optic Neuropathy Decompression Trial：methods, baseline fields, and six-month longitudinal follow-up. Trans Am Ophthalmol Soc 2004；102：269-303.
11	4	Steinsapir KD, et al：Traumatic optic neuropathy. Surv Ophthalmol 1994；38：487-518.
		■ 視神経疾患の画像のオーダー法
17	1	吉田正樹ら：神経眼科学における画像診断の知識(CT, MRI検査について). 日本の眼科 2006；77：23-30.
17	2	五十嵐保男ら：視神経炎に対するMRI（STIR法）の診断意義. 臨床眼科 1994；48：1701-1705.
17	3	McFadzean R, et al：A diagnostic quartet in leptomeningeal infiltration of the optic nerve sheath. J Neuroophthalmol 1994；14：175-182.
17	4	橋本雅人：眼窩疾患における画像診断. 眼科手術 2006；19：5-12.
17	5	Rizzo JF III, et al：Use of magnetic resonance imaging to differentiate optic neuritis and nonarteritic ischemic optic neuropathy. Ophthalmol 2002；109：1679-1684.
		■ 網膜疾患か，それとも視神経疾患か，見きわめるにはどうすればよいでしょうか
22	1	Miyake Y, et al：Congenital stationary night blindness with negative electroetinogram：a new classification. Arch Ophthalmol 1986；104：1013-1021.
22	2	Gass JD：Acute zonal occult outer retinopathy. J Clin Neuroophthalmol 1993；13：79-97.
22	3	Miyake Y, et al：Occult macular dystrophy. Am J Ophthalmol 1996；122：644-653.
22	4	岸　章治：OCT眼底診断学 第2版. 東京：エルゼビア・ジャパン；2010.
		■ 非器質性か器質性か，原因が特定できない視力不良の症例は，どのように診断を進めていけばよいでしょう？
24	1	大鳥利文ら：フリッカー視野検査とその意義. 眼科 1982；24：1489-1495.
24	2	八子恵子ら：心因性視覚障害. 東京：中山書店；1998.
24	3	松崎　浩：詐病. 新臨床眼科全書. 東京：金原出版；1985.
24	4	沢田麻子ら：成人の片眼性心因性視力障害の3例. 眼科臨床医報 1997；91：5-7.
24	5	山口正和ら：片眼性視覚障害の鑑別に有用であった新しい視力検査法（bilateral pinhole法）の試み. 日本視能訓練士協会誌 2009；38：259-264.
24	6	長島弘明ら：Bilateral pinhole法が診断に有効であった3例. 臨床眼科 2011；65：799-802.
24	7	田淵昭雄：形態覚（視力）検査. 眼科 2006；48：1425-1432.

文献番号：アラビア数字（1, 2, 3…）は本文中に参照位置のある文献，ローマ数字（i, ii, iii…）は項目全体についての参考文献であることを示します.

項目起始頁	文献番号	文献
24	— 8	黒岩眞由美：心因性視野障害における応答特性. 日本眼科学会雑誌 1986；90；1490-1498.
		■ 典型的視神経炎の臨床的特徴
30	— 1	Smith CH：Optic Neuritis. In Miller NR, et al, editors. Walsh & Hoyt's Clinical Neuro-Ophthalmology. 6th ed. Philadelphia：Lippincott Williams & Wilkins；2005. p.293-347.
30	— 2	Trobe JD：Optic Neuropathies. In Burde RM, et al, editors. Clinical Decisions in Neuro-Ophthalmology. 3rd ed. St. Louis：Mosbby；2002. p.27-40.
30	— 3	Optic Neuritis Study Group：The 5-year risk of MS after optic neuritis：experience of the Optic Neuritis Treatment Trial. Neurology 1997；49：1404-1413.
30	— 4	Beck RW et al：A randomized, controlled trial of corticosteroids in the treatment of acute optic neuritis. N Eng J Med 1992；326：581-588.
30	— 5	Optic Neuritis Study Group：High-and low-risk profiles for the development of multiple sclerosis within 10 years after optic neuritis. Arch Ophthalmol 2003；121：944-949.
30	— 6	Optic Neuritis Study Group：Neurologic impairment 10 years after optic neuritis. Arch Neurol 2004；61：1386-1389.
		■ 典型的視神経炎の治療トライアル
36	— 1	Beck RW, Optic Neuritis Study Group：The Optic Neuritis Treatment Trial. Arch Ophthalmol 1988；106：1051-1053.
36	— 2	Optic Neuritis Study Group：The clinical profile of acute optic neuritis. Experience of the Optic Neuritis Treatment Trial. Arch Ophthalmol 1991；109：1673-1678.
36	— 3	Keltner JL, et al：Baseline visual field profile of optic neuritis. The experience of the Optic Neuritis Treatment Trial. Arch Ophthalmol 1993；111：231-234.
36	— 4	Beck RW, et al：A randomized, controlled trial of corticosteroids in the treatment of acute optic neuritis. N Eng J Med 1992；326：581-588.
36	— 5	Rolak LA, et al：Cerebrospinal fluid in acute optic neuritis：experience of the Optic Neuritis Treatment Trial. Neurology 1996；46：368-372.
36	— 6	Beck RW, et al：Brain MRI in acute optic neuritis：experience of the Optic Neuritis Study Group. Arch Neurol 1993；50：841-846.
36	— 7	Beck RW, et al：Optic Neuritis Treatment Trial：one-year follow-up results. Arch Ophthalmol 1993；111：773-775.
36	— 8	Optic Neuritis Study Group：Visual function more than 10 years after optic neuritis：experience of the Optic Neuritis Treatment Trial. Am J Ophthalmol 2004；137：77-83.
36	— 9	Cleary PA, et al：Visual symptoms after optic neuritis. Result from the Optic Neuritis Treatment Trial. J Neuroophthalmol 1997；17：18-28.
36	— 10	Optic Neuritis Study Group：High-and low-risk profiles for the development of multiple sclerosis within 10 years after optic neuritis. Arch Ophthalmol 2003；121：944-949.
		■ 抗アクアポリン4抗体陽性視神経炎
39	— 1	Lennon VA, et al：IgG marker of optic-spinal multiple sclerosis binds to the aquaporin-4 water channel. J Exp Med 2005；202：473-477.
39	— 2	Takagi M, et al：Anti-aquaporin 4 antibody-positive optic neuritis. Acta Ophthalomogica 2009；87：562-566.
39	— 3	Japan anti-aquaporin 4 antibody-positive optic neuritis study group：抗アクアポリン-4抗体陽性視神経炎に関する多施設研究．第48回日本神経眼科学会抄録集1．2010．p.52.
39	— 4	中尾雄三ら：抗アクアポリン4抗体陽性視神経炎の臨床的特徴. 神経眼科 2008；25：327-342.

項目起始頁	文献番号	文献
39	5	多発性硬化症治療ガイドライン委員会編：多発性硬化症治療ガイドライン 2010. http://www.neuroimmunology.jp/MSgaido2009.pdf

■ ADEM による視神経炎

項目起始頁	文献番号	文献
42	1	Dale RC, et al：Acute disseminated encephalomyelitis, multiphasic disseminated encephalomyelitis and multiple sclerosis in children. Brain 2000；123：2407-2422.
42	2	Torisu H, et al：Clinical study of childhood acute disseminated encephalomyelitis, multiple sclerosis, and acute transverse myelitis in Fukuoka Prefecture, Japan. Brain Dev 2010；32：454-462.
42	3	赤坂紀幸ら：急性視神経炎で発症した急性散在性脳脊髄炎 2 例の磁気共鳴画像所見．日本小児科学会誌 2000；104：1027-1030.
42	4	友近喜代子ら：視覚障害を主徴とした急性散在性脳脊髄炎の 2 例．小児科臨床 2004；57：87-92.
42	5	Krupp LB, et al：Consensus definitions proposed for pediatric multiple sclerosis and related disorders. Neurology 2007；68：S7-12.
42	6	澤村裕正ら：急性散在性脳脊髄炎（ADEM）に伴う視神経変化の長期観察例．眼科臨床紀要 2008；1：682-685.

■ 小児の視神経炎

項目起始頁	文献番号	文献
45	1	Suehiro S, et al：Clinical profiles of patients with optic neuritis at the ophthalmological department of Chiba University. Neuro Ophthalmol 2002；27：153-162.
45	2	Kriss A, et al：Recovery after optic neuritis in childhood. J Neurol Neurosurg Psychiatry 1988；51：1253-1258.
45	3	Mizota A, et al：Clinical characteristics of Japanese children with optic neuritis. Pediatr Neurol 2004；31：42-45.

■ ステロイド依存性視神経症とは何か教えてください

項目起始頁	文献番号	文献
48	1	Kidd D, et al：Chronic relapsing inflammatory optic neuropathy（CRION）. Brain 2003；126：276-284.
48	2	杉本貴子ら：片眼性ステロイド依存性視神経症を呈した蝶形骨洞アスペルギルス症の 1 例．眼科 2008；50：729-736.
48	3	Beck RW：Optic neuritis in sarcoidosis. In：Miller NR, et al, editors. Walsh & Hoyt's Clinical Neuro-Ophthalmology. 5th ed. Baltimore：Williams & Wilkins；1997. p.629.
48	4	Hamilton SR：Sarcoidosis and idiopathic hypertrophic cranial pachymeningitis. Treatment. In：Miller NR, et al, editors. Walsh & Hoyt's Clinical Neuro-Ophthalmology. 5th ed. Baltimore：Williams & Wilkins；1997. p.5526-5529.

■ 視神経網膜炎

項目起始頁	文献番号	文献
51	i	若倉雅登：視神経炎の治療戦略．眼科 2007；49：307-313.
51	ii	村山耕一郎：視神経網膜炎．眼科プラクティス 5，これならわかる神経眼科．東京：文光堂；2005. p.170-171.
51	iii	敷島敬悟：視神経網膜炎の治療．すぐに役立つ眼科診療の知識 臨床神経眼科学．東京：金原出版；2008. p.309-312.
51	iv	池田史子ら：Leber 特発性星芒状視神経網膜炎の臨床経過．臨床眼科 2004；58：1705-1709.
51	v	児玉達夫：猫ひっかき病について教えてください．あたらしい眼科 2009；26：126-128.

項目起始頁	文献番号	文献
		■ 視神経乳頭炎
54 — i		江本博文ら:神経眼科臨床のために. 第3版. 東京:医学書院;2011.
		■ 視神経周囲炎
57 — 1		Miller NR, et al:Optic perineuritis. Walsh and Hoyt's Clinical Neuro-ophthalmology. 5th ed. The Essentials. Baltimore:Williams & Wilkins;1999. 220.
57 — 2		Edmunds W, et al:Examination of optic nerve from a case of amblyopia in diabetes. Trans Ophthalmol Soc UK 1883;3:160-162.
57 — 3		Meehan K, et al:Ocular perineuritis secondary to neurosyphilis. Optom Vis Sci 2010;87:E790-796.
57 — 4		Tien RD, et al:MR fat suppression combined with Gd-DTPA enhancement in optic neuritis and perineuritis. J Comput Assist Tomogr 1991;15:223-227.
57 — 5		Purvin V, et al:Optic perineuritis. Clinical and radiographic features. Arch Ophthalmol 2001;119:1299-1306.
57 — 6		Yu-Wai-Man P, et al:Optic perineuritis as a rare initial presentation of sarcoidosis. Clin Exp Ophthalmol 2007;35:682-684.
57 — 7		Purvin V, et al:Optic perineuritis secondary to Wegener's granulomatosis. Clin Exp Ophthalmol 2009;37:712-717.
57 — 8		Nakamura M, et al:Optic perineuritis not associated with syphilitic infection. Neuro-Ophthalmology 1999;21:135-145.
57 — 9		Wals KT, et al:Simultaneous occurrence of neuroretinitis and optic perineuritis in a single eye. J Neuroophthalmol 2003;23:24-27.
57 — 10		Tatsugawa M, et al:High-dose steroid therapy for idiopathic optic perineuritis:a case series. J Med Case Reports 2010;4:404.
		■ 結核による視神経炎
61 — 1		結核研究所疫学情報センター:結核年報2008 Series 1. 結核発生動向速報. 結核 2009;84:693-696.
61 — 2		Gupta V, et al:Intraocular tuberculosis-An Update. Surv Ophthalmol 2007;52:561-587.
61 — 3		穂積昭則ら:結核性髄膜炎. Clin Neurosci 2005;23:767-769.
61 — 4		Rock RB, et al:Central nervous system tuberculosis:pathogenesis and clinical aspects. Clin Microbiol Rev 2008;21:243-261.
61 — 5		Sinha MK, et al:Vision impairment in tuberculous meningitis:predictors and prognosis. J Neurol Sci 290 2010;290:27-32.
61 — 6		Melamud A, et al:Ocular ethambutol toxicity. Mayo Clin Proc 2003;78:1409-1411.
		■ 梅毒性視神経障害
65 — 1		Lesser RL:Spirochetal Disease. In:Miller NR, et al, editors. Walsh & Hoyt's Clinical Neuro-Ophthalmology. 6th ed. Philadelphia:Lippincott Williams & Wilkins;2005. p.3091-3109.
65 — 2		Tramont EC:Treponema pallidum[syphilis]. In:Mandel GL, et al, editors. Principles of Infectious Diseases. 5th ed. New York:Churchill Livingstone;2000. p.2474-2489.
65 — 3		Golden MR, et al:Update on syphilis:resurgence of an old problem. JAMA 2003;290:1510-1514.

項目起始頁	文献番号	文献
		■ 非動脈炎性虚血性視神経症
72 - 1		Arnold AC：Ischemic Optic Neuropathy. In：Miller NR, et al, editors. Walsh & Hoyt's Clinical Neuro-Ophthalmology. 6th ed. Philadelphia：Lippincott Williams & Wilkins；2005. p.349-384.
72 - 2		Trobe JD：Optic Nerve and Chiasm I. The Neurology of Vision. Oxford：OXFORD UNIVERSITY PRESS；2001. p.202-236.
72 - 3		中馬秀樹：非動脈炎性虚血性視神経症の治療の可能性と問題点．神経眼科 2010；27：41-50.
		■ 非動脈炎性虚血性視神経症の治療トライアル
79 - 1		Fujikado T, et al：Effect of transcorneal electrical stimulation in patients with nonarteritic ischemic optic neuropathy or traumatic optic neuropathy. Jpn J Ophthalmol 2006；50：266-273.
79 - 2		Bennett JL, et al：Treatment of nonarteritic anterior ischemic optic neuropathy with intravitreal bevacizumab. J Neuroophthalmol 2007；27：238-240.
79 - 3		Hayreh SS, et al：Nonarteritic anterior ischemic optic neuropathy：role of systemic corticosteroid therapy. Graefe's Arch Clin Exp Ophthalmol 2008；246：1029-1046.
79 - 4		The Ischemic Optic Neuropathy Decompression Trial Research Group：Optic nerve decompression surgery for nonarteritic anterior ischemic optic neuropathy (NAION) is not effective and may be harmful. JAMA 1995；273：625-632.
79 - 5		Sergott RC, et al：Optic nerve decompression may improve the progressive form of nonarteritic ischemic optic neuropathy. Arch Ophthalmol 1989；107：1743-1754.
79 - 6		Kelman SE, et al：Optic nerve sheath decompression for nonarteritic ischemic optic neuropathy improves multiple visual function measurements. Arch Ophthalmol 1991；109：667-671.
		■ 動脈炎性虚血性視神経症
82 - 1		Liu GT, et al：Visual morbidity in giant cell arteritis. Clinical characteristics and prognosis for vision. Ophthalmology 1994；101：1779-1785.
82 - 2		Kyle V, et al：Erythrocyte sedimentation rate and C reactive protein in the assessment of polymyalgia/giant cell arteritis on presentation and during follow up. Ann Rheum Dis 1989；48：667-671.
82 - 3		中馬秀樹：虚血性視神経症 必読！眼科救急外来．眼科 2009；51：1353-1359.
82 - 4		田口 朗：動脈炎性虚血性視神経症の診断と治療．神経眼科 2010；27：4-10.
82 - 5		To KW, et al：Temporal artery biopsy after one month of corticosteroid therapy. Am J Ophthalmol 1994；117：265-267.
82 - 6		Hayreh SS, et al：Visual deterioration in giant cell arteritis patients while on high doses of corticosteroid therapy. Ophthalmology 2003；110：1204-1215.
		■ 後部虚血性視神経症
85 - 1		Sadda SR, et al：Clinical spectrum of posterior ischemic optic neuropathy. Am J Ophthalmol 2001；132：743-750.
85 - 2		向野和雄：コンパクト眼科学 神経眼科．東京：金原出版；1998. p.48-51.
		■ 糖尿病乳頭症
87 - 1		Barr CC, et al：Acute disc swelling in juvenile diabetes. Clinical profile and natural history of 12 cases. Arch Ophthalmol 1980；98：2185.
87 - 2		Regillo CD, et al：Diabetic papillopathy. Patient characteristics and fundus findings. Arch Ophthalmol 1995；113：889.

項目起始頁	文献番号	文献
87 - 3		Hayreh SS, et al：Systemic diseases associated with nonarteritic anterior ischemic optic neuropathy. Am J Ophthalmol 1994；118：766-780.
87 - 4		Characteristics of patients with nonarteritic anterior ischemic optic neuropathy eligible for the Ischemic Optic Neuropathy Decompression Trial. Arch Ophthalmol 1996；114：1366-1374.
87 - 5		Hayreh SS, et al：Nonarteritic anterior ischemic optic neuropathy：clinical characteristics in diabetic patients versus nondiabetic patients. Ophthalmology 2008；115：1818-1825.
87 - 6		Al-Haddad CE, et al：Intravitreal triamcinolone acetonide for the management of diabetic papillopathy. Am J Ophthalmol 2004；137：1151-1153.
		■ 視神経鞘髄膜腫
92 - 1		Jeremic B, et al：Primary optic nerve sheath meningioma. Berlin：Springer；2008.
92 - 2		Miller NR：New concepts in the diagnosis and management of optic nerve sheath meningioma. J Neuroophthalmol 2006；26：200-208.
92 - 3		Bosch MM, et al：Optic nerve sheath meningiomas in patients with neurofibromatosis type 2. Arch Ophthalmol 2006；124：379-385.
92 - 4		Dutton JJ：Optic nerve sheath meningiomas. Sur Ophthalmol 1992；37：167-183.
92 - 5		Shikishima K, et al：Pathological evaluation of orbital tumours in Japan：analysis of a large case series and 1379 cases reported in the Japanese literature. Clin Experiment Ophthalmol 2006；34：239-244.
92 - 6		Egan RA, et al：A contribution to the natural history of optic nerve sheath meningiomas. Arch Ophthalmol 2002；120：1505-1508.
92 - 7		Kanamalla US：The optic nerve tram-track sign. Radiology 2003；227：718-719.
92 - 8		Jeremic B, et al：Primary optic nerve sheath meningioma：stereotactic fractionated radiation therapy as an emerging treatment of choice. Cancer 2007；110：714-722.
		■ 蝶形骨髄膜腫
98 - 1		有田憲生ら：髄膜腫．日本臨床 2010；68（増刊号 10）：156-158.
98 - 2		Wilson WB：Meningiomas of the anterior visual system. Surv Ophthalmol 1981；26：109-127.
98 - 3		Liu GT, et al：Neuro-Ophthalmology：Diagnosis and Management. 2nd ed. Philadelphia：Saunders Elsevier；2010.
98 - 4		Rosenberg LF, et al：Visual results after microsurgical removal of meningiomas involving the anterior visual system. Arch Neurol 1984；102：1019-1023.
98 - 5		Mahmoud M, et al：Optic canal involvement in tuberculum sellae meningiomas：influence on approach, recurrence, and visual recovery. Neurosurgery 2010；67（Suppl）：108-119.
98 - 6		Mejico LJ, et al：Clinical features associated with lesions other than pituitary adenoma in patients with an optic chiasmal syndrome. Am J Ophthalmol 2004；137：908-913.
98 - 7		酒井 勉ら：Primary oculomotor nerve synkinesis を認めた海綿静脈洞部髄膜腫の 1 例．神経眼科 2002；19：445-449.
		■ 視神経膠腫
101 - 1		鈴木利光ら訳：第 28 章 神経系．ルービン病理学．東京：西村書店；2007．p.1208-1210.
101 - 2		Shields JA, et al：Survey of 1264 patients with orbital tumors and simulating lesions. The 2002 Montgomery Lecture, Part 1. Ophthalmology 2004；111：997-1008.
101 - 3		栗原 淳ら：小児眼窩内腫瘍の臨床的検討．小児の脳神経 2006；31：30-35.

項目起始頁	文献番号	文献
101 - 4		Czyzyk E, et al：Optic pathway gliomas in children with and without neurofibromatosis 1. J Chid Neurol 2003；18：471-478.
101 - 5		Dutton JJ, et al：Glioma of the anterior visual pathway. Surv Opthalmol 1994；38：427-452.
101 - 6		伊田宜史ら：高齢者に発症した悪性視神経膠腫の1例．臨床眼科 1999；53：1819-1823.
101 - 7		笠井健一郎ら：眼窩腫瘍．眼科手術 2010；23：35-45.
101 - 8		野村貞宏ら：視神経膠腫．小児内科 2007；39：410-412.
101 - 9		島崎賢仁ら：成人悪性視神経膠腫の臨床経過および治療に関する検討．ホルモンと臨床 1997；45（増刊）：191-194.
101 - 10		上松真理ら：成人男性に発症した悪性視神経膠腫の1例．眼科臨床医報 2007；101：1105-1108.
101 - 11		鈴木茂伸ら：頭蓋内に進展した視神経膠腫の成人例．臨床眼科 1996；50：1777-1781.
101 - 12		宮村能子ら：化学療法により放射線治療の延期が可能であった視神経膠腫の4例．小児がん 2007；44：15-21.
101 - 13		Fuss M, et al：Proton radiation therapy（PRT）for pediatric optic pathway gliomas：comparison with 3D planned conventional photons and a atandard photon technique. Int J Radiat Oncol Biol Phys 1999；45：1117-1126.
101 - 14		Cheng LL, et al：Gamma Knife surgery for opic glioma. J Neurosurg 2010；113：44-47.
101 - 15		Alvord EC Jr, et al：Glioma of the optic nerve or chiasm：Outcome by patient's age, tumor site, and treatment. J Neurosurg1988；68：85-98.
■ 下垂体腫瘍		
104 - 1		Molitch ME：Pituitary tumours：pituitary incidentalomas. Best Pract Res Clin Endocrinol Metab 2009；23：667-675.
104 - 2		Chiu EK, et al：Sellar lesions and visual loss：key concepts in neuro-ophthalmology. Expert Rev Anticancer Ther 2006；6（Suppl 9）：S23-28.
■ 頭蓋咽頭腫		
107 - 1		Müller HL：Childhood craniopharyngioma–current concepts in diagnosis, therapy and follow-up. Nat Rev Endocrinol 2010；6：609-618.
107 - 2		Kennedy HB, et al：Eye signs in craniopharyngioma. Br J Ophthalmol 1975；59：689-695.
■ 眼動脈瘤		
110 - 1		Guidetti B, et al：Carotid-ophthalmic aneurysms. A series of 16 cases treated by direct approach. Acta Neurochir（Wien）1970；22：289-304.
110 - 2		Peiris J B, et al：Giant aneurysms of the carotid system presenting as visual field defect. J Neurol Neurosurg Psychiatry 1980；43：1053-1064.
110 - 3		Hara N, et al：Ischemic optic neuropathy associated with subarachnoid hemorrhage after rupture of anterior communicating artery aneurysm. Ophthalmologica 2003；217：79-84.
110 - 4		Norwood EG, et al：Aneurysmal compression of the anterior visual pathways. Neurology 1986；36：1035-1041.
110 - 5		Ferguson GG, et al：Carotid-ophthalmic aneurysms：visual abnormalities in 32 patients and the results of treatment. Surg Neurol 1981；16：1-8.
110 - 6		山上明子ら：前交通動脈瘤による圧迫性視神経症の1例．眼科 2010；52：217-222.
110 - 7		Gutman I, et al：Optic nerve compression by carotid arteries in low-tension glaucoma. Graefes Arch Clin Exp Ophthalmol 1993；231：711-717.

項目起始頁	文献番号	文献
110 – 8		Kalenak JW, et al：Compression of the intracranial optic nerve mimicking unilateral normal-pressure glaucoma. J Clin Neuroophthalmol 1992；12：230-235；discussion 236-237.
110 – 9		Fries G, et al：Contralateral and ipsilateral microsurgical approaches to carotid-ophthalmic aneurysms. Neurosurgery 1997；41：333-342；discussion 342-343.
■ 甲状腺眼症		
114 – 1		三村 治：甲状腺眼症．日本眼科学会雑誌 2009；113：1015-1030.
114 – 2		Bartalena L, et al：Consensus statement of the European group on Graves' orbitopathy (EUGOGO) on management of Graves' orbitopathy. Eur J Endocrinol 2008；158：273.
114 – 3		保科幸次：甲状腺眼症—210例の検討と新たな診断基準の提案．兵庫医科大学医学会雑誌 2010.
114 – 4		McKeag D, et al：Clinical features of dysthyroid optic neuropathy：a European group on Graves' orbitopathy (EUGOGO) survey. Br J Ophthalmol 2007；91：455-458.
114 – 5		Bordaberry M, et al：Repeated peribulbar injections of triamcinolone acetonide：a successful and safe treatment for moderate to severe Graves' ophthalmopathy. Acta Ophthalmol 2009；87：58-64.
■ 肥厚性硬膜炎		
120 – i		河内 泉ら：肥厚性硬膜炎．日本内科学会雑誌 2010；99：1821-1829.
120 – ii		柳下 章：肥厚性硬膜炎の画像診断．神経内科 2001；55：225-230.
120 – iii		西元久晴ら：肥厚性硬膜炎．神経眼科 2008；25：73-78.
■ 鼻性視神経症		
123 – 1		Maniscalco JE, et al：Microanatomy of the optic canal. J Neurosurg 1978；48：402-406.
123 – 2		Kimakura M, et al：Sphenoethmoidal mucocele masquerading as trochlear palsy. J AAPOS 2009；13：598-599.
123 – 3		Toh ST, et al：Onodi cell mucocele：rare cause of optic compressive neuropathy. Arch Otolaryngol Head Neck Surg 2007；133：1153-1156.
■ 偽性うっ血乳頭		
128 – 1		Brodsky MC：Pseudopapilledema. In：Miller NR, et al, editors. Walsh & Hoyt's Clinical Neuro-Ophthalmology. 6th ed. Philadelphia：Lippincott Williams & Wilkins；2005. p.177-187.
128 – 2		中馬秀樹：真のうっ血乳頭と，偽性うっ血乳頭やその他の乳頭腫脹の鑑別は，MRIでは困難である．眼科検査のグノーティセアウトン．東京：シナジー；2010．p.290-292.
■ 脳静脈洞血栓症		
131 – 1		Bousser MG：Cerebral venous thrombosis. Stroke 1999；30：481-483.
131 – 2		Isensee CH, et al：Magnetic resonance imaging of thrombosed dural sinuses. Stroke 1994；25：29-34.
131 – 3		Brucker AB, et al：Heparin treatment in acute cerebral sinus venous thrombosis. Cerebrovasc Dis 1998；8：331-337.
■ 特発性頭蓋内圧亢進症		
134 – 1		Wall M, et al：Idiopathic intracranial hypertension；A prospective study of 50 patients. Brain 1991；114：155-180.

項目起始頁	文献番号	文献
134 - 2		Friedman DI, et al：Idiopathic intracranial hypertension. J Neuroophthalmol 2004；24：138-145.
134 - 3		Friedman DI：Idiopathic intracranial hypertension with Dan and beyond：The 2010 Jacobson Lecture. J Neuroophthalmol 2010；30：380-385.
134 - 4		Walker RWH, ed：Idiopathic intracranial hypertension；Any light on the mechanism of the raised pressure? J Neurol Neurosurg Psychiatry 2001；71：1-7.
134 - 5		Killer HE, et al：Architecture of arachnoid trabeculae, pillars, and septa in the subarachnoid space of the human optic nerve：anatomy and clinical considerations. Br J Ophthalmol 2003；87：777-781.
134 - 6		向野和雄ら：わが国における特発性偽脳腫瘍 Pseudotumor cerebri の頻度―アンケート調査による中間報告―. 神経眼科 1994；11：52-54.
134 - 7		Farb RI, et al：Idiopathic intracranial hypertension；The prevalence and morphology of sinovenous stenosis. Neurology 2003；60：1418-1424.
134 - 8		King JO, et al：Manometry combined wih cervical puncture in idiopathic intracranial hypertension. Neurology 2002；58：26-30.
134 - 9		Higgins JNP, et al：MR venography in idiopathic intracranial hypertension；unappreciated and misunderstood. J Neurol Neurosurg Psychiatry 2004；75：621-625.
134 - 10		Rangwala LM, et al：Major Review；Pediatric idiopathic intracranial hypertension. Surv Ophthalmol 2007；52：597-617.
134 - 11		Corbett JJ, et al：Idiopathic intracranial hypertension；An answer to "the chicken or the egg". Neurology 2002；58：5-6.
134 - 12		Liu I-Hsien, et al：Idiopathic intracranial hypertension：Clinical features in Chinese patients. Jpn J Ophthalmol 2011；55：138-142.
		■ 視神経低形成
142 - 1		Brodsky MC：Optic nerve hypoplasia. In：Miller NR, et al, editors. Walsh & Hoyt's Clinilal Neuro-Ophtalmology 6th ed. Philadelphia：Lippincott Williams & Wilkins；2005. p.151-159.
142 - 2		Frisen L, et al：Spectrum of optic nerve hypoplasia. Br J Ophtalmol 1978；62：7-15.
142 - 3		Awan KJ：Ganglionic neuroretinal aplasia and hypoplasia. Ann Ophtalmol 1976；9：771-777.
142 - 4		Wakakura M, et al：A simple clinical method of assessing patients with optic nerve hypoplasisa. The disc-macular distance to disc diameter ratio（DM/DD）. Acta Ophhtalmol 1987；65：612-617.
142 - 5		Mosier MA, et al：Hypoplasia of the optic nerve. Arch Opthalmol 1978；96：1437-1442.
142 - 6		Morisima A, et al：Syndrome of septo-optic-pituitary dysplasia：The clinical spectrum. Brein Dev 1986；8：233-239.
142 - 7		Kim R, et al：Superior segmental optic hypoplasia：a sign of maternal diabetes. Arch Ophtyaomol 1989；107：1312-1315.
142 - 8		高木峰夫ら：視神経部分低形成の概念. 神経眼科 2007；24：379-388.
142 - 9		鵜木一彦：視神経部分低形成症例の OCT による検討. 神経眼科 2007；24：414-425.
		■ 視神経の低形成と萎縮の違いについて教えてください
147 - 1		若倉雅登：視神経部分低形成と緑内障, 乳頭サイズ評価の重要性. 神経眼科 2007；24：405-413.
147 - 2		藤本尚也：視神経低形成と OCT. 神経眼科 2010；27：254-260.

項目起始頁	文献番号	文献
147 - 3		Hayashi K, et al：Evaluation of optic nerve head configurations of superior segmental optic hypoplasia by spectral-domain optical coherence tomography. Br J Ophthalmol 2010；94：768-772.
147 - 4		加島陽二：虚血性視神経症．眼科 2010；52：1571-1575.
147 - 5		Pepple KL, et al：Not again! Surv Ophthalmol 2011；56：86-92.
		■ 朝顔症候群
151 - 1		Brodsky MC：Morning Glory Disc Anomaly. In：Pediatric Neuro-Ophthalmology. 2nd ed. Berlin：New York；Springer；2010. p.67-71.
151 - 2		Lenhart PD, et al：Intracranial vascular anomalies in patients with morning glory disc anomaly. Am J Ophthalmol 2006；142：644-650.
151 - 3		Metry DR, et al：A prospective study of PHACE syndrome in infantile hemangiomas：demographic features, clinical findings, and complications. Am J Med Genet 2006；140 A：975-986.
151 - 4		Irvine AR, et al：The pathogenesis of retinal detachment associated with morning glory disc and optic pit. Retina 1986；6：146-150.
151 - 5		Chang S, et al：Treatment of total retinal detachment in morning glory syndrome. Am J Ophthalmol 1984；97：596-600.
		■ 視神経乳頭小窩
155 - 1		Reis W：Eine wenig bekannte typishe Missbildungam Sehnerveneintritt：Umschriebene Grubenbildung auf der Papilla n. optici. Z Augenheild 1908；19：505-528.
155 - 2		Sugar HS：An explanation for the acquired macular pathology associated with congenital pits of the optic disk. Am J Ophthalmol 1964；57：833-835.
155 - 3		Hirakata A, et al：Long-term results of vitrectomy without laser treatment for macular detachment associated with an optic disc pit. Ophthalmology 2005；112：1430-1435.
155 - 4		Spaide RF, et al：Surgical hypothesis: inner retinal fenestration as a treatment for optic disc pit maculopathy. Retina 2006；26：89-91.
155 - 5		Schaal KB, et al：Internal drainage in optic pit maculopathy. Br J Ophthalmol 2007；91：1093.
		■ 癌性視神経症
162 - 1		Brown GC, et al：Tumors of the optic nerve head. Surv Ophthalmol 1985；29：239-264.
162 - 2		Christmas NJ, et al：Secondary optic nerve tumors. Surv Ophthalmol 1991；36：196-206.
162 - 3		Shields JA, et al：Metastatic neoplasms in the optic disc：the 1999 Bjerrum Lecture：part 2. Arch Ophthalmol 2000；118：217-224.
162 - 4		中尾雄三ら：放射線治療が奏功した浸潤性視神経症．臨床眼科 1979；33：853-858.
162 - 5		MacKintosh FR, et al：Central nervous system involvement in non-Hodgkin's lymphoma：an analysis of 105 cases. Cancer 1982；49：586-595.
162 - 6		McFadzean R, et al：A diagnostic quartet in leptomeningeal infiltration of the optic nerve sheath. J Neuroophthalmol 1994；14：175-182.
162 - 7		Wasserstrom WR, et al：Diagnosis and treatment of leptomeningeal metastases from solid tumors：experience with 90 patients. Cancer 1982；49：759-772.
		■ 真菌
166 - 1		Hora JF：Primary aspergillousis of the paranasal sinuses and associated areas. Laryngoscope 1965；75：768-773.

項目起始頁	文献番号	文献
166 - 2		Denning DW, et al：Antifungal and surgical treatment of invasive aspergillosis：review of 2121 published cases. Rev Infect Dis 1990；12：1147-1201.
166 - 3		Kurita H, et al：Paraseller aspergillus granuloma extending from the sphenoid sinus：report of two cases. Surg Neurol 1995；44：489-494.
166 - 4		杉本貴子ら：片眼性ステロイド依存性視神経症を呈した蝶形骨洞アスペルギルス症の1例. 眼科 2008；50：729-736.
166 - 5		Weinstein JM：Fungi and Mycotic Diseases. In：Miller NR, et al, editors. Walsh & Hoyt's Clinical Neuro-Ophthalmology. 6th ed. Philadelphia：Lippincott Williams & Wilkins；2005. p.2775-2852.

■ Leber 遺伝性視神経症

172 - 1		『Online Menderian Inheritance in Man』 www.ncbi.nlm.nih.gov/omim
172 - 2		Ventura DF, et al：Male prevalence of acquired color vision defects in asymptomatic carriers of Leber's hereditary optic neuropathy. Invest Ophthalmol Vis Sci 2007；48：2362-2370.
172 - 3		Barboni P, et al：Retinal nerve fiber layer evaluation by optical coherence tomography in Leber's hereditary optic neuropathy. Ophthalmology 2005；112：120-126.
172 - 4		Sadun AA, et al：Extensive investigation of a large Brazilian pedigree of 11778/haplogroup J Leber hereditary optic neuropathy. Am J Ophthalmol 2003；136：231-238.
172 - 5		Harding AE, et al：Occurrence of a multiple sclerosis-like illness in women who have a Leber's hereditary optic neuropathy mitochondrial DNA mutation. Brain 1992；115：979-989.
172 - 6		Carelli V, et al：Retinal ganglion cell neurodegeneration in mitochondrial inherited disorders. Biochim Biophys Acta 2009；1787：518-528.

■ 常染色体優性視神経萎縮

178 - 1		Carelli V, et al：Optic nerve degeneration and mitochondrial dysfunction：Genetic and acquired optic neuropathies. Neurochem Int 2002；40：573-584.
178 - 2		Kline LB, et al：Dominant optic atrophy. The clinical profile. Arch Ophthalmol 1979；97：1680-1686.
178 - 3		Williams PA, et al：Mouse models of dominant optic atrophy：What do they tell us about the pathophysiology of visual loss? Vision Res 2011；51：229-234.
178 - 4		O'Neill EC, et al：Optic disc evaluation in optic neuropathies the optic disc assessment project. Ophthalmology 2011；118：964-970.
178 - 5		Alexander C, et al：OPA1, encoding a dynamin-related GTPase, is mutated in autosomal dominant optic atrophy linked to chromosome 3q28. Nat Genet 2000；26：211-215.
178 - 6		Delettre C, et al：Nuclear gene OPA1, encoding a mitochondrial dynamin-related protein, is mutated in dominant optic atrophy. Nat Genet 2000；26：207-210.
178 - 7		Ban T, et al：OPA1 disease alleles causing dominant optic atrophy have defects in cardiolipin-stimulated GTP hydrolysis and membrane tubulation. Hum Mol Genet 2010；19：2113-2122.
178 - 8		Lee S, et al：Mitochondrial dysfunction in glaucoma and emerging bioenergetic therapies. Exp Eye Res 2010；Aug 4：[Epub ahead of print].
178 - 9		Yu-Wai-Man P, et al：Mitochondrial optic neuropathies - Disease mechanisms and therapeutic strategies. Prog Retin Eye Res 2011；30：81-114.

項目起始頁	文献番号	文献
		■ シンナー中毒視神経症
186	1	三村　治：シンナー中毒性視神経症，メチルアルコール中毒性視神経症．眼科における薬剤副作用．あたらしい眼科 2008；25：471-477.
186	2	山縣祥隆：有機溶媒による視神経症（シンナー中毒性視神経症）．三村　治編．新臨床神経眼科学．東京：メディカル葵出版；2006．p.40-42.
186	3	山縣祥隆：シンナー中毒性視神経症　メチルアルコールの関与に注目して．薬物中毒と眼科．あたらしい眼科 2000；17：33-38.
186	4	郡山一明ら：シンナー中毒による視神経障害．産業医科大学雑誌 1989；11：449-453.
186	5	Fujihara M, et al：Methanol-induced retinal toxicity patient examined by optical coherence tomography. Jpn J Ophthalmol 2006；50：239-241.
186	6	http://www.iryokagaku.co.jp/frame/03-honwosagasu/379/379-6.pdf
186	7	水野谷恭子ら：シンナー中毒による視力障害の1例．眼科臨床医報 1993；87：1023-1029.
186	8	永沢　光ら：視神経病変をMRIにて描出できたメタノール中毒の1例．臨床神経学 2005；45：527-530.
186	9	清川広恵ら：シンナー中毒性視神経症10例の臨床症状．神経眼科 1996；13：32-36.
		■ 栄養欠乏性視神経症
189	1	奥　英弘：栄養欠乏性視神経症．田野保雄編．新図説臨床眼科講座 8．神経眼科．東京：メジカルビュー社；1999．p.36-37.
189	2	Phillips PH：Toxic and deficiency optic neuropathy. In：Neil RM, et al, editors. Clinical Neuro-Ophthalmology. 6th ed. Philadelphia：Lippincott Williams & Wilkins；2005. p.447-463.
		■ 外傷性視神経症
200	1	Medeiros FA, et al：Axonal loss after traumatic optic neuropathy documented by optical coherence tomography. Am J Ophthalmol 2003；135：406-408.
200	2	Levin LA, et al：The treatment of traumatic optic neuropathy. The international optic nerve trauma study. Ophthalmology 1999：106：1268-1277.
200	3	稲富　誠：外傷性神経眼科疾患とその治療．1）外傷性視神経症．柏井　聡編．臨床神経眼科学．東京：金原出版；2008．p.275-279.
		■ 放射線視神経症
206	1	Kline LB, et al：Radiation optic neuropathy. Ophthalmology 1985；92：1118-1126.
206	2	Roden D, et al：Delayed radiation injury to the retrobulbar optic nerve and chiasm. Ophthalmology 1990；97：346-351.
206	3	Kun LE：The brain and spinal cord. In：Cox JD, editor. Moss' Radiation Oncology. Rationale, Technique, Results. St.Louis：Mosby；1994. p.737-781.
206	4	Jiang GL, et al：Radiation-induced injury to the visual pathway. Radiother Oncol 1994；30：17-25.
206	5	Levy RL, et al：Hyperbaric oxygen therapy for radiation-induced optic neuropathy. Ann Acad Med Singapore 2006；35：151-157.
206	6	Carvounis PE, et al：Gamma knife radiosurgery in neuro-ophthalmology. Curr Opin Ophthalmol 2003；14：317-324.
206	7	Ross HS, et al：Delayed radiation necrosis of the optic nerve. Am J Ophthalmol 1973；76：683-686.

項目起始頁	文献番号	文献

■ サルコイドーシスと視神経

210	1	サルコイドーシスの診断基準と診断の手引き（2006）要約. 日本眼科学会雑誌 2007；111：118-121.
210	2	Kelly JS, et al：Sarcoidosis involving the optic nerve head. Arch Ophthalmol 1973；89：486-488.
210	3	Graham EM, et al：Optic neuropathy in sarcoidosis. J Neurol Neurosurg Psychiatry 1986；49：756-763.
210	4	Laties AM, et al：Sarcoid granuloma of the optic disk：evolution of multiple small tumors. Trans Am Ophthalmol Soc 1970；68：219-233.

■ 全身性エリテマトーデスと視神経

214	1	Hochberg MC：Updating the American College of Rheumatology revised criteria for the classification of systemic lupus erythematosus. Arthritis Rheum 1997；40：1725.
214	2	Goodwin J：Autoimmune optic neuropathy. Curr neurol Neurosci Rep 2006；6：396-402.
214	3	Giorgi D, et al：Optic neuropathy in systemic lupus erythematosus and antiphospholipid syndrome (APS)：clinical features, pathogenesis, review of the literature and proposed ophthalmological criteria for APS diagnosis. Clin Rheumatol 1999；18：124-131.
214	4	Durrani OM, et al：Primary anti-phospholipid antibody syndrome (APS)：current concepts. Surv Ophthalmol 2002；47：215-238.
214	5	Harris EN, et al：Antiphospholipid antibodies in acute Guillain-Barré syndrome. Lancet 1983；10：1361-1362.
214	6	Wilson WA, et al：International consensus statement on preliminary classification criteria for definite antiphospholipid syndrome：report of an international workshop. Arthritis Rheum 1999；42：1309-1311.
214	7	Miyakis S, et al：International consensus statement on an update of the classification criteria for definite antiphospholipid syndrome (APS). J Thromb Haemost 2006；4：295-306.

■ Behçet 病

218	1	園田康平：Behçet 病. 眼科プラクティス 16 眼内炎症診療のこれから. 東京：文光堂；2007. p.153-159.
218	2	藤野雄次郎：Behçet 病. 臨床眼科 2007；61：237-243.
218	3	Behçet's disease. In：Miller NR, et al, editors. Walsh & Hoyt's Clinical Neuro-Ophthalmology. 6th ed. Philadelphia：Lippincott Williams & Wilkins；2005. p.2379-2385.

■ Wegener 肉芽腫症

220	1	Galetta S：Vasculitis. In：Miller NR, et al, editors. Walsh & Hoyt's Clinical Neuro-Ophthalmology. 6th ed. Philadelphia：Lippincott Williams & Wilkins；2005. p.2333-2426.
220	2	Tarabishy AB, et al：Wegener's granulomatosis：clinical manifestations, differential diagnosis, and management of ocular and systemic disease. Surv Ophthal 2010；55：429-444.
220	3	Hoffmann GS, et al：Wegener's granulomatosis：an analysis of 158 patients. Ann Intern Med 1992；116：488-498.
220	4	Kirker S, et al：Benign recurrent multiple mononeuropathy in Wegener's granulomatosis. J Neurol Neurosurg Psychiatr 1989；52：918.
220	5	Belden CJ, et al：Bilateral isolated retrobulbar optic neuropathy in limited Wegener's granulomatosis. J Clin Neuroophthalmol 1993；13：119-123.

項目起始頁	文献番号	文献
		■ Sjögren 症候群
223 - 1		Delalande S, et al：Neurologic manifestation in primary Sjögren syndrome. A study of 82 patients. Medicine 2004；83：280-291.
223 - 2		Gono T, et al：Clinical manifestations of neurological involvement in primary Sjögren's syndrome. Clin Reumatol 2011；30：485-490.
223 - 3		Mochizuki A, et al：Steroid-responsive Devic's variant in Sjögren syndrome. Neurology 2000；54：1391-1392.
223 - 4		Wingerchuk DM, et al：The spectrum of neuromyelitis optica. Lancet Neurol 2007；6：805-815.
223 - 5		Rabadi MH, et al：Primary Sjögren syndrome presenting as neuromyelitis optica. J Neurol Neurosurg Psychiatri 2010；81：213-214.
223 - 6		Chihara N, et al：Interleukin 6 signaling promotes anti-aquapolin 4 autoantibody production from plasmablasts in neuromyelitis optica. Proc Natl Acad Sci USA 2011；108：3701-3706.
		■ POEMS 症候群
226 - 1		Watanabe O, et al：Greatly raised vascular endothelial growth factor (VEGF) in POEMS syndrome. Lancet 1996；347：702.
226 - 2		桑原　聡：Crow-Fukase 症候群．Brain and Nerve 2010；62：395-400.
226 - 3		Nakanishi T, et al：The Crow-Fukase syndrome：a study of 102 cases in Japan. Neurology 1984；34：712-720.
226 - 4		Kaushik M, et al：Ocular finding in patients with polyneuropathy, organomegaly, endocrinopathy, monoclonal gammopathy, and skin changes syndrome. Ophthalmology 2011；118：778-782.
226 - 5		Imai H, et al：A case of POEMS syndrome with cystoid macular edema. Am J ophthalmol 2005；139：563-566.
226 - 6		Jorge M, et al：Optic disk drusen, peripapillary choroidal neovascularization and POEMS syndrome. Am J Ophthal 2002；133：275-276.
226 - 7		厚生労働省 免疫性神経疾患に関する調査研究班：POEMS 症候群 診断と治療の現状．2007.
		■ 自己免疫性視神経炎
230 - 1		久保玲子ら：自己免疫性視神経症．あたらしい眼科 2003；20：1063-1068.
230 - 2		Dutton JJ, et al：Autoimmune retrobulbar optic neuritis. Am J Ophthalmol 1982；94：11-17.
230 - 3		Harada T, et al：A case of bilateral optic neuropathy and recurrent transverse myelopathy associated with perinuclear anti-neutrophil cytoplasmic antibodies (P-ANCA). J Neuro-ophthalmol 1997；17：254-256.
230 - 4		Toyama S, et al：Optic neuropathy associated with thyroid related auto-antibodies. Neuro-Ophthalmol 2001；25：127-134.
230 - 5		Harada T, et al：Optic neuropathy and acute transverse myelopathy in primary Sjögren's syndrome. Jpn J Ophthalmol 1995；39：162-165.
230 - 6		大野尚登ら：一過性黒内障を繰り返した抗リン脂質抗体症候群の 2 例．臨床眼科 1996；56：1795-1797.
230 - 7		中尾雄三：視神経炎アップデート "抗アクアポリン 4 抗体陽性視神経炎"．あたらしい眼科 2009；26：1329-1335.

項目起始頁	文献番号	文献
		■ 緑内障以外に乳頭陥凹を来たす疾患を教えてください
240	1	Ambati BK, et al：Nonglaucomatous cupping of the optic disc. Int Ophthalmol Clin 2001；41：139-149.
240	2	Yamamoto T, et al：Superior segmental optic hypoplasia found in Tajimi Eye Health Care Project participants. Jpn J Ophthalmol 2004；48：578-583.
240	3	Danesh-Meyer HV, et al：The prevalence of cupping in end-stage arteritic and nonarteritic anterior ischemic optic neuropathy. Ophthalmology 2001；108：593-598.
240	4	Saito H, et al：Optic disc and peripapillary morphology in unilateral nonarteritic anterior ischemic optic neuropathy and age- and refraction-matched normals. Ophthalmology 2008；115：1585-1590.
240	5	Mashima Y, et al：Optic disc excavation in the atrophic stage of Leber's hereditary optic neuropathy：comparison with normal tension glaucoma. Graefes Arch Clin Exp Ophthalmol 2003；241：75-80.
240	6	Uchida H, et al：Increasing peripapillary atrophy is associated with progressive glaucoma. Ophthalmology 1998；105：1541-1545.
		■ paraneoplastic optic neuropathy
246	i	Damek DM：Paraneoplastic retinopathy/optic neuropathy. Cur Treat Options Neurol 2005；7：57-67.
246	ii	Cross SA, et al：Paraneoplastic autoimmune optic neuropathy with retinitis defined by CRMP-5-IgG. Ann Neurol 2003；54：38-50.
246	iii	Waterston, JA, et al：Paraneoplatic optic neuritis and external ophthalmoplegia. Aust NZ J Med 1986；16：703-704.
246	iv	Luiz JE, et al：Pareneoplastic optic neuropathy and autoantibody production in small-cell carcinoma of the lung. J Neuroophthalmol 1998；18：178-181.
246	v	Klumenthal D, et al：Small cell carcinoma of the lung presenting with paraneoplastic peripheral nerve microvasculitis and optic neuropathy. Muscle Nerve 1998；21：1358-1359.

索引

あ行

アイセフ・スタンダード	22
亜鉛欠乏	193
亜急性脊髄視束神経炎	196
亜急性連合性脊髄変性症	190
アクアポリン	10, 20, 33, 223, 230
悪性奇形腫型髄様上皮腫	162
悪性高血圧	56
悪性黒色腫関連網膜症	246
悪性腫瘍随伴症候群	246
悪性リンパ腫	21, 163
朝顔形乳頭	9
朝顔症候群	151, 155, 158
朝顔乳頭	151
アスピリン	77
アスペルギルス（症）	125, 166, 167
アスペルギローマ	17
アセタゾラミド	134, 135, 138
アセチルコリン	189, 197
圧迫性視神経症	3, 6, 9, 16, 56, 74, 110, 123, 193, 206, 239, 243
アフタ性潰瘍	218
アポトーシス	176, 234
アミオダロン	195, 196
アルコール	184
アルベンダゾール	51
アレルギー性アスペルギルス症	167
アレルギー性肉芽腫性血管炎	82
アンカロン®	195
鞍結節部髄膜腫	98
アンジオテンシン変換（転換）酵素	49, 85, 120, 210
暗順応	22
鞍内部腫瘍	107
萎縮性胃炎	190, 191
異所性髄膜腫	92
炎性萎縮	147
イソニアジド	63, 196
一過性黒内障	72, 82, 231
一過性霧視	55
一酸化窒素	195
遺伝性視神経症	3, 15, 243
イヌ回虫	51
異物型多核巨細胞	108
陰性型網膜電位図	22
インターフェロンβ	41
インターフェロンγ	63
インフリキシマブ	222

うっ血乳頭	4, 6, 16, 54, 60, 62, 65, 66, 100, 109, 120, 128, 132, 134, 137, 138, 173, 194, 218, 221, 226
ウロキナーゼ	133
運動失調	174
雲霧法	25, 26
栄養欠乏性視神経症	184, 189
栄養障害性視神経症	15
壊死性半月体形成性腎炎	222
エストロゲン	194
エタネルセプト	222
エタンブトール	15, 62, 63, 193
エナメル上皮腫型	107
エポキシド	186
炎性偽腫瘍	93
エンブレル®	222
横静脈洞	131
横静脈洞血栓症	139
横静脈洞閉塞症	135
黄斑ジストロフィ関連疾患	24
黄斑症	194
黄斑浮腫	138
黄斑部星芒状白斑	56
オリゴクローナルバンド	44
音響陰影	129

か行

外傷性眼球障害	201
外傷性虹彩炎	201
外傷性視神経症	16
外側膝状体	201
海綿状血管腫	19, 96
海綿静脈洞	131
海綿静脈洞血栓症	131
海綿静脈洞内	110
海綿静脈洞内髄膜腫	99
火炎状出血	82, 83
過活動性症候群	101
核酸増幅法	63
顎跛行	82
核間麻痺	219
過蛍光斑	216
下垂体腫瘍	104, 148
下垂体腺腫	98, 104
下垂体前葉ホルモン低下症	7
下垂体卒中	105
下垂体柄	152
下垂体ホルモン欠乏症	107
ガスタンポナーデ	156

滑車神経麻痺	124
活性化部分トロンボプラスチン時間	133, 216
ガドリニウム	207
化膿性軟膜炎	57
ガラス板法	69
カリウムイオンチャネル	195
カルジオリピン	68
カルボプラチン	103
川崎病	220
陥凹	6
陥凹／乳頭比	137
眼窩炎性偽腫瘍	96
眼窩隔離症	9
眼瞼下垂	99, 121
眼窩減圧術	118
眼窩先端症候群	167
眼窩先端部症候群	49
眼窩内髄膜腫	92
癌関連網膜症	22, 246
眼球運動障害	116, 219
眼球運動制限	121
眼球突出	114, 116, 131
眼球破裂	201
眼瞼後退症	115
眼瞼浮腫	114
眼振	219
癌性視神経症	162
癌性髄膜症	19, 21, 93
癌性髄膜播種	193
関節リウマチ	82, 120
眼動脈瘤	110
間脳症候群	101
感音性難聴	174
ガンマナイフ	94, 206
ガンマナイフ治療	103
顔面神経麻痺	165
偽（性）うっ血乳頭	6, 128, 145
偽性球麻痺	219
偽脳腫瘍	134, 135
機能性腺腫	104
キノホルム	196
球後視神経炎	2, 30, 43, 62, 65, 174, 194, 195
弓状暗点	14, 16, 155
弓状神経線維束混濁	9
弓状線維	11
求心性視野狭窄	16
急性散在性脳脊髄炎	42, 47
急性シンナー中毒	4

急性帯状潜在性網膜外層症	22, 24	抗アクアポリン4抗体陽性視神経炎	20, 39	コレステリン結晶	108
急性メチルアルコール中毒	4	抗アセチルコリン受容体	231	コロボーマ	9, 13, 145, 155
急速血漿レアギン	68, 69	高圧酸素療法	207	混合性結合組織病	120
強膜輪	77	抗エストロゲン薬	194	コンパートメント症候群	80
強膜露出	115	口蓋裂	151	コンピュータ断層法	17
虚血性視神経炎	52	抗核抗体	83, 120		
虚血性視神経症	14, 46, 59, 89, 150, 206, 217, 219, 231, 239, 241, 242	光覚消失	82	**さ**行	
虚血性の乳頭浮腫	54	膠芽腫	102	細菌性心内膜炎	133
巨細胞性動脈炎	82	抗カルジオリピン抗体	83, 215, 230	再発性多発軟骨炎	82
巨赤芽球性貧血	190	高血圧	136, 150	札幌クライテリア	215
巨大乳頭	7, 239	抗結核薬	193	詐病	25, 201
菌交代現象	169	膠原病	82, 230	詐盲	25
空間周波数特性	137	抗甲状腺ペルオキシダーゼ抗体	400, 230, 231	皿状化	236
偶発腫	105	抗好中球細胞質抗体	83, 120	サリドマイド療法	228
クエン酸シルデナフィル	195	抗好中球細胞質自己抗体	60	サルコイド視神経炎	56
クォンティフェロン®TB-2G	60, 63	交互点滅対光反射試験	24	サルコイドーシス	48, 52, 56, 59, 120, 164, 167, 210
くも膜下出血	110	虹彩結節	211	三叉神経麻痺	165
くも膜瘢痕形成	138	抗サイトカイン療法	231	シアノコバラミン	197
くも膜表層細胞	92	膠細胞性過誤腫	162	シアン	189
グラディエントエコー法	19	虹彩毛様体炎	218	視運動性眼振	27
グリア細胞	101, 130, 234	抗サイログロブリン抗体	40, 230, 231	自覚的視力検査法	26
グリオーシス	19	抗腫瘍薬	193	視覚誘発電位	46, 117, 137, 188, 223
グリセオール®	176	甲状腺眼症	16, 114	自家幹細胞移植治療	227
グルタミン酸	234	甲状腺刺激抗体	116	色覚障害	117
クロラムフェニコール	196	甲状腺刺激ホルモン受容体	114	磁気共鳴画像法	17
クロロキン	196	甲状腺疾患	136	軸索	207, 234
クローン病	231	甲状腺性視神経症	114	軸索変性	194
経角膜電気刺激	79	甲状腺ペルオキシダーゼ	116	軸性暗点	178
経口避妊薬	195	口唇裂	9	シクロスポリン製剤	219
傾斜乳頭	7, 239	硬性白斑	51	シクロホスファミド	222
傾斜乳頭症候群	12, 13	後天性乳頭隆起	6	視交叉	167
経蝶形骨脳ヘルニア	151	抗トランスデューシン抗体	246	篩骨紙状板	123
軽度Mariotte盲点	59	抗内因子抗体	191	篩骨洞	48, 123
頸動脈海綿静脈洞瘻	131	後部虚血性視神経症	85, 110, 219	自己末梢血幹細胞移植	227
頸動脈瘤	18	後部視神経炎	2	自己免疫疾患	215
軽度黄斑浮腫	121	後部硝子体剝離	156	自己免疫性視神経炎	214, 230
けいれん	62	抗不整脈薬	195	視細胞内節外節接合部	23
劇症肝炎	53	抗壁細胞抗体	191	視索障害	201
血液脳関門	40, 186	抗リン脂質抗体	60, 214	視神経乳頭ドルーゼン	130
結核	61, 164	抗リン脂質抗体症候群	133, 215	篩状板	55, 82, 162
結核性髄膜炎	62	抗β₂GP1抗体	215	篩状板構造	234
血管炎症候群	220	抗AQP4抗体	39, 230	篩状板孔明瞭化	236
血管腫	96, 162, 226	抗CRMP-5抗体	246	視神経萎縮	8, 44, 62, 74, 101, 147, 200, 219
血管新生緑内障	214, 220	抗DNA抗体	230	視神経炎	2, 14, 52, 62, 97
血管内皮増殖因子	77, 79, 226	抗ds-DNA抗体	214, 230	視神経屈曲	102
血管鼻側偏位	236	抗Sm抗体	214	視神経結核結節	62
血漿交換療法	41	抗SS-A抗体	40, 223, 230	視神経膠腫	7, 16, 93, 96, 97, 101, 162, 213
血小板減少症	215	抗SS-B抗体	230	視神経コロボーマ	9
血小板減少性紫斑病	51	抗TNF-αキメラ抗体	222	視神経周囲炎	54, 57, 65, 97
血小板増多	226	抗TPO抗体	116	視神経症	162, 211
結節性多発動脈炎	82, 120, 220	抗VEGF抗体硝子体内注入	77, 79	視神経鞘開窓減圧術	135, 138
血沈	83, 85	コエンザイムQ₁₀	176	視神経鞘開窓術	153
限界フリッカ値	117, 190	コカ・コーラ®クラシックボトル	117	視神経鞘減圧術	80
限局性楔状欠損	237	国際臨床視覚電気生理学会	22	視神経鞘髄膜腫	3, 16, 56, 60, 92, 97
幻視	111	黒内障発作	118	視神経鞘軟膜毛細血管叢	82
原発開放隅角緑内障	4	古典的視神経周囲炎	57	視神経脊髄炎	39, 54, 214, 223, 230
顕微鏡的多発血管炎	220	古典型多発性硬化症	39	視神経脊髄型多発性硬化症	39
抗アクアポリン4抗体	223, 230	コーヌス	146		
抗アクアポリン4抗体検査	10	コルチコステロイド	35, 51, 196, 222		

視神経低形成	12, 142, 147	
視神経乳頭	36, 235	
視神経乳頭炎	54, 55, 56, 62, 173	
視神経乳頭欠損	13	
視神経乳頭耳側萎縮	184	
視神経乳頭周囲脈絡網膜萎縮	178	
視神経乳頭腫脹	164	
視神経乳頭小窩	13, 155	
視神経乳頭ドルーゼン	97, 213	
視神経乳頭肉芽腫	212	
視神経部分低形成	144	
視神経網膜炎	51, 54, 56, 62, 65	
シスプラチン	103, 194, 196	
耳側蒼白	106	
耳側の三角形	178	
耳側半盲	16	
耳側縫線	11	
耳側傍乳頭萎縮	155	
失調性痙性歩行	190	
シノプトフォア®	26	
脂肪抑制法	19	
弱視	184	
若年性視神経萎縮	178	
斜偏位	219	
嗅窩髄膜腫	100	
習慣性流産	215	
重症筋無力症	40, 231	
羞明	211	
重粒子線治療	103	
腫瘍随伴性網膜症	246	
漿液性黄斑剝離	155	
漿液性網膜剝離	153, 241	
上顎洞	166	
上矢状洞	132	
上矢状静脈洞	131	
硝子体細胞	51	
硝子体手術	157	
硝子体出血	201	
硝子体内ガス注入	153	
硝子体乳頭牽引切除	77, 79	
上唇裂	151	
常染色体優性視神経萎縮	3, 8, 47, 178, 239, 243	
小乳頭	75, 128, 145, 150	
小乳頭陥凹	137	
上方視神経低形成	144	
上方視神経乳頭部分低形成	239, 240	
上方視神経部分低形成	12, 147	
静脈洞血栓（症）	60, 129, 221	
静脈拍動	128	
視力と CFF 値の乖離現象	24	
心因性視覚障害	25, 47	
神経 Behçet 病	219	
神経機能発達不全	7	
神経節膠腫	162	
神経線維腫症 1 型	101	
神経線維腫症 2 型	92, 152	
神経線維層欠損	237	
神経線維束型欠損	72	
神経梅毒	58	
進行性虚血性視神経症	72	
滲出性硬膜炎	57	
滲出性網膜剝離	52	
浸潤性アスペルギルス症	167	
浸潤性視神経症	3, 93	
視神経脊髄炎	10	
シンナー	195	
シンナー中毒視神経症	186	
心内膜炎	51	
深部腱反射亢進	174	
水晶体脱臼	201	
錐体ジストロフィ	22	
垂直階段	14	
水頭症	62, 101	
水平性欠損	14, 16	
水平半盲	78, 82, 206	
髄膜炎	219	
髄膜癌腫症	165	
髄膜腫	95	
髄膜脳炎	219	
睡眠時無呼吸症候群	135	
頭蓋咽頭腫	7, 102, 107, 109	
頭蓋内静脈洞血栓症	219	
頭蓋内肉芽腫	221	
ステロイド	17, 36, 77, 79, 89, 124, 125, 134, 138, 164, 169, 248	
ステロイド依存性	167	
ステロイド依存性視神経症	3, 48	
ステロイド大量療法	84	
ステロイドパルス療法	35, 40, 53, 118, 223	
ステロイド反応性	3	
スピロヘータ	65, 69	
星細胞	101	
星細胞腫	103	
正常眼圧緑内障	8, 12, 111	
星状膠細胞	230	
星状細胞	130	
星状神経節ブロック	188	
成人 T 細胞白血病ウイルス保菌者	51	
星芒状視神経網膜炎	51	
星芒状白斑	52, 66, 73	
脊髄梅毒	65	
赤沈	120	
接合部暗点	167	
舌状萎縮	158	
楔状の陥凹	178	
前部視神経炎	30	
全視野網膜電図	22	
全身性エリテマトーデス	82, 120, 136, 214	
全身性進行性硬化症	120	
先天性視神経奇形	240	
先天性乳頭小窩	9	
先天性乳頭隆起	6	
先天停在性夜盲	22	
前部虚血性視神経症	3, 78, 241	
前部視神経炎	54	
前方型毛様細胞性星細胞腫	103	
前房出血	201	
前房蓄膿	218	
臓器障害	226	
双極細胞	22	
増殖網膜症	214	
相対的求心性瞳孔反応異常	24	
相対的瞳求心路障害	2, 51, 92, 200	
相対的入力瞳孔反射異常	2, 30, 72, 83, 85, 117, 162	
蒼白浮腫	83, 149, 242	
側頭動脈炎	56, 220, 242	
側頭動脈生検	83	

た 行

ダイアモックス®	129
対光反射	4
対光反応	24, 46, 200
第三脳室	100
代謝性アシドーシス	186
大脳半球性異常	7
多飲症	107
高月病	226
高安動脈炎	220
多局所網膜電図	22
多血症	226
脱髄斑	19
脱髄性視神経炎	13, 34, 240
多尿症	107
多嚢胞性卵巣症候群	135
タバコ・アルコール視神経症	184
タバコ・アルコール弱視	184, 189
多発暗点	14
多発神経炎	226
多発神経症	226
多発性肝脾肉芽腫	51
多発性硬化症	19, 30, 34, 35, 37, 39, 42, 56, 214, 231, 240
多発性硬化症治療ガイドライン 2010	40
多病巣性線維硬化症	120
タモキシフェン	194, 196
単眼性視野障害	5
単クローン性形質細胞増殖性疾患	226
短毛様動脈	82
炭酸脱水素酵素阻害薬	138
単性萎縮	147, 187
弾力線維性仮性黄色腫	130
中心盲暗点	32
地図状脈絡膜炎	61
中隔視神経異形成	143
中耳炎	133
中心暗点	14, 15, 16, 59, 72, 155, 177, 185, 187, 206, 223
中心窩反射の欠如	178
中心視野	173, 178
中心視野欠損	184
中心フリッカ値	24, 187
中枢神経梅毒	69
中毒性視神経症	15, 62, 63, 192
中和法	25, 26
蝶形骨	17, 151
蝶形骨縁髄膜腫	56, 98, 100
蝶形骨髄膜腫	98, 99

蝶形骨洞	48, 123, 166	乳頭周囲脈絡網膜萎縮	237, 243	ビタミンB群	185
蝶形骨洞腫瘍	168	乳頭腫脹	36, 38, 66, 79	ビタミンB_1	189
蝶形骨洞囊胞	124	乳頭出血	236, 237, 243	ビタミンB_2	176
蝶ネクタイ様視神経萎縮	106	乳頭小窩	155	ビタミンB_{12}	2, 176, 197, 202
直静脈洞	131	乳頭小窩黄斑症候群	241	ビタミンB_{12}欠乏性視神経症	190
チラミン	137	乳頭静脈炎	54	ピット	241
ツベルクリン反応陰性	210	乳頭蒼白	207, 236	ピット黄斑症候群	155, 156, 157
定位分割放射線治療	94	乳頭低形成	7, 128	非動脈炎性（前部）虚血性視神経症	
定位放射線照射法	94	乳頭ドルーゼン	6, 128, 130, 145		3, 8, 72, 73, 78, 79, 150
デオキシヘモグロビン	132	乳頭ピット	13	ヒト免疫不全ウイルス	66
テトラサイクリン	139, 196	乳頭浮腫		非乳頭黄斑線維束障害型	5
転移性腫瘍	213		52, 53, 54, 56, 74, 101, 227, 228	皮膚症状	226
典型的視神経炎	30, 48	乳頭毛様静脈	3	飛蚊症	211
電車軌道状サイン	93	乳頭隆起	6	びまん性欠損	237
伝染性単核芽球症	55	ネコ回虫	51	豹紋状眼底	237
瞳孔反応	51	猫ひっかき病	51, 56	ビンクリスチン	103, 195, 196
動静脈血栓症	215	熱ショック蛋白	218	貧血	136, 191
糖尿病	136, 150	脳梗塞	62, 219	ピンホール	26
糖尿病（性）乳頭症	60, 87	脳溝の開大	188	フォスファチジルコリン	197
糖尿病網膜症	168	脳静脈洞血栓症	131	ふきぬけ骨折	203
動脈炎性虚血性視神経症	72, 73, 82, 83	脳脊髄圧	137	副腎皮質ステロイド（薬）	47, 202
動脈炎性後部虚血性視神経症	82	脳脊髄液	156	輻湊不全	114
動脈炎性前部虚血性視神経症	82	脳脊髄液検査	5	副鼻腔炎	133
同名半盲	201, 219	脳脊髄液シャント術	138	副鼻腔横紋筋肉腫	206
兎眼性角膜障害	116	囊胞開放術	124	副腎ステロイド	213
トキソカラ症	51	囊胞様黄斑浮腫	194, 227	不随意運動	174
特発性眼窩炎症	93			不整脈	174
特発性頭蓋内圧亢進（症）	80, 129, 134	**は行**		ぶどう膜炎	52, 61, 65, 164, 218
ドライアイ	225			部分的弓状暗点	14
トリアムシノロン	89	バイアグラ®	195	部分的半盲	14
トリアムシノロンアセトニド	118	梅毒	58, 66, 243	プラチナ製剤	194
トリアムシノロン硝子体内注入	77, 79	梅毒血清反応	85	プリズム法	25
トリック法	26	梅毒性視神経障害	65	プレドニゾロン	248
トルエン	4, 186	梅毒トレポネーマ運動抑制試験	68	プレドニン®	228
トルエン中毒	186	梅毒トレポネーマ蛍光抗体吸収試験		プロスタグランジン	176
トルコ鞍	105		68	フロセミド	138
ドルーゼン	128, 130, 145	梅毒トレポネーマ（赤）血球凝集試験		プロトロンビン活性複合体	216
トレポネーマ	67		68, 120	プロラクチノーマ	148
豚脂様角膜後面沈着物	211	梅毒反応	231	ベバシズマブ	228
		拍動性耳鳴	131	ヘモジデリン	108
な行		パターンVEP	22	偏光フィルター法	25, 26
		白金製剤	194	片頭痛	234
内境界膜剥離	157	馬尿酸	188	扁桃炎	133
内頸動脈-眼動脈分岐部起始部	110	原田病	52, 164	傍鞍部腫瘍	56
内分泌障害	226	パルス療法	188, 213	傍鞍部髄膜腫	98
内包	188	バルビツレート	196	放射線視神経症	206, 243
軟性白斑	56, 82, 214, 216	ハロゲン化ヒドロキシキノリン	196	傍前床突起部動脈瘤	110
二重鞍底	105	汎下垂体機能低下	152	傍中心暗点	14, 111, 178, 180
二重輪	7	半盲	14, 27	乏突起膠細胞	101
ニチニチソウ	195	光干渉断層計	129, 173, 187, 200, 236	傍乳頭出血	36
乳頭出血	238	非乾酪性類上皮細胞肉芽腫	210	傍乳頭ぶどう腫	155
乳頭炎	2, 45	非機能性腺腫	104	ホスホジエステラーゼ	195
乳頭黄斑距離／乳頭径比	128	肥厚性硬膜炎	60, 93, 120, 221	勃起不全治療薬	195
乳頭黄斑線維	11	ヒステリー	25	ホルモン産生腺腫	104
乳頭黄斑線維束	5	鼻性視神経症	46, 48, 123	本態性クリオグロブリン血症	220
乳頭黄斑線維束障害型	5	鼻側階段	14, 72		
乳頭陥凹	236, 240	鼻側半盲	16	**ま行**	
乳頭傾斜症候群	146	鼻側放射状線維	11		
乳頭血管炎	53, 60	ビタミンA	137, 139	マクロファージ	218
乳頭血管の屈曲点	236	ビタミンA過剰症	135	慢性緊張性頭痛	139
乳頭コロボーマ	13, 145, 155, 241	ビタミンB	188, 197	慢性再発性炎症性視神経症	48

慢性頭痛	134		120, 210
慢性片頭痛	134, 139	anterior ischemic optic neuropathy	
マンニトール	134		3, 241
ミエリン	207	anterior optic neuritis	54
ミエリン鞘	186	anti-aquaporin	230
ミトコンドリア	186	anti neutrophil cytoplasmic antibody	
ミトコンドリア DNA	9, 180		120
ミトコンドリア遺伝子	172	anti nuclear antibodies	120
ミトコンドリア呼吸鎖酵素複合体 I		anti-phospholipid antibody syndrome	
	175		215
未破裂動脈瘤	110	anti-Ro 抗体	223
脈絡膜黒色腫	162	apical crowding	117
脈絡膜新生血管	227	apoptosis	176
脈絡膜破裂	201	APS	215
脈絡網膜炎	65	APTT	133, 216
無菌性髄膜炎	60, 65	AQP	230
ムコール	166	arachnoid cap cell	92
霧視	32, 211	ART	68
メチルアルコール	4, 186, 187, 195	arterial anomalies	152
メチルアルコール中毒	186, 192, 240	aspergilloma	167
メチルプレドニゾロン	36, 47, 84, 118	*Aspergillus*	166
メトトレキサート	165	Atresia choanae	8
メトヘモグロビン	132	autoimmune optic neuropathy	214
メベンダゾール	51	autologous peripheral blood stem	
メラノサイトーマ	162	cell transplant	227
メルファラン療法	227	automated reagin test	68
綿花状白斑	231	auto-PBSCT	227
毛細血管腫	96	autosomal dominant optic atrophy	
盲中心暗点	4, 5		178, 239
盲点拡大	16	AZOOR	22, 24
盲点中心暗点	14, 15, 16, 189, 223	B リンパ球	164
網膜芽細胞腫	162	ballooning	105, 107
網膜血管炎	65, 211	*Bartonella henselae*	51
網膜神経節細胞	178, 192	Basedow 病	40
網膜神経節細胞死	234	BBB	40
網膜神経線維層	148, 235	Behr 症候群	9
網膜神経線維層欠損	236, 241	Behçet 病	218
網膜神経線維束欠損	4	benign intracranial hypertension	135
網膜神経線維束障害型	5	bilateral pinhole 法	26
網膜振盪症	201	Bjerrum 暗点	72
網膜性萎縮	147	blood-brain barrier	40
網膜中心静脈閉塞（症）	101, 231	blow-out fracture	203
網膜中心動脈分枝閉塞	217	branch retinal artery occlusion	239
網膜中心動脈閉塞	231	BRAO	239
網膜電図	24, 187	burned-out optic disc atrophy	8
網膜動脈分枝閉塞	239	C 反応性蛋白	60, 83, 85
網膜剥離	201	cancer-associated retinopathy	22, 246
網膜浮腫	216	CAR	22, 246
網脈絡膜炎	218	cardiac anomalies and aortic coarca-	
毛様細胞性星細胞腫	102	tion	152
もやもや病	152	carotid-cavernous fistula	131
		Castleman 病	226
や 行		cat-scratch disease	51, 56
		cavernous sinus thrombosis	131
薬剤性視神経症	192	CCF	131
雪玉状硝子体混濁	211	central pallor	9
陽子線治療	103	cerebrospinal fluid	5
腰椎くも膜下腔-腹腔シャント	138	cerebrospinal fluid shunt	138
腰椎穿刺	137	CFF	24, 117, 190
		Chapel Hill 分類	220
		CHARGE association	8

ら 行

ライム病	51
リウマチ	231
リウマチ因子	83, 85
リツキシマブ	165
硫酸ヒドロキシクロロキン	196
両眼視法	26
両眼性視野障害	5
両耳側半盲	206
良性頭蓋内圧亢進症	135
両側肺門リンパ節腫脹	210
緑内障性萎縮	147
緑内障性視神経症	234
輪状過蛍光	187
輪状造影	21
輪状増強像	60
リンパ球	218
リンパ腫	96
るいそう	101
ループスアンチコアグラント	215, 230
レシチン	189
レプチン	135
レミケード®	222, 231
レンズ打ち消し法	25, 26
漏斗状陥凹	158

数字

3 型色覚	173, 178
三次元脳血管造影	113
3 象限欠損	14
3D-CTA	113

ギリシャ文字

β-D-グルカン	49, 60, 120, 169
$β_2$-glycoprotein 1	215, 216
$β_2$GP1	215, 216
γ-グロブリン濃度	219

A－E

AA-AION	242
ACE	85, 120, 210
acoustic shadow	129
activated partial thromboplastin time	
	133, 216
acute disseminated encephalomyelitis	
	42
acute transverse myelitis	42
acute zonal occult outer retinopathy	
	22, 24
ADEM	42
ADOA	239
AIDS	55
AION	3, 242, 243
ANA	120
ANCA	60, 83, 120
angiotensin-converting enzyme	

chemical shift selective technique 20	EB 193	idiopathic intracranial hypertension 134
choked disc 54, 128, 132, 173	electroretinogram 24, 187	IFN-γ 63
CHOP 165	empty delta sign 132	IgG4 120
chronic relapsing inflammatory optic neuropathy 48	empty sella 症候群 206	IIH 134
Churg-Strauss 症候群 82, 220	endocrinopathy 226	IL-10/IL-6 比 164
CISS 112	ERG 22, 24, 187	infiltrative optic neuropathy 93
classical multiple sclerosis 39	ethambutol 193	INH 63
clinical activity score 117	EUGOGO 114	insulin-like growth factor 1 114
c-MS 39	European Group on Graves' Orbitopathy 114	International Pediatric MS Study Group 43
collapsing response-mediator protein 246	eye anomalies 152	International Society of Clinical Electrophysiology for Vision 22
collapsing response-mediator protein-5 247	**F-J**	inversion recovery 163
coloboma 8, 9	fenestrated central scotoma 16	IONDT 80
compressive optic neuropathy 123	fenestration 138	iris nodule 211
computerized tomography 17	Fisher 症候群 139	ISCEV 22
congenital optic disc pit 9	FLAIR 法 19, 33	Ischemic Optic Neuropathy Decompression Trial 80
contrast sensitivity 137	flat disc 5	IS/OS 23
craniopharyngioma 107	flow void 112, 131, 132	Jarisch-Herxheimer reaction 69
CRION 48	fluctuation 111	junction between photoreceptor inner and outer segment 23
critical flicker frequency 117	fluid attenuated inversion recovery 19, 33	
critical flicker fusion frequency 24	fluorescent treponemal antibody-absorption 68, 69	**K-O**
CRMP 246	Foster Kennedy 症候群 74, 100	kinking 102
CRMP-5 247	free T$_3$ 115	Kjer's optic atrophy 178
Crow-Fukase 症候群 226	free T$_4$ 115	LA 215
CRP 60, 83, 85	FTA-ABS 37, 68, 69	lamina papyracea 123
CSD 51	Fuchs' inferior coloboma 8	large facial hemangiomas 152
CSF 5	full-field electroretinogram 22	LDL 吸着療法 77, 79
CT 17	Genital hypoplasia 8	Leber 遺伝性視神経症 3, 8, 15, 47, 178, 243
cup 6	Gifford 徴候 114	Leber 星芒状視神経網膜炎 51
cup-to-disc ratio 137	glaucomatous optic neuropathy 234	Leber 病 172, 206, 239
Dalrymple 徴候 114	glioblastoma 102	Leber hereditary optic neuropathy 3, 172, 178, 243
Dandy 基準 137	gliosis 19	Leber's congenital amaurosis 172
Data and Safety Monitoring Committee 80	Goldmann 視野 224	Leber's idiopathic stellate neuroretinitis 51
DD 147	Goldmann 動的視野計 14	leptomeningeal carcinomatosis 20
de Morsier 症候群 7	GON 234	LHON 3, 178, 243
Devic 病 39, 223	Graefe 徴候 114	lid-lag 115
Devic disease 247	Grocott 染色 168	limited Wegener 肉芽腫症 220
diabetic papillopathy 87	halogenated hydroxyquinolines 196	localized NFLD 237
diffuse large B-cell non Hodgikin's lymphoma 163	HBs 抗原 53	LP 138
diffuse NFLD 237	Heart disease 8	lumbal subarachnoid-peritoneal shunt 138
disc 235	heavy T2 112	lumboperitoneal shunting 138
disc at risk 3, 7, 8	hemianopia 27	lupus anticoagulant 215
disc hypolasia 7	Henoch-Schönlein 紫斑病 220	M 蛋白血症 226
distance between the centers of the disc and macula/disc diameter 142	Hess 赤緑試験 121	macular star 56
diversion procedures 138	hippus 34	magnetic resonance angiography 131
D-loop 173	HIV 66	magnetic resonance imaging 17
DM 147	HLA-B1 218	magnetic resonance venography 129, 134
DM/DD 128, 142	horizontal split 144	MAR 22, 246
DOA 3, 8, 178, 179	Horner 症候群 100	Mariotte 盲点 55, 57, 87, 137, 144
dominant optic atrophy 3	HP 120	Mariotte 盲点拡大症候群 58
DON 114	HTLV-I 120	Mariotte 盲点の拡大 185
double floor 105	human immunodeficiency virus 66	
double ring sign 7, 142	human T-cell lymphotrophic virus type I 120	
dysthyroid optic neuropathy 114	Humphrey 静的視野 14, 180	
Ear anomalies 8	hyperemic 73	
	hypertrophic pachymeningitis 120	

megalopapilla	7	
melanoma-associated retinopathy	22, 246	
MELAS	177	
meningeal carcinomatosis	165	
MERRF	177	
mitochondrial myopathy, encephalopathy, lactic acidosis, and stroke like episodes	177	
Moebius 徴候	114	
Monro 孔	100, 101	
morning glory disc	9	
morning glory syndrome	158	
M proteins	226	
MRA	131	
MRI	17	
MRV	129, 132, 134	
MR venography	132	
MS	30, 34, 37, 42, 214, 231	
MS plaque	19	
mtDNA	172	
Mucor	166	
multifocal ERG	22	
multiple sclerosis	30, 34, 37, 42, 214, 231	
mutton-fat keratic precipitates	211	
myoclonic epilepsy and raggedred fibers	177	
NA-AION	242	
NADH CoQ レダクターゼ	173	
NAION	3, 8, 72, 79, 89	
neovascular glaucoma	214	
nerve fiber bundle defect	4	
nerve fiber layer defect	237	
neurofibromatosis type 1	101	
neuromyelitis optica	39, 223, 230	
neuroretinitis	56	
NF1	101	
NFBD	4, 5	
NFLD	237, 241	
NMO	39, 230	
NMO-IgG	230	
NO	195	
non-arteritic anterior ischemic optic neuropathy	89	
non-arteritic ischemic optic neuropathy	8, 72, 79	
noncaseating epithelioid granuloma	210	
normal-tension glaucoma	8	
notching	236	
NTG	8	
NVG	214	
occult macular dystrophy	22	
OCT	22, 23, 129, 173, 187, 200, 236	
Okihiro 症候群	152	
OKN	27	
OKN 抑制	27	
OKN-I 法	27	
OMD	22	
Onodi 蜂巣	123	
ONSD	138
ONTT	14, 34, 36
OPA1	179
optical coherence tomograph	129, 173, 187, 200, 236
optical coherence tomography	22
optic atrophy	8
optic atrophy type 1	179
optic disc edema	54
optic disc hemorrhage	237
optic disc pit	155
optic nerve glioma	93, 101
optic nerve hypoplasia	142
optic nerve sheath decompression	138
optic nerve sheath meningioma	92
optic neuritis	123
Optic Neuritis Treatment Trial	14, 34, 36
optic neuromyelitis	214
optochiasmatic arachnoiditis	62
optociliary shunt vessel	56, 92
optokinetic nystagmus	27
organomegaly	226

P-W

pallid	74
"pallid" swelling	73, 74
P-ANCA	230
papilledema	6, 54
papillitis	54
papillophlebitis	54
paraclinoid aneurysm	110
paraneoplastic optic neuropathy	246
paraneoplastic syndrome	246
Parinaud 眼腺症候群	51
pattern visual evoked potential	22
PAX2	241
PCR	63
peripapillary chorioretinal atrophy	237, 243
perivascular sheathing	220
PHACE 症候群	152
pilocytic astrocytoma	102
PION	85
pit-macular syndrome	9
pituitary adenoma	104
pituitary apoplexy	105
POAG	237
POEMS 症候群	226
polymerase chain reaction	63
polyneuropathy	226
posterior fossa malformations	152
posterior ischemic optic neuropathy	85
pouch of Rathke	107
PPA	237, 243
PR3-ANCA	221
prechiasmal visual pathway	18
preeruptive	75

prothrombin activator complex	216
pseudo ドルーゼン	130
pseudo-edema	9
Pseudo-Foster Kennedy 症候群	74
pseudopapilledema	6
pseudotumor cerebri	60, 135
radiation optic neuropathy	206
RAPD	2, 24, 30, 51, 54, 72, 83, 85, 92, 117, 162, 200, 201
rapid plasma reagin	68
Rathke 嚢	107
relative afferent pupillary defect	2, 24, 30, 51, 54, 72, 83, 85, 92, 117, 162, 200
Retarded growth and development	8
retinal ganglion cell	178
retinal nerve fiber layer	144, 235
retinal nerve fiber layer defect	241
retinal vasculitis	211
retrobulbar neuritis	174
retrobulbar optic neuritis	174
retrochiasmal visual pathway	18, 20
RGC	178, 179
rhinogenic optic neuropathy	123
rim pallor	8, 9
ring enhancement	21
RNFL	144, 235, 236
RON	206
RPR	68, 69
S 状静脈洞	131
SS-A 抗体	60
saucer-like change	107
scleral show	115
segmental optic nerve hypoplasia	142
septo-optic dysplasia	143
serous meningitis	135
serous retinal detachment	241
short T1 inversion recovery	19, 163, 188, 200
sildenafil citrate	195
Sjögren 症候群	40, 120, 223
skin change	226
SLE	136, 214
SMON	196
SPGR 法	19
sphenoidal ridge meningioma	98
spoiled gradient recalled acquisition in the steady state 法	19
SS-B 抗体	40, 60
SSOH	12, 144, 147, 239, 241
Stellwag 徴候	114
STIR	19, 163, 188, 200
STS	231
subacute myelo-optic neuropathy	196
superior segmental optic disc hypoplasia	239, 240
superior segmental optic hypoplasia	12, 147
superior segmental optic nerve hypoplasia	144
supraclinoid 内頸動脈	110

swelling 74	tram-track sign 93	VDRL 68
swinging flashlight test 24, 51	transient visual obscurations 55	VEGF 79, 226
systemic lupus erythematosus 136, 214	Treponema immobilization 68	venereal disease research laboratory 68
SOD 143	*Treponema pallidum* hemagglutination 68, 69, 120	VEP 46, 117, 137, 188, 223
TBII 116	tritan 173	visual evoked potential 46, 117, 188, 223
telangiectasic microangiopathy 173, 177	TSAb 116	Vogt-小柳-原田病 60
temporal peripapillary atrophy 155	TSH 受容体 114, 231	von Willebrand 因子 85
tilted disc 7	TSH-binding inhibitory immunogloblin 116	Wassermann 反応 69
tissue-plasminogen activator 133	tuberculum sellae meningioma 98	wedgeshaped excavation 8
TNF-α 222, 231	TVO 55	Wegener 肉芽腫（症） 60, 120, 220
total optic nerve hypoplasia 142	Uhthoff 現象 187	Wegener's granulomatosis 220
t-PA 133	Uhthoff 徴候 38	Wernicke 脳症 189
TPHA 68, 69, 120, 231	V-4 イソプタ領域 79	WG 220
TPI 68	vascular endothelial growth factor 77, 79, 226	Wilms 腫瘍 195
tram-tracking sign 60		

もっと"跳"ねる

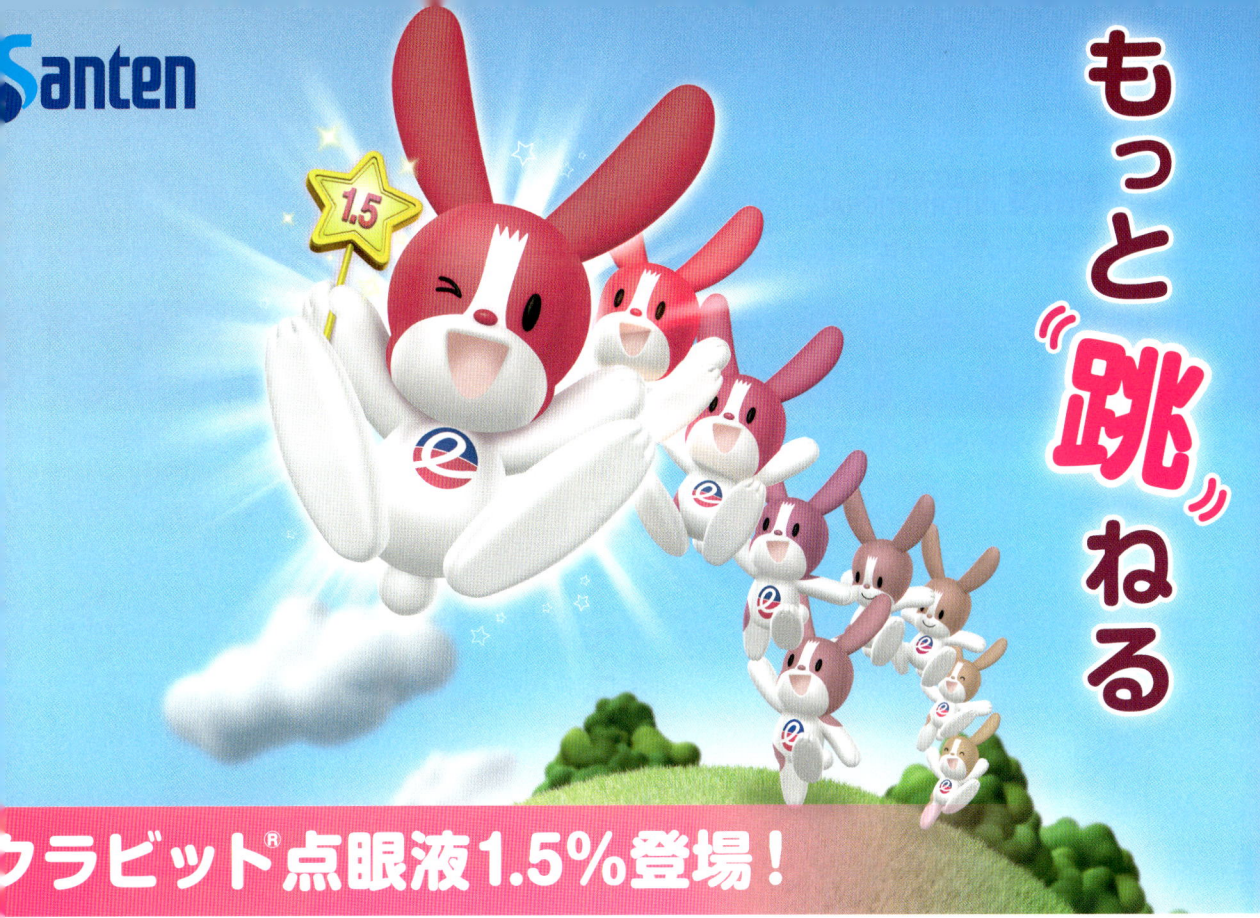

クラビット®点眼液1.5%登場！

広範囲抗菌点眼剤 薬価基準収載 新発売

処方せん医薬品（注意－医師等の処方せんにより使用すること）

クラビット®点眼液1.5%
Cravit® ophthalmic solution 1.5%
レボフロキサシン点眼液

禁忌（次の患者には投与しないこと）
本剤の成分、オフロキサシン及びキノロン系抗菌剤に対し過敏症の既往歴のある患者

【効能・効果】
〈適応菌種〉本剤に感性のブドウ球菌属、レンサ球菌属、肺炎球菌、腸球菌属、ミクロコッカス属、モラクセラ属、コリネバクテリウム属、クレブシエラ属、エンテロバクター属、セラチア属、プロテウス属、モルガネラ・モルガニー、インフルエンザ菌、ヘモフィルス・エジプチウス（コッホ・ウィークス菌）、シュードモナス、緑膿菌、ステノトロホモナス（ザントモナス）・マルトフィリア、アシネトバクター属、アクネ菌
〈適応症〉眼瞼炎、涙嚢炎、麦粒腫、結膜炎、瞼板腺炎、角膜炎（角膜潰瘍を含む）、眼科周術期の無菌化療法

【用法・用量】
通常、1回1滴、1日3回点眼する。なお、症状により適宜増減する。

〈用法・用量に関連する使用上の注意〉
1. 本剤の使用にあたっては、耐性菌の発現等を防ぐため、原則として感受性を確認し、疾病の治療上必要な最小限の期間の投与にとどめること。
2. 本剤におけるメチシリン耐性黄色ブドウ球菌（MRSA）に対する有効性は証明されていないので、MRSAによる感染症が明らかであり、臨床症状の改善が認められない場合、速やかに抗MRSA作用の強い薬剤を投与すること。

【使用上の注意】
1. 副作用
承認時
総症例238例中、副作用が認められたのは7例（2.9%）であった。副作用は眼刺激感3件（1.3%）、味覚異常2件（0.8%）、眼そう痒感1件（0.4%）、蕁麻疹1件（0.4%）であった。

1) 重大な副作用
ショック、アナフィラキシー様症状（いずれも頻度不明）：0.5%製剤で、ショック、アナフィラキシー様症状を起こすとの報告があるので、観察を十分に行い、紅斑、発疹、呼吸困難、血圧低下、眼瞼浮腫等の症状が認められた場合には投与を中止し、適切な処置を行うこと。

2) その他の副作用
副作用が認められた場合には投与を中止するなど適切な処置を行うこと。

頻度 種類	頻度不明(注)	0.1～5%未満
過敏症	眼瞼炎（眼瞼発赤・浮腫等）、眼瞼皮膚炎、発疹	蕁麻疹、そう痒感
眼	びまん性表層角膜炎等の角膜障害、結膜炎（結膜充血・浮腫等）、眼痛、角膜沈着物	刺激感
その他	―	味覚異常（苦味等）

注）0.5%製剤又は海外のみで認められている副作用のため頻度不明。

2. 妊婦、産婦、授乳婦等への投与
妊婦又は妊娠している可能性のある婦人には治療上の有益性が危険性を上回ると判断される場合にのみ投与すること。[妊娠中の投与に関する安全性は確立していない]

3. 小児等への投与
低出生体重児、新生児、乳児、幼児又は小児に対する安全性は確立していない（低出生体重児、新生児、乳児、幼児に対しては使用経験がない。小児に対しては使用経験が少ない）。

4. 適用上の注意
1) 投与経路：点眼用にのみ使用すること。
2) 投 与 時：
  (1) 薬液汚染防止のため、点眼のとき、容器の先端が直接目に触れないように注意するよう指導すること。
  (2) 他の点眼剤と併用する場合には、少なくとも5分間以上の間隔をあけて点眼するよう指導すること。

●詳細は添付文書をご参照下さい。

製造販売元
参天製薬株式会社
大阪市東淀川区下新庄3-9-19
資料請求先　医薬事業部　医薬情報室

提携
第一三共株式会社
東京都中央区日本橋本町3-5-1

2011年6月作成
CW11F000B51TC_A

HAAG-STREIT INTERNATIONAL
スイス ハーグストレイト社

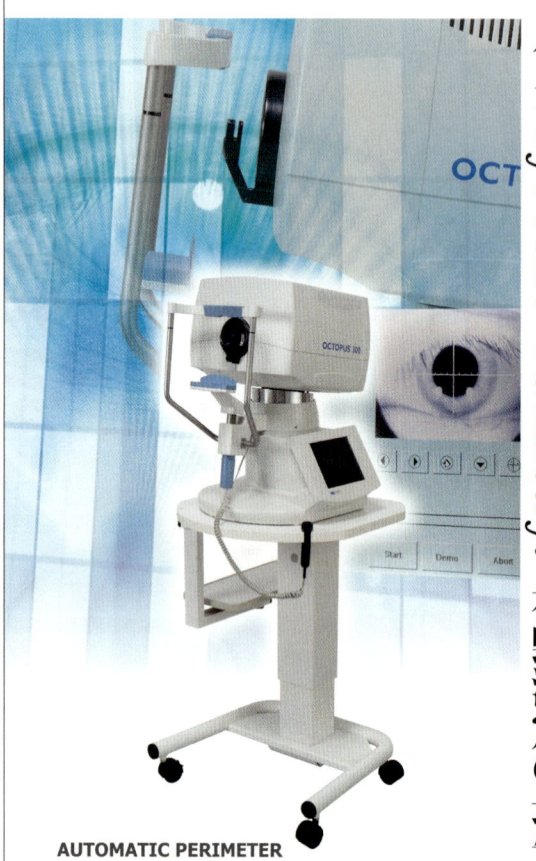

オクトパス＋Eye Suite™ Perimetryで視野測定の最先端領域を体感

AUTOMATIC PERIMETER
OCTOPUS 300
自動視野計オクトパス300

高精度の静的視野測定を実現
可動光学ユニット採用で様々な検査スペースに対応

自動瞳孔追尾や先進の診断プログラムで高精度な静的視野測定を実現。約180°回転する可動光学ユニットを採用、検査室のスペースに応じ検者・被検者の位置を設定できます。ダイレクトプロジェクションシステムにより専用の暗室も必要ありません。オクトパス300は、最適な状態で正確な検査を行える自動視野計です。

AUTOMATIC PERIMETER
OCTOPUS 900
自動視野計オクトパス900

一台で高精度の静的・動的視野測定に対応
精度・快適性・使いやすさを追求

自動瞳孔追尾や先進の診断プログラム、検査時間を短縮する高速ソフト、自動瞳孔径測定機能など最先端の精度で検査、正確な測定を実現。検査を受ける患者さんへの快適性にも充分配慮した設計になっています。オクトパス900は、病院・学術用途まで制限なく、コスト・設置スペース面でもあらゆるニーズに対応します。

Eye Suite™ Perimetry

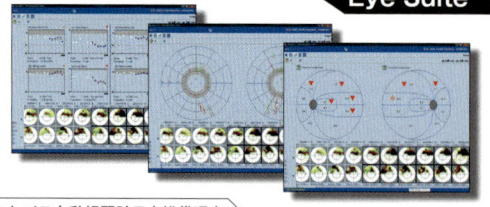

Eye Suite™ Perimetryはグラフィック表示を多用することで医師には直感的に、患者への説明を容易にする高性能ツールです。
高い分析力と多様な解析で、視野進行度の定量的な評価を表示。
スムーズに測定結果を手元に呼び出せ、患者さんの理解促進にも繋がります。

オクトパス自動視野計日本総代理店
アールイーメディカル株式会社
R E MEDICAL, INC.

本　　社：	〒540-0011 大阪市中央区農人橋2-1-29	TEL.(06)4794-8220(代)
東京営業所：	〒113-0034 東京都文京区湯島3-19-11 湯島ファーストビル	TEL.(03)5816-1480(代)
名古屋営業所：	〒465-0092 愛知県名古屋市名東区社台2-128 パティーナ社台	TEL.(052)760-3955(代)
福岡営業所：	〒812-0014 福岡市博多区比恵町11-7 ニューいわきビル	TEL.(092)437-5180(代)

掲載商品の詳細はホームページでご覧いただけます。
www.re-medical.co.jp

神・経・修・復

末梢性神経障害に伴うしびれ、痛み、麻痺の改善に

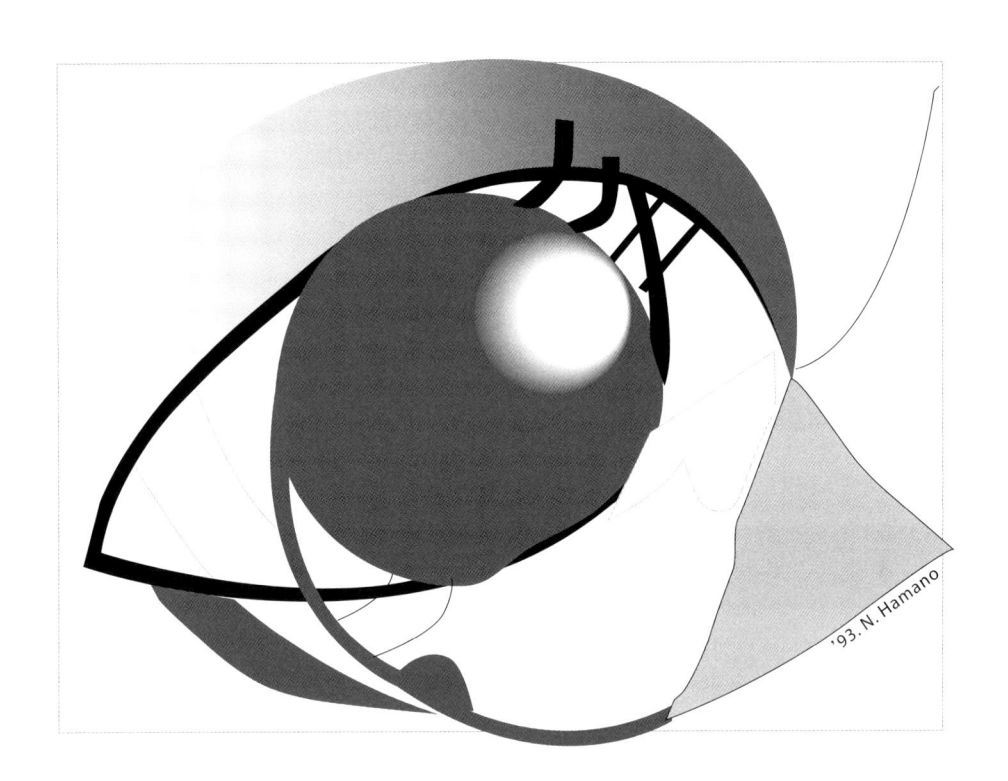

'93. N. Hamano

効能・効果

末梢性神経障害
ビタミンB₁₂欠乏による巨赤芽球性貧血（注射液500μgのみ）
（効能・効果に関連する使用上の注意）
本剤投与で効果が認められない場合、月余にわたって漫然と使用すべきでない。

用法・用量

錠250μg・錠500μg・細粒0.1％：通常、成人はメコバラミンとして1日1,500μgを3回に分けて経口投与する。ただし、年齢及び症状により適宜増減する。

注射液500μg（末梢性神経障害の場合）：通常、成人は1日1回1アンプル（メコバラミンとして500μg）を週3回、筋肉内または静脈内に注射する。ただし、年齢及び症状により適宜増減する。

注射液500μg（巨赤芽球性貧血の場合）：通常、成人は1日1回1アンプル（メコバラミンとして500μg）を週3回、筋肉内または静脈内に注射する。約2カ月投与した後、維持療法として1～3カ月に1回1アンプルを投与する。

使用上の注意（抜粋）

内服剤
1. 副作用
   総症例15,180例中、146例（0.96％）の副作用が報告されている。主なものは食欲不振52件（0.34％）、胃腸障害38件（0.25％）、悪心・嘔吐18件（0.12％）等であった。（副作用発現頻度調査終了時）

注射剤
1. 副作用
   総症例2,872例中、13例（0.45％）の副作用が報告されている。主なものは発疹2件（0.07％）等であった。（再審査終了時）
(1) 重大な副作用（頻度不明）
   アナフィラキシー様反応：血圧降下、呼吸困難等のアナフィラキシー様反応を起こすことがあるので、観察を十分に行い、このような症状があらわれた場合には、直ちに投与を中止し、適切な処置を行うこと。

●その他の使用上の注意等については添付文書をご参照ください。

末梢性神経障害治療剤

メチコバール® 錠250μg / 錠500μg / 細粒0.1％
［薬価基準収載］

処方せん医薬品：注意—医師等の処方せんにより使用すること

メチコバール® 注射液500μg
〈メコバラミン製剤〉

製造販売元 Eisai エーザイ株式会社
東京都文京区小石川4-6-10

商品情報お問い合わせ先：お客様ホットライン
0120-419-497　9～18時（土、日、祝日9～17時）

MBL1009M02　2010年9月作成

眼科用3次元CG病気解説・眼球描画・CG描画ツール

インフォームドコンセント支援システム

iCeye
アイシーアイ

アップグレード版

WindowsXP/Vista/7対応
標準価格￥79,800

■東京都眼科医会監修　■東京都中小企業振興公社助成事業

医師と患者のコミュニケーションツール

病気解説ツールによる患者様の予習と描画ツールによるお医者様の説明で、意思の疎通を円滑にし、インフォームドコンセントの質を向上させます。

病気解説ツール

「何度も同じ説明をしなければならない」
「何度説明してもわかってもらえない」

眼科の知識を持たない患者さんへのインフォームドコンセントの一端をiCeyeが担い、診療時間の短縮と医師の負担軽減を実現。医療スタッフの研修、検査や術前の説明にもご活用可能。

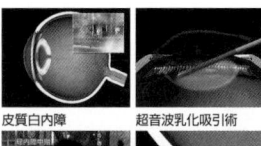

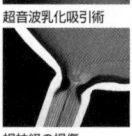

皮質白内障　超音波乳化吸引術　滲出型加齢黄斑変性
緑内障の見え方（視野欠損）　視神経の損傷　レーザー線維柱帯形成術

眼球描画ツール

パソコン上で自在に操作できる3次元CGの眼球模型

・拡大縮小機能で見せたい部分を大きく表示でき模型よりわかりやすい。
・回転機能で、いろいろな方向から患部を示すことが可能。
・眼球のようすを眼球内から見ることも可能。

CG描画ツール

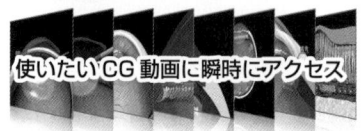

使いたいCG動画に瞬時にアクセス

・病気解説ツールで使われているCGが見たい部分だけ選べる。
・目のしくみ、患部、症状の変化、手術などのポイントを選択可能。
・静止画だけではわかりにくい症状、患部の状態も動画なので理解しやすい。

新ツール共通機能

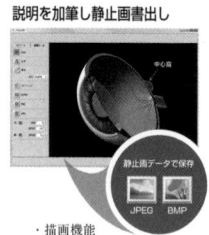

説明を加筆し静止画書出し

・描画機能
・静止画書き出し機能

ご注文お問合せ

Mimir Sun-Bow
有限会社ミミル山房

TEL **042-577-3299**
（平日10:00～20:00）
FAX　042-577-3705
E-mail　iceye@mimir.ne.jp
Web　http://iceye.mimir.ne.jp

〒186-0004
東京都国立市中1-9-4 国立ビル506

iCeyeはミミル山房の登録商標です。

すでにiCeyeをご利用の方には無償でアップグレードいたします。

詳細はWebで　http://iceye.mimir.ne.jp　デモ版無料貸出

創意にみちたクリニカルガイド

編集●樋田哲夫（杏林大学前教授）
　　　江口秀一郎（江口眼科病院院長）

眼科診療のコツと落とし穴

① 手術──前眼部

AB判／並製／236頁
定価**10,500**円（本体10,000円+税）
ISBN978-4-521-73053-0

③ 検査・診断

AB判／並製／280頁
定価**11,550**円（本体11,000円+税）
ISBN978-4-521-73069-1

② 手術──後眼部・眼窩・付属器

AB判／並製／236頁
定価**10,500**円（本体10,000円+税）
ISBN978-4-521-73068-4

④ 薬物療法

AB判／並製／184頁
定価**9,450**円（本体9,000円+税）
ISBN978-4-521-73062-2

中山書店　〒113-8666　東京都文京区白山1-25-14　TEL 03-3813-1100　FAX 03-3816-1015
http://www.nakayamashoten.co.jp/

**起きてからでは間に合わない！
"万一"のための戦略集！**

動画DVD付

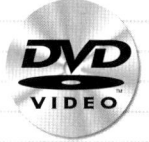

白内障
術中トラブルと
リカバリーの基本

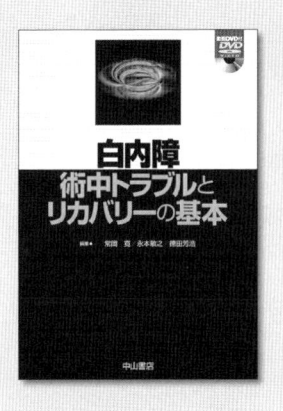

編集●**常岡　寛**（東京慈恵会医科大学眼科学講座）
　　　永本敏之（杏林大学医学部眼科学）
　　　徳田芳浩（井上眼科病院）

白内障手術に関わる医師必携．もしも！が起こる前に必読の一冊．白内障手術でのトラブルや合併症などのリカバリー法を図，写真，動画などで分かりやすく解説．各項の座談会では，現場での対応法や手技についての率直な意見も収載．

B5判／並製／200頁／DVD（約130分）／定価12,600円（本体12,000円＋税）　ISBN978-4-521-73120-9

CONTENTS

- 疼痛制御でのトラブル
- 切開時のトラブル
- CCC作製時のトラブル
- チン小帯脆弱例でのトラブル
- hydrodissection時のトラブル
- 核処理時のトラブル
- 後嚢のトラブル
- 核落下のトラブル
- IOLのトラブル
- IOL縫着時のトラブル

付属DVD収録項目（74症例より抜粋）

- 一面目の強角膜半層切開で早期穿孔をした場合の対処法
- 虹彩スピンデクトミー
- CCCが周辺に流れてしまったとき
- CTRを挿入しても水晶体偏位がなおせない症例
- インジェクターを使用したCTRの挿入
- 縫着リングによる対処法
- ICCEへのコンバートによる対処法
- CCCに亀裂が発生したとき
- hydrodissectionで後嚢破損が疑われたとき
- 後嚢破損時の破嚢処理
- エピヌクレウス処理中に後嚢破損した症例
- 核片除去後に後嚢破損に気づいた症例
- 皮質吸引中に小さく後嚢破損した症例
- 後嚢上の皮質を除去しているときに小さく後嚢破損した症例
- アクリソフシングルピースのロケット発射で後嚢破損した症例
- 核落下したら—水晶体摘出法

中山書店　〒113-8666　東京都文京区白山1-25-14　TEL 03-3813-1100　FAX 03-3816-1015
http://www.nakayamashoten.co.jp/

専門医認定をめざす,専門医の資格を更新する眼科医必携!
変化の速い眼科領域の知見をプラクティカルに解説

専門医のための
眼科診療クオリファイ

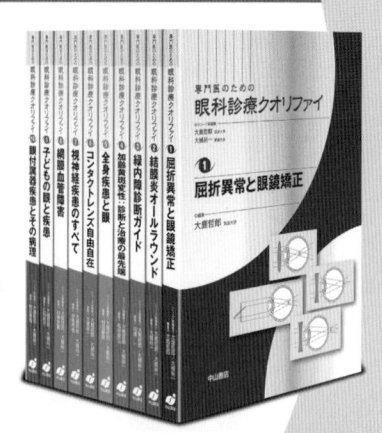

●B5判／各巻約250頁／並製／本体予価：12,000～15,000円

第Ⅰ期（全10冊）刊行中!!

●シリーズ総編集
大鹿哲郎（筑波大学）
大橋裕一（愛媛大学）

●編集陣（五十音順）
相原　一（東京大学）
瓶井資弘（大阪大学）
白神史雄（香川大学）
中馬秀樹（宮崎大学）
仁科幸子（国立成育医療研究センター）
野田実香（北海道大学）
村田敏規（信州大学）

■本シリーズの特色

眼科医が日常臨床において頻繁に遭遇する疾患・検査・治療などのテーマを取りあげ,写真・図表を多用し,ビジュアルな誌面で解説.生涯学習にも最適!

日本眼科学会による第18回（2006年）以降の専門医認定試験の過去問題から,その分野の内容にあった問題を抽出し,解説する"**カコモン読解**"を掲載.（各巻平均30問掲載）

診断や治療を進めていくうえでの疑問や悩みについて,解決や決断に至るまでの考え方,アドバイスを解説する"**クリニカル・クエスチョン**"を掲載.

関連する大規模臨床試験について,これまでの経過や最新の結果報告を解説する"**エビデンスの扉**"を掲載.

●各巻の構成と編集

❶	屈折異常と眼鏡矯正	大鹿哲郎（筑波大学）	定価15,225円（本体14,500円＋税）
❷	結膜炎オールラウンド	大橋裕一（愛媛大学）	定価14,700円（本体14,000円＋税）
❸	緑内障診断ガイド	相原　一（東京大学）	定価14,700円（本体14,000円＋税）
❹	加齢黄斑変性：診断と治療の最先端	瓶井資弘（大阪大学）	定価14,175円（本体13,500円＋税）
❺	全身疾患と眼	村田敏規（信州大学）	定価14,175円（本体13,500円＋税）
❻	コンタクトレンズ自由自在	大橋裕一（愛媛大学）	定価14,175円（本体13,500円＋税）
❼	視神経疾患のすべて	中馬秀樹（宮崎大学）	定価14,175円（本体13,500円＋税）
❽	網膜血管障害	白神史雄（香川大学）	本体予価13,500円
❾	子どもの眼と疾患	仁科幸子（国立成育医療研究センター）	本体予価13,500円
❿	眼付属器疾患とその病理	野田実香（北海道大学）	本体予価13,500円

パンフレットございます！

前金制
お得で確実な定期購読を!!

第Ⅰ期（全10冊）予価合計
~~137,000円＋税~~

17,000円おトク!!

定期購読料金
→**120,000円＋税**

※送料サービス
※お申し込みはお出入りの書店または直接中山書店までお願いします

※配本順,タイトル,価格は諸事情により変更する場合がございます　※白抜き数字は既刊
※以降続刊予定　⑪緑内障薬物治療ガイド／⑫角膜内皮障害To the Rescue／⑬ぶどう膜炎を斬る!／⑭網膜機能検査A to Z／⑮メディカルオフサルモロジー（眼薬物治療）‥‥

中山書店　〒113-8666　東京都文京区白山1-25-14　TEL 03-3813-1100　FAX 03-3816-1015
http://www.nakayamashoten.co.jp/

専門医のための眼科診療クオリファイ　7
視神経疾患のすべて

2011年8月31日　初版第1刷発行 ©〔検印省略〕

シリーズ総編集……大鹿哲郎
　　　　　　　　　大橋裕一

編集……中馬秀樹

発行者……平田　直

発行所……株式会社 中山書店
〒113-8666　東京都文京区白山1-25-14
TEL 03-3813-1100（代表）　振替 00130-5-196565
http://www.nakayamashoten.co.jp/

本文デザイン・装丁……藤岡雅史（プロジェクト・エス）

印刷・製本……中央印刷株式会社

ISBN978-4-521-73328-9
Published by Nakayama Shoten Co., Ltd.　　　　　　　　Printed in Japan
落丁・乱丁の場合はお取り替えいたします

・本書の複製権・上映権・譲渡権・公衆送信権（送信可能化権を含む）は株式会社中山書店が保有します。

・ JCOPY ＜（社）出版者著作権管理機構　委託出版物＞
本書の無断複写は著作権法上での例外を除き禁じられています．複写される場合は，そのつど事前に，（株）日本著作出版権管理システム（電話03-3817-5670，FAX 03-3815-8199，e-mail: info@jcls.co.jp）の許諾を得てください．

本書をスキャン・デジタルデータ化するなどの複製を無許諾で行う行為は，著作権法上での限られた例外（「私的使用のための複製」など）を除き著作権法違反となります．なお，大学・病院・企業などにおいて，内部的に業務上使用する目的で上記の行為を行うことは，私的使用には該当せず違法です．また私的使用のためであっても，代行業者等の第三者に依頼して使用する本人以外の者が上記の行為を行うことは違法です．